急危重症临床速查

主　编　刘桂花　郑　康

副主编　贺青华　冯子健　廖文科　王临虹
　　　　何　耀

编　委　（以汉语姓氏拼音排序）
　　　　陈玉娇　崔　曼　杜兰芳　冯　璐
　　　　葛宝兰　郭治国　胡煦晨　怀　伟
　　　　李　姝　李　硕　廉宏伟　梁　杨
　　　　刘慧琳　刘韶瑜　马　莉　乜　丽
　　　　尚　文　沈林霞　苏文亭　田　慈
　　　　田兆兴　汪　炀　王　斌　王军红
　　　　王　蒙　王　烨　徐定华　严　超
　　　　虞岱斌　张莉萍　张玉梅　赵静静

北京大学医学出版社

JIWEIZHONGZHENG LINCHUANG SUCHA

图书在版编目（CIP）数据

急危重症临床速查 / 刘桂花，郑康主编．—北京：北京大学医学出版社，2019.8
ISBN 978-7-5659-2018-9

Ⅰ．①急…　Ⅱ．①刘…　②郑…　Ⅲ．①急性病－诊疗　②险症－诊疗　Ⅳ．① R459.7

中国版本图书馆 CIP 数据核字（2019）第 162661 号

急危重症临床速查

主　　编： 刘桂花　郑　康
出版发行： 北京大学医学出版社
地　　址：（100191）北京市海淀区学院路 38 号
北京大学医学部院内
电　　话： 发行部 010-82802230；图书邮购 010-82802495
网　　址： http://www.pumpress.com.cn
E-mail： booksale@bjmu.edu.cn
印　　刷： 中煤（北京）印务有限公司
经　　销： 新华书店
责任编辑： 刘　燕　　**责任校对：** 金彤文　　**责任印制：** 李　啸
开　　本： 889mm×1194mm　1/32　**印张：** 15.25　**字数：** 360 千字
版　　次： 2019 年 8 月第 1 版　2019 年 8 月第 1 次印刷
书　　号： ISBN 978-7-5659-2018-9
定　　价： 65.00 元

本书由

北京大学医学出版基金资助出版

序　言

1972 年美国医学会（American Medical Association，AMA）正式确认急诊医学成为医学领域的新学科，并于 1979 年将急诊医学正式列为独立的医学学科。我国于 1987 年成立了“中华医学会急诊医学分会”。此后急诊医学逐渐得到了广泛关注，并受到政府和社会各界的重视。近 30 年来，急诊医学已经从一门新兴学科发展成为涵盖院前急救、复苏学、危重症医学、灾难医学、创伤、中毒和急诊医疗管理的综合学科。过去由各科医师轮流值班的“急诊室”也已经演变成为拥有具备专业技能的专职医师、能够系统地救治各类急危重症患者的急诊科甚至急救中心。

急诊医学是研究急危重症的发生和发展规律、抢救生命垂危患者的学科。各医院的急诊科更是救死扶伤和抢救生命的第一战场。急诊患者所患的疾病往往较为复杂，可能涉及内、外、妇、儿等专业领域，而且临床症状可能多种多样。在这种情况下，依据通常医学学科分类，很难在第一时间确定患者的病因并做出准确的诊断。这就要求急诊医师具备广泛的医学专业知识，具有抓住线索、快速准确的识别能力，并采取迅速、规范及有效的救治措施。然而，当前急诊科的主力军往往是临床经验不足的年轻医师和缺乏急诊医学专业训练的专科医师。他们在应对急诊患者和处理临床危急情况时常常手足无措。但是，如果他们的口袋中能够有一本简明实用的以临床症状为导向，以流程图为指引的工具书，那么对他们会有很大的帮助。本书由常年工作在第一线的、拥有丰富急诊临床经验的急诊医师团队编写。本书简明扼要、条理清楚，并配有大量流程图，是急诊医师的好帮手。

相信本书的出版发行，对于急诊患者系统化和规范化的救治将起到良好的助力作用。她也将成为工作在急诊岗位的各级、各类急诊医师的良师益友。同时，我也祝愿我国的急诊医学继续发展壮大，祝愿更多的急诊医师成长成才。

中华医学会急诊医学分会第六、七届主任委员
北京朝阳医院急诊科主任、教授、博士生导师
李春盛

前　言

急诊医学（emergency medicine）又称急救医学或者急症医学，是研究与处理急危患者及伤员急救、途中监护治疗、医院内治疗，及其组织和管理等问题的专门学科。

现在越来越多的高学历青年医师加入到急诊医师的行列。他们也是工作在急诊科最前沿的主力军。但是与其他医学专科不同，急诊患者的病因是多种多样的，可能涉及不同的专业领域。患者的临床表现也多种多样，往往存在“同病异症”和“异病同症”的情况。急诊患者往往病情急迫，很多危重病例在短时间内病情迅速加重恶化。

急诊患者来诊时往往仅能提供主要的临床症状，缺乏相关的辅助检查资料和其他医师的诊断及治疗建议。在这种情况下，如何从病史中提取核心信息，如何通过快速的重点体格检查发现有意义的阳性体征，如何选择进一步的辅助检查手段，如何在抢救生命的同时对病因做出准确的判断……这一切对于缺乏临床经验的年轻急诊医师来说无疑是一个巨大的挑战。

欧美国家的很多医疗机构都有针对某一疾病或临床情况的标准化操作流程（standard operation procedure，SOP）。这些操作流程采用文字和（或）流程图的方式列出具体的操作步骤，以便于临床诊治流程的规范化。精心设计的 SOP 有利于指导青年医师规范化地完成临床诊疗过程，还能在一定程度上避免由于缺乏经验导致的漏诊和误诊。本书由在急诊科工作多年、具有丰富的急诊急救临床经验的医师编写。本书结合理论和临床实践，借鉴 SOP 的理念，以临床常见的症状和操作为导向，通过简短的文字叙述和流程图，着重介绍接诊急诊患者时的诊治思路和操作流程。本书力求帮助患者在应对急诊临床问题时能够快速理清诊断思路，制订救治方案，并提高急诊医疗的水平。相信本书是急诊医师的好帮手。

北京大学第三医院急诊科

刘桂花　郑　康

2019 年 8 月

目 录

第一部分　常见症状和疾病的诊治流程

第一章　心脏骤停的识别与心肺复苏

心脏骤停的治疗流程见图 1-1。

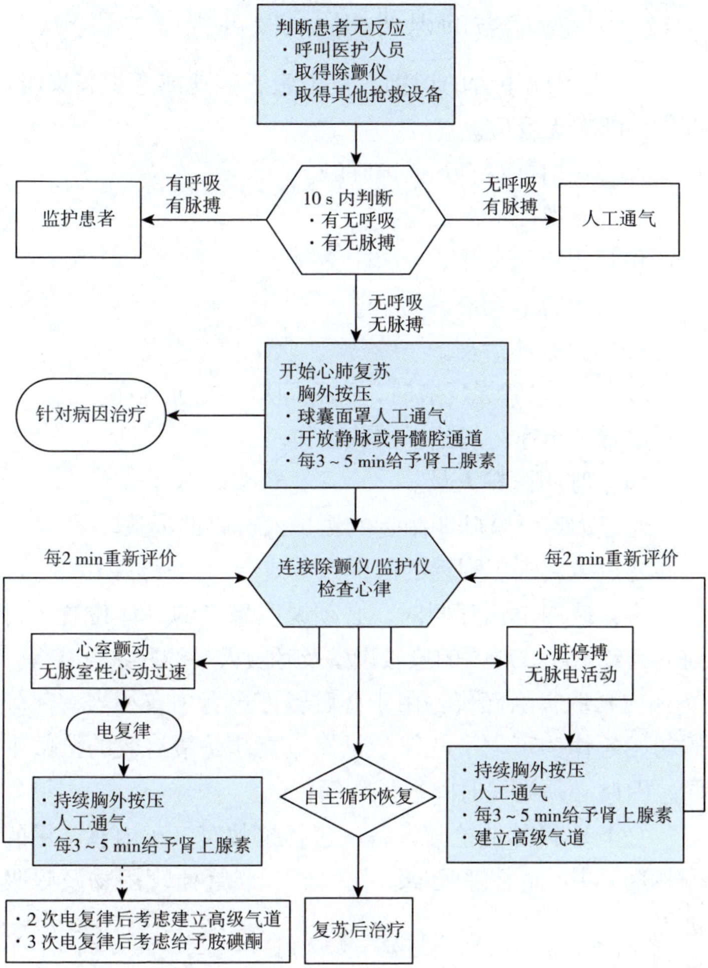

图 1-1　心脏骤停的治疗流程

心脏骤停是临床上最紧急的状况，此时患者已处于临床死亡状态。应立即实施有效的心肺复苏，尽力维持心、脑及肾等重要脏器的基本血流灌注，使患者尽快恢复自主循环和呼吸。这是挽救生命、最大限度地降低复苏后并发症发生率的关键。

一、无反应患者的识别和启动复苏程序

1．无反应患者的识别。目击患者倒地或意识丧失时，首先判断有无反应。

方法：拍打双肩，大声呼喊。

以下表现提示无反应：

（1）无睁眼动作。

（2）无言语反应。

（3）无肢体活动。

2．判定患者无反应时，应立即启动复苏程序。

原则：迅速、规范、团队协作。

（1）呼叫医护人员。

通过大声呼喊呼叫附近的医护人员协助抢救。

通过电话呼叫附近的医护人员或专门的复苏团队。

注：使用电话呼叫时，必须说明患者的具体位置、目前的大致情况、所需的抢救设备及呼救人员的联系方式等。

（2）取得除颤仪：由于心脏骤停患者中有相当一部分的初始心律为可电击心律，早期电复律是最有效的抢救手段，因此必须第一时间取得除颤仪。

（3）取得其他抢救设备：包括抢救车（车内有常用的抢救药物）、简易呼吸器、吸引器、气管插管用物及呼吸机等。

二、心脏骤停的识别

1．同时评估呼吸和大动脉搏动（在 10 s 内完成）。

（1）检查颈动脉搏动：以施救者右手的示指和中指触摸患者靠近施救者一侧的颈动脉搏动。

（2）检查呼吸：在检查动脉搏动的同时，观察有无呼吸动作。

注：叹息样呼吸或抽泣样呼吸视为无呼吸。

2．根据判断结果确定救治策略。

（1）无呼吸，无脉搏：判断为心脏骤停，立即开始心肺复苏（具体内容见后）。

（2）有呼吸，有脉搏：常见于各种原因导致的意识障碍，如急性脑血管病或药物中毒等。应立即开始监护，并进一步检查。

（3）无呼吸，有脉搏：常见于各种原因导致的呼吸停止，如急性脑血管病并发脑疝压迫呼吸中枢或严重的呼吸衰竭等。应立即实施人工通气（如球囊面罩通气或气管插管呼吸机辅助通气等）并开始监护，同时进一步检查。

注：由于心脏骤停的患者必定伴有呼吸停止，因此，在判断结果中不可能出现“有呼吸，无脉搏”的情况。

三、心肺复苏

1．心肺复苏时的体位

（1）立即将患者摆放于硬板床或地面等其他平面，呈平卧状态。

（2）解开衣服，暴露颈、胸部位。

2．心肺复苏的操作顺序

（1）“C—A—B”顺序：

C（compression）：胸外按压。

A（air way）：开放气道。

B（breathing）：人工通气。

注：对临床上遇到的某些情况，如系气道梗阻或窒息原因等导致的呼吸、心跳停止，应首先打开气道，立即清除可见异物，给予有效的人工通气后再开始胸外按压，即"A—B—C"顺序。

3．胸外按压

（1）按压位置：两乳头连线中点或胸骨中下段。

（2）按压手法：双手交叉，以掌根部置于按压位置上。双手手指抬起，离开胸壁。使肩－肘－腕的连线与地面垂直，以上半身的力量向下按压胸廓。

要点：当肩－肘－腕的连线与地面垂直时，施救者的眼睛通常能看到患者的对侧胸壁。

（3）按压频率：100 ～ 120 次 / 分。

（4）按压深度：使胸廓下陷 5 ～ 6 cm。

原则：用力按压，持续按压，快速按压。

4．开放气道（仰头提颏法，以施救者在患者右侧为例）

（1）以左手的小鱼际置于患者的前额，使头后仰。

（2）以右手的示指和中指置于患者的颏下，上提下颌。

（3）使患者的下颌角与耳垂的连线与床面或地面垂直。

（4）用手指、吸引器或其他器械清除口腔内可见的异物和分泌物，取出义齿，保持气道在开放状态。

5．人工呼吸（以球囊面罩通气为例）

（1）将组装好的球囊面罩式呼吸器连接氧源，将氧流量调节至 8 ～ 10 L/min。

（2）调节面罩的充气量。

（3）以"EC 手法"将面罩固定于患者面部：操作者

的右手拇指和示指呈 C 形将面罩覆盖并固定于患者的口鼻处，保持密闭状态。中指、环指及小指呈 E 形提起下颌，保持气道开放，故称为“EC 手法”。

（4）左手持球囊，挤压球囊，为患者进行人工通气。

（5）人工通气的频率为 10 次 / 分。

（6）挤压球囊时应避免送气过快，每次送气的时间应大于 1 s。

（7）每次的潮气量应以能够看到患者的胸廓起伏为准。

（8）每实施 30 次胸外按压，给予 2 次人工通气，即按压：通气比为 30 ∶ 2。

6．心肺复苏的循环

（1）每实施 30 次胸外按压，给予 2 次人工通气为 1 个循环，如此反复。

（2）每 2 min（即 5 个循环）后，对患者进行再评估，重新检查呼吸和大动脉搏动。每次检查时间不超过 10 s。

四、开放给药通道和使用药物

1．对于心脏骤停的患者应立即建立给药通道，外周静脉通道是最常用的给药途径。在对心脏骤停患者的抢救过程中，经常遇到由于血液循环停止、静脉塌陷而导致外周静脉穿刺不成功的情况，此时可以考虑建立骨髓腔输液通道。

注意：少数情况下，也可考虑气管内给药，但不作为常规。目前已不再推荐心内注射的给药方式。

2．一旦建立给药通道，立即给予 1 mg 肾上腺素经静脉或骨髓腔注射，每 3 ～ 5 min 重复。

注：每次注入肾上腺素后，应再冲入 10 ～ 20 ml 0.9% 氯化钠注射液。

五、电复律

1．心律分析

（1）心电监护仪或除颤仪到位后立即分析心律。

（2）使用除颤仪分析心律时，打开电源后，直接将已经涂抹好导电糊的电极板放在相应位置，即可获得心电图。

（3）心脏骤停时常见的心律包括心室颤动、无脉室性心动过速、无脉电活动和心脏停搏。其中心室颤动和无脉室性心动过速称为可电击心律。

2．电复律的实施（以单人操作飞利浦 HeartStart MRx 除颤仪为例）

（1）确认心律为可电击心律。

（2）在电极板上均匀涂抹导电糊。

（3）选择能量：对于心室颤动和无脉性室性心动过速，单向波除颤仪能量选择 360 J，双向波除颤仪能量选择 200 J。

（4）确认为“非同步”模式。

（5）按下“心尖”电极上的充电按钮。

（6）根据除颤仪面板信息和声光报警提示确认充电完成。

（7）中断胸外按压，左手持“胸骨”电极置于右侧锁骨中线第 2 至 3 肋间，右手持“心尖”电极置于左侧腋前线第 4 至 5 肋间。

（8）施以 5 kg 左右的压力，使电极与胸壁紧密接触，通过“胸骨”电极的“患者接触指示灯”确认接触良好。

（9）大声呼喊，让所有人离开患者。

（10）亲自确认所有人都听到口令并已离开患者。

（11）发出放电的口令，同时按下“胸骨”电极和“心尖”电极的放电按钮。

（12）确认放电成功。

（13）立即继续胸外按压。

六、建立高级气道

对于心脏骤停的患者，立即开始胸外按压和人工通气，并及早实施电复律是最重要的抢救手段。对于初始的抢救手段无反应的患者，应考虑建立高级气道。目前最常采用的手段是实施气管插管。

气管插管的操作步骤见相应章节。

七、使用胺碘酮

目前的心肺复苏指南推荐，对于初始心律为可电击心律的心脏骤停患者，在实施 3 次电复律后应给予胺碘酮。

1．首剂胺碘酮 300 mg 加入 5% 葡萄糖注射液稀释后静脉注射。

2．之后可再将胺碘酮 150 mg 加入 5% 葡萄糖注射液稀释后静脉注射。

八、病因治疗

部分患者导致心脏骤停的原因是可逆的。在实施心肺复苏的同时，纠正这些可逆的病因是使自主循环恢复的重要基础。心肺复苏指南将常见原因总结为“5H5T”。

1．低血容量（hypovolemia）。

2．缺氧（hypoxia）。

3．酸中毒（hydrogen ion，acidosis）。

4．低血钾 / 高血钾（hypokalemia/hyperkalemia）。

5．低体温（hypothermia）。

6．张力性气胸（tension pneumothorax）。

7．心包压塞（tamponade，cardiac）。

8．中毒（toxins）。

9．肺栓塞（thrombosis，pulmonary）。

10．冠脉事件（thrombosis，coronary）。

九、复苏后的综合救治措施

1．对脑及脏器功能的保护和治疗

（1）自主循环恢复后的全面监护。

（2）呼吸和循环功能支持。

（3）规范化的体温管理。

（4）必要的器官功能支持。

（5）维持水、电解质及酸碱平衡。

2．原发病的治疗

（1）如为急性心血管事件，应尽快联系心内科导管室，争取尽快实施介入治疗，开通罪犯血管，挽救心肌，缩小心肌梗死面积。

（2）如为急性中毒事件，应尽快查明致毒物，给予解毒剂、拮抗剂以及毒物清除措施。

（3）如为严重创伤，应启动创伤中心，多学科协作，在维持血流动力学稳定的基础上尽快实施手术。

（刘桂花、郑　康）

第二章　急性咳嗽

急性咳嗽的诊疗流程见图 2-1。

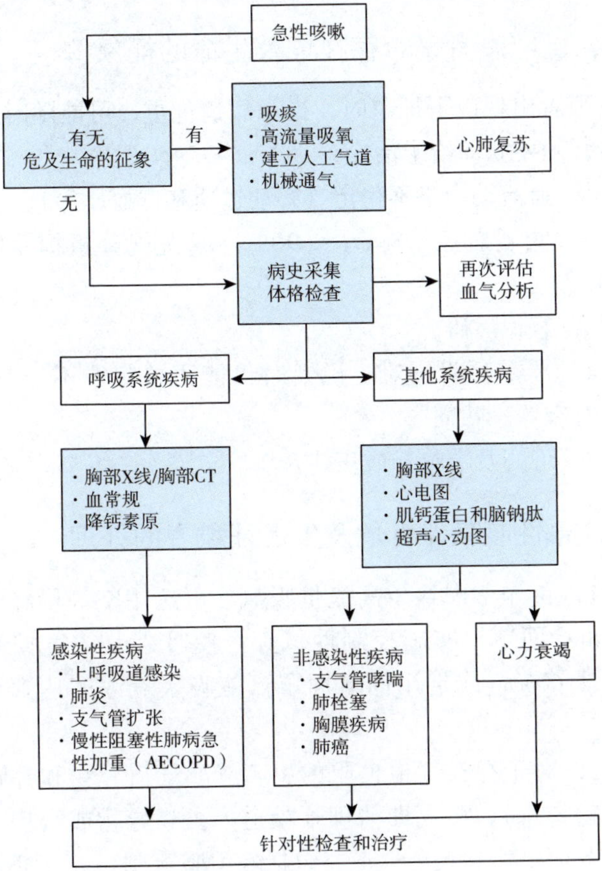

图 2-1　急性咳嗽的诊疗流程

注：AECOPD，慢性阻塞性肺疾病急性加重（acute exacerbation of chronic obstructive pulmonary disease）

一、确定咳嗽的病程

通常对咳嗽按照症状的持续时间进行分类。

1．急性咳嗽：时间＜ 3 周。

2．亚急性咳嗽：时间 3 ～ 8 周。

3．慢性咳嗽：时间＞ 8 周。

二、确定患者是否存在危及生命的征象

患者出现以下征象时，提示病情危重，可能随时危及生命，须要立即给予治疗：

1．血流动力学不稳定（心动过速和低血压等）。

2．低氧血症（SpO_2 ＜ 90%）或血气分析提示呼吸衰竭。

3．意识障碍。

4．严重呼吸困难，说话时仅能说单字或不能言语，呼吸时有“三凹征”。

5．可闻及喘鸣音或痰鸣音。

三、急性咳嗽伴有危及生命征象者的处理

1．首先考虑给予高流量吸氧　可选用空气稀释面罩（Venturi 面罩）实施控制性氧疗，使吸入氧浓度控制在 30% ～ 60%；或选用储氧面罩，使吸入氧浓度达到 90% 以上。

2．对于存在气道梗阻的患者（如气道异物和呼吸道分泌物窒息），应立即清理呼吸道，去除异物或吸痰。部分患者须要建立人工气道（包括环甲膜穿刺、气管插管及紧急气管切开等）。

3．对于出现呼吸衰竭的患者应给予机械通气，包括无创通气和有创通气。

4．如病情进一步加重恶化，出现呼吸、心跳骤停，应立即开始心肺复苏。

四、病史采集和体格检查

1．病史采集的重点　包括既往史、咳嗽的特点以及重要的伴随症状。

2．体格检查的重点　包括肺部和心脏体格检查。

3．在采集病史和进行体格检查的同时，再次评估病情。对于存在上述危及生命的情况，对初始的治疗（如吸氧）反应不佳，病情迅速恶化者，考虑无创或有创机械通气。

五、确定初步的诊断方向

根据病史及体格检查，确定初步的诊断方向，主要分为呼吸系统疾病和其他系统疾病（表 2-1）。

六、选择辅助检查

根据初步确定的诊断方向，选择侧重点不同的辅助检查。

1．针对呼吸系统疾病

（1）胸部 X 线片：是最基本、最重要的检查。对于病情危重而无法外出检查的患者，应选择床旁胸部 X 线片。须注意，由于床旁投照条件受限，图像的质量可能受到影响。此外，由于床旁投照时的体位往往为平卧位或半卧位，某些影像学改变易被掩盖（如胸腔积液）。对于能够前往放射科检查的患者，应选择胸部正、侧位片。采用两个投照体位更有利于对病变的观察和鉴别。应尽量避免选择单纯的胸部正位片！

表2-1 根据病史和体格检查确定初步的诊断方向

	呼吸系统感染性疾病				呼吸系统非感染性疾病				心力衰竭
	上呼吸道感染	肺炎	支气管扩张	AECOPD	支气管哮喘	肺栓塞	胸膜疾病	肺癌	
病史	卡他症状	发热 咳嗽 咳脓痰 胸痛	既往史 大量脓痰 痰液分层	既往史 咳嗽 咳痰 呼吸困难	既往史 过敏原 接触史	危险因素	诱因	干咳 咯血	明确既往史 呼吸困难 咳嗽与体位有关
体格检查		肺部湿啰音	固定性湿啰音	湿啰音 干啰音	干啰音		患侧呼吸音消失		双肺湿啰音 奔马律

（2）CT：无论是感染性疾病还是非感染性疾病，对于病情危重或诊断不明确的患者，可以直接选择或者在获得胸部X线片后进行CT检查。平扫CT主要用于感染性疾病，了解病灶的部位和性质等。增强CT主要用于了解肺内病灶的性质，尤其是纵隔内各结构之间的关系，常常用于疑诊肿瘤性疾病的患者。CT肺动脉造影（computed tomographic pulmonary angiography，CTPA）主要了解肺血管情况，用于确定或排除肺栓塞的诊断。

（3）降钙素原：主要用于感染性疾病和非感染性疾病的鉴别，以及感染严重程度的评估。

2．针对其他系统疾病　在因急性咳嗽就诊的非呼吸系统疾病患者中，最常见的病因是心血管系统疾病，因此应主要针对心血管系统的疾病进行检查。

（1）胸部X线片：是有重要意义的辅助检查手段。

（2）12导联心电图（必要时描记18导联心电图）：重点了解有无心律失常、心律失常的类型、ST-T改变（心肌缺血或心肌梗死的表现）、疾病的特征性改变（肺型P波、二尖瓣型P波、$S_{I}Q_{III}T_{III}$等）。

（3）肌钙蛋白：用于评估有无心肌损伤（尤其是心肌梗死）。

（4）脑钠肽：主要用于心源性疾病与非心源性疾病的鉴别，但要注意脑钠肽（BNP）和氨基末端前体脑钠肽（N-terminal pro-brain natriuretic peptide，NT-Pro BNP）诊断截断值的不同，以及年龄和肾功能等对诊断的影响。

七、初步诊断

在明确初步诊断方向的基础上，结合进一步的辅助检查结果，确定初步诊断（表2-2）。

表2-2 根据辅助检查结果确定诊断方向

	呼吸系统感染性疾病				呼吸系统非感染性疾病				心力衰竭
	上呼吸道感染	肺炎	支气管扩张	AECOPD	支气管哮喘	肺栓塞	胸膜疾病	肺癌	
白细胞	N	↑	↑	↑	N	N	N	N	N
降钙素原	N	↑	↑	↑	N	N	N	N	N
X 线胸片	N	(+)	(+)	(+)	N	N	(+)	(+)	心影扩大 肺水肿
心电图	N	N	N	N	N	N	N	N	心律失常 ST-T 改变
肌钙蛋白	N	N	N	N	N	可能↑	N	N	↑
脑钠肽	N	N	N	N	N	可能↑	N	N	↑
超声心动图	N	N	N	N	N	右心负荷加重	N	N	(+)
其他			2 型呼吸衰竭					肿瘤标志物（+）	

N：正常。

八、针对性检查和治疗

根据初步诊断，确定须要进行的协助确定诊断的检查和针对性治疗。

1．上呼吸道感染

（1）普通感冒是最常见的急性上呼吸道感染。鼻病毒是最常见的病原体。

（2）通常根据典型的临床症状诊断，必要时进行排除其他疾病的辅助检查。

（3）治疗：对症治疗，缓解感冒症状。

①一般治疗：休息，多饮水。

②药物治疗：临床常用感冒药多为复方制剂，根据患者的临床症状选择。

● 减充血剂：如伪麻黄碱，用于缓解鼻塞、流涕和打喷嚏症状。

● 抗组胺药：如马来酸氯苯那敏和苯海拉明，有助于减少分泌物，减轻咳嗽症状。

● 镇咳药：如右美沙芬，治疗剂量对呼吸中枢无抑制，无成瘾性。

● 祛痰药：如愈疮木酚甘油醚，是常用的复方感冒药成分。临床常用的还包括氨溴索。

● 解热镇痛药：如对乙酰氨基酚和布洛芬，有助于缓解发热、咽痛和全身酸痛症状。

（4）注意事项

①建议口服药物治疗。

②复方感冒药物应只选用一种，避免重复用药。

③疗程一般不超过 7 天。

2．社区获得性肺炎　见第二十三章。

3．支气管扩张

（1）针对性检查

①细菌性检查：

• 痰细菌涂片：可迅速获得结果，有助于初始经验性抗感染治疗方案的确定。

• 痰培养：鉴定病原体并进行体外药物敏感试验，其结果有助于指导抗感染治疗的调整。

• 血培养：出现寒战、高热或有其他血流感染证据者，血培养可能获得阳性结果。

注意：指导患者正确留取痰标本是提高检查结果阳性率的关键，必要时可以通过支气管镜采集呼吸道标本。

②胸部 CT 平扫（高分辨率）：用于确诊和分型，部分患者 CT 所见对病因有提示。

（2）治疗

①一般治疗：痰液引流，体位引流 + 震动拍击（人工拍打或机械震动排痰器）。雾化吸入盐水或高张盐水。

②抗感染药物的治疗：抗感染治疗的指征为患者出现急性加重合并症状恶化，即咳嗽、痰量增加或性状改变、脓痰量增加和（或）呼吸困难、咯血及发热等全身症状。注意，单纯的黏液脓性或脓性痰，或仅痰培养阳性不是治疗指征。

急性加重者多是由稳定期定植菌引起的，应根据既往的病原学资料和患者合并的高危因素确定治疗方案，建议疗程至少为 14 天。初始治疗方案见表 2-3。

③手术治疗的指征：

• 经积极药物治疗仍难以控制症状者。

• 大量咯血危及生命，或经药物、介入治疗无效者。

• 局限性支气管扩张。

表2-3　初始经验抗感染治疗方案

假单胞菌感染的高危因素*	常见病原体	推荐的治疗药物
无	肺炎链球菌、流感嗜血杆菌、卡他莫拉菌、金黄色葡萄球菌、肠道菌群（肺炎克雷伯菌及大肠埃希菌）	氨苄西林/舒巴坦 阿莫西林/克拉维酸 第二代头孢菌素 第三代头孢菌素 莫西沙星，左氧氟沙星
有	上述病原体+铜绿假单胞菌	头孢他啶 头孢吡肟 哌拉西林/他唑巴坦 头孢哌酮/舒巴坦 亚胺培南、美罗培南

* 至少符合2条：①近期住院。②频繁（每年4次以上）或3个月内应用抗生素。③重度气流阻塞（$FEV_1 < 30\%$）。④口服糖皮质激素（最近2周每日口服泼尼松）。

4．肺癌

（1）针对性检查

①胸部CT平扫+增强：增强CT有助于鉴别病灶的性质和纵隔内的情况。对诊断困难的患者，可以考虑CT引导下经皮肺穿刺活检。

②支气管镜检查：可以获得组织学标本进行病理检查，以明确病灶的性质。

③肿瘤标志物：神经元特异性烯醇化酶（neuron specific enolase，NSE）和胃泌素释放肽前体（progastrin-releasing peptide，ProGRP）是诊断小细胞肺癌的理想标志；癌胚抗原（carcinoembryonic antigen，CEA）、鳞癌相关抗原（squamous carcinoma associated antigen，SCC）和细胞角质蛋白19片段抗原21-1（cyto-keratin 19 fragment antigen 21-1，CYFRA21-1）用于诊断非小细胞肺癌。

（2）治疗：根据患者的机体状况、肿瘤的病理组织学类型、分子分型、侵及范围和发展趋向，有计划、合理地应用手术、化疗、放疗和分子靶向治疗等手段。

AECOPE、支气管哮喘、肺栓塞、胸膜疾病及心力衰竭的诊断和治疗见相关章节。

（郑　康、尚　文）

第三章　呼吸困难

呼吸困难的诊疗流程见图 3-1。

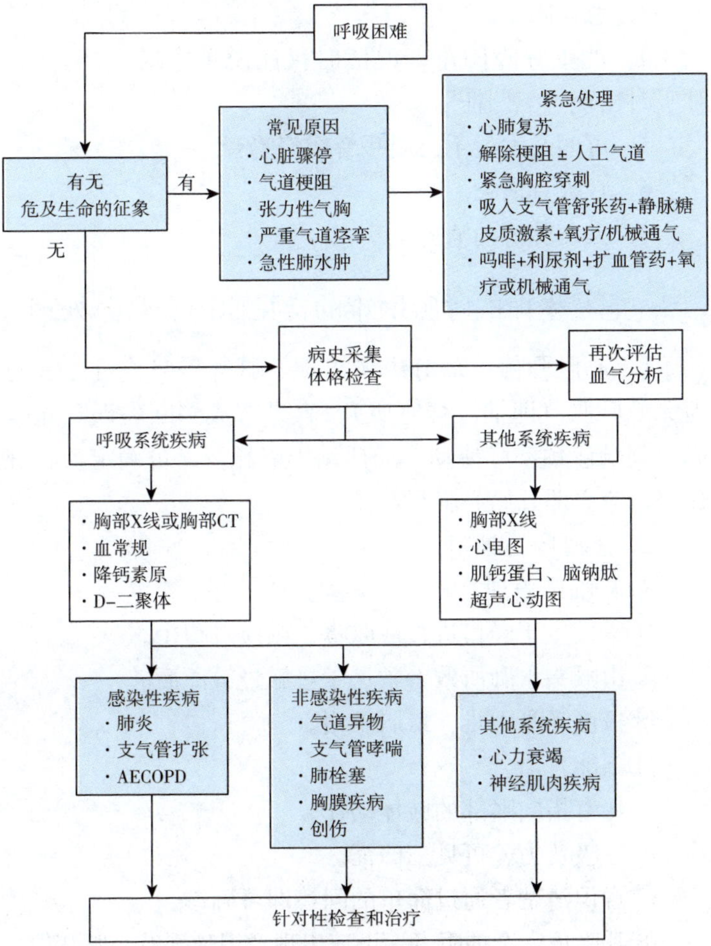

图 3-1　呼吸困难的诊疗流程

一、确定患者是否存在危及生命的征象

患者出现以下征象时，提示病情危重，可能随时危及生命，须要立即给予治疗：

1．血流动力学不稳定（心动过速或低血压等）。

2．低氧血症（$SpO_2 < 90\%$）或血气分析提示呼吸衰竭。

3．意识障碍。

4．严重呼吸困难，说话时仅能说单字或不能言语，呼吸时出现“三凹征”。

5．可闻及大量干、湿啰音或痰鸣音。

6．呼吸音消失。

7．大动脉搏动消失。

二、危及生命的呼吸困难的常见原因和紧急处理

1．心脏骤停　部分患者出现心脏骤停时，可能表现为无效呼吸（即抽泣样呼吸），容易造成判断失误。此时应立刻触诊颈动脉搏动。如搏动不能触及，可确定为心脏骤停，应立即开始心肺复苏。

2．上呼吸道梗阻

（1）临床表现

①常发生于经口进食或咳嗽、咳痰过程中。

②由喉头水肿所致者常见于接触过敏原后。

③极度呼吸困难、口唇发绀。

④不能言语。

⑤伴有指向喉部的肢体动作。

⑥呼吸费力，可见三凹征。

⑦意识清楚者通过简单的问答即可确诊。

⑧呼吸道完全梗阻者，迅速出现意识障碍及心脏骤停。

（2）紧急处理

①直接取出可见异物或经吸引器吸引。

②采取 Heimlich 手法。

③喉镜下取出异物。

④建立人工气道（气管插管、环甲膜穿刺或气管切开等）。

3．张力性气胸

（1）临床表现

①有胸部钝器或锐器伤病史（包括胸外按压）。

②突然出现的呼吸困难并进行性加重，可伴有胸痛。

③气管向健侧移位。

④患侧呼吸动度减弱或消失，触觉语颤减弱。

⑤患侧叩诊为鼓音。

⑥患侧听诊呼吸音明显减弱或消失，语音共振减弱。

⑦颈静脉扩张。

⑧可伴有血流动力学不稳定。

（2）紧急处理

①高流量吸氧（Venturi 面罩或储氧面罩）。

②立即胸腔穿刺（锁骨中线第二肋间）。

注意：对于临床高度疑诊张力性气胸和（或）血流动力学不稳定者，应立即处理。不能为等待辅助检查结果（如胸部 X 线片）而延误治疗！

4．严重气道痉挛多见于 AECOPD 和支气管哮喘急性发作，识别和处理分别见第二十四章和第二十五章。急性肺水肿的识别和处理见第二十七章。

三、初步处理和再评估

1．氧疗

（1）鼻导管吸氧

①可以提供 20% ～ 30% 的 FiO_2。

② FiO_2 = 21% + 4 × 吸入氧流量（L/min）。

③氧流量一般不超过 6 L/min。

（2）Venturi 面罩或空气稀释面罩

①可以较精确地提供 20% ～ 60% 的 FiO_2。

②须根据说明书调节，使氧流量与 Venturi 部件的开放程度相对应，才能获得预期 FiO_2。

（3）储氧面罩

①可以提供 80% ～ 100% 的 FiO_2。

②氧流量应调至 10 ～ 15 L/min（超过患者的预期分钟通气量）。

2．立即建立静脉通道。

3．尽早开始心电图、血压及 SpO_2 监测。

4．保证并维持气道通畅为最首要的原则。

5．再评估　给予氧疗后须对患者的氧合水平进行再次评估。

（1）临床表现

①患者的主观症状减轻。

②加快的心率减慢，呼吸频率减慢。

③辅助呼吸肌参与呼吸运动的程度减弱。

（2）SpO_2

①主要用于评估氧合水平。

②使用 SpO_2 波形结合读数共同评价氧合水平。SpO_2 波形不规则时，提示信号质量差，读数可能不准确。

③不能评价 CO_2 潴留的情况。

④部分患者不能准确反映机体氧合水平（末梢灌注不足或 CO 中毒等）。

（3）血气分析：静息状态下呼吸空气，$PaO_2 < 60$ mmHg 为 1 型呼吸衰竭，$PaO_2 < 60$ mmHg 同时伴有 $PaCO_2 >$

50 mmHg，为 2 型呼吸衰竭。

2 型呼吸衰竭同时伴有 pH < 7.35，提示失代偿性呼吸性酸中毒，须要积极治疗。对于 pH 在正常范围的患者，常常提示慢性 CO_2 潴留，须要结合临床情况仔细评估。

四、病情分析和初步检查

1．采集病史

（1）呼吸困难的诱因、严重程度、持续时间及缓解方式。

（2）重要的阳性症状和阴性症状。

（3）对药物治疗的反应（如果有）。

（4）既往心、肺疾病病史及相关合并症。

（5）既往类似发作情况。

（6）既往机械通气情况。

2．完整的用药史

（1）处方药物及非处方药物。

（2）目前正在使用的药物。

3．进行相对全面的体格检查。

4．初步的辅助检查

（1）常规检查

①血常规。

②尿常规。

③肝功能 + 肾功能 + 电解质 + 心肌酶。

④快速血糖。

⑤血气分析。

⑥ 12 导联心电图（必要时 18 导联）。

（2）可能需要的特殊检查项目

①肺功能检查 [尤其是呼气流量峰值（peak expiratory flow，PEF）]。

②胸部 X 线检查。

③ D- 二聚体。

④胸部 CT、肺动脉造影及肺通气 - 灌注扫描。

⑤超声心动图。

五、初步诊断

根据病史、体格检查及胸部 X 线检查结果，确定初步的诊断方向，主要分为呼吸系统疾病和其他系统疾病（表 3-1）。

六、针对性检查和治疗

根据初步诊断，确定须要进行的检查和针对性治疗。

1．肺炎、支气管扩张、AECOPD、心力衰竭及支气管哮喘急性发作见相关章节。

2．气道异物

（1）针对性检查

①气道异物由于起病急，病情进展迅速，往往在短时间内危及生命。对大部分患者，没有条件进行进一步的辅助检查，必须通过发病过程、临床症状和体征迅速做出诊断。

②对于病情稳定的患者，对上呼吸道异物考虑行喉镜检查，对下呼吸道异物首先考虑胸部 CT 检查，必要时可行气管镜检查。

（2）治疗

①给予氧疗或呼吸支持。

②吸入异物能够取出者，可以在气管镜下取出异物。

③吸入异物无法取出者，加强对症支持治疗。

④对于合并感染的患者，给予抗感染治疗。

表3-1 呼吸困难常见病因的鉴别诊断

病因	发病情况	症状（除呼吸困难外）	体征	胸部 X 线检查	备注
连枷胸	创伤引起	呼吸时伴有疼痛	胸廓矛盾运动	肋骨骨折	通常合并气胸
神经肌肉疾病	逐渐发病	伴有其他肌肉无力	肌肉无力	正常	吸气力量减弱
气胸	突然发作 部分有创伤史	咳嗽 胸痛	叩诊呈鼓音 呼吸音减弱	有气胸线	发生张力性气胸时血压下降，气管和纵隔移位
胸腔积液	逐渐发病		叩诊呈浊音 呼吸音减弱	外高内低，边缘呈弧形高密度影	
肺水肿	通常发病突然	劳力性呼吸困难 端坐呼吸 夜间阵发性呼吸困难	颈静脉扩张 听诊闻及干、湿啰音 肢体水肿	“蝶翼样”渗出影	多伴心源性疾病的表现
肺炎	通常发病突然	咳嗽 胸痛	病变区域听诊闻及湿啰音	局部肺泡浸润影 通常不对称	
间质性肺疾病	既往反复发作	咳嗽（干咳多见）	听诊多为干啰音	间质性改变	通常既往已明确诊断

续表

病因	发病情况	症状（除呼吸困难外）	体征	胸部 X 线检查	备注
误吸	突然发作 有呕吐病史	咳嗽	口咽部可见呕吐物 呼吸道内吸出呕吐物	斑片状高密度影 多见于中下肺	常见于卧床伴意识障碍的患者
上呼吸道梗阻	突然发作	声音嘶哑或不能发声	吸气相喘鸣音	正常	
支气管哮喘	通常既往有类似发作史	喘鸣音	听诊呈干啰音		通常既往已明确诊断
COPD	既往反复发作 发病情况多样	咳嗽、咳痰 发热	桶状胸 听诊呈干啰音	肺过度充气 有时可见渗出影	通常既往已明确诊断
急性肺栓塞	突然发作	胸痛 咯血	急性肺心病的体征	通常正常	肺通气-灌注扫描及肺动脉CT血管造影有助于确诊
精神性	既往反复发作 应激时发作	口周及肢端麻木感	肢体抽搐	正常	血气 $PaCO_2$ 降低

3．胸膜疾病 主要包括气胸和胸腔积液。

（1）气胸

①胸部X线检查是首选的检查。对于病情复杂，尤其是气胸合并肺内原发病变者，应考虑胸部CT检查。

②气胸量的评估：在肺门水平，测量肺气胸线边缘至侧胸壁的距离。该距离≥2 cm为大量气胸（肺压缩50%），＜2 cm为小量气胸。

③病情的评估：稳定型气胸的呼吸频率＜24次/分，心率为60～120次/分，血压正常，呼吸空气时SpO_2＞90%，两次呼吸间说话成句。不符合上述表现者为不稳定型气胸。

④治疗策略：是否有呼吸困难是决定治疗策略的最主要依据。

- 对稳定型小量气胸，或大量气胸但无临床症状者，给予高浓度吸氧，24～48 h后复查X线胸片。
- 对于小量气胸、呼吸困难轻、心肺功能好的闭合性气胸和张力性气胸患者，行胸腔穿刺术（一次抽气量不宜超过1000 ml，每日或隔日抽气一次）。
- 对不稳定型气胸、呼吸困难明显、肺压缩程度严重、交通性或张力性气胸及反复发生气胸的患者，行胸腔闭式引流。

⑤胸腔闭式引流的后续处理：定时观察引流管的长度有无变化，以便及时发现引流管移位。定时观察引流管有无气泡逸出及气泡逸出的速度；无气泡逸出时注意引流管有无梗阻；气泡逸出过快时警惕有无复张性肺水肿发生的可能，必要时暂时夹闭引流管。一般情况下，不应夹闭有气泡逸出的引流管。

⑥胸腔闭式引流的拔管指征：患者的临床症状缓解，患侧呼吸音恢复，影像学检查证实肺复张。肺部无持续漏气（夹闭引流管3～4 h，观察患者的临床症状并复查X

线胸片，或在证实引流管通畅的情况下水封瓶液面下引流管口无气泡溢出）。

（2）胸腔积液

①胸腔超声是简单、无创的检查手段，可以作为首选。在胸腔积液量较多时，还能够帮助确定胸腔穿刺点。对于病情复杂，尤其是气胸合并肺内原发病变者，应考虑胸部 CT 检查。

②所有的患者都应考虑行胸腔穿刺，并对抽取的胸腔积液进一步检查。根据病情所需，检查项目主要包括胸腔积液常规，胸腔积液生化，涂片找细菌、真菌和抗酸杆菌，胸腔积液细菌培养，胸腔积液肿瘤标志物检查及胸腔积液找肿瘤细胞。

③对于胸腔积液导致呼吸困难或呼吸衰竭的患者，应行胸腔穿刺。

④所有不明原因的胸腔积液患者均应考虑行胸腔穿刺，根据胸腔积液的检查结果明确胸腔积液的性质：

- 对于血清蛋白质水平正常者，如胸腔积液蛋白质＞35 g/L，为渗出液；如胸腔积液蛋白质＜25 g/L，为漏出液。
- 对于血清蛋白质水平异常或胸腔积液蛋白质为25 ～ 35 g/L 者，采用 Light 标准。如符合以下三项中的任何一项，为渗出液；如都不符合，则为漏出液。胸腔积液 / 血清白蛋白比值＞ 0.5；胸腔积液 / 血清 LDH 比值＞ 0.6，胸腔积液 LDH ＞正常血清 LDH 上限的 2/3。
- Light 标准提示为渗出液，但临床上存在导致漏出液形成的病因时，计算血清 - 胸腔积液白蛋白梯度。如血清 - 胸腔积液白蛋白梯度＞ 12 g/L，提示为漏出液。

⑤根据导致胸腔积液的不同病因，给予相应的针对性治疗。

（郑　康、尚　文）

第四章 胸 痛

胸痛的治疗流程见图 4-1。

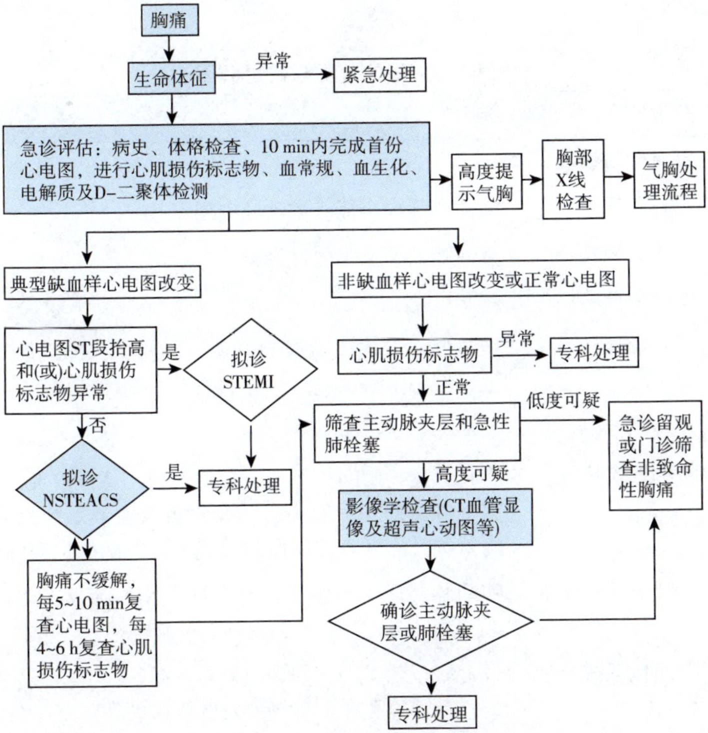

图 4-1 胸痛的治疗流程

注：NSTEACS，非 ST 段抬高型急性冠脉综合征（non-ST-elevation acute coronary syndromes）。

一、分类与常见病因

胸痛的病因涵盖多个系统，从胸壁到皮下组织、肌肉、骨骼、肺、心脏、食管、大血管及纵隔等由浅入深的各个部位病变都可以引起胸痛。胸痛有多种分类方法。从处理和临床实用的角度，可将胸痛分为致命性胸痛和非致命性胸痛两大类（表 4-1）。其中致命性胸痛主要包括急性冠脉综合征、主动脉夹层、急性肺栓塞以及张力性气胸四种疾病，非致命性胸痛又包括多种病因。

表4-1 胸痛的分类与常见病因

分类	病因
致命性胸痛	
心源性	急性冠脉综合征、主动脉夹层
非心源性	急性肺栓塞及张力性气胸
非致命性胸痛	
心源性	稳定型心绞痛、急性心包炎、心肌炎、梗阻性肥厚型心肌病、应激性心肌病及主动脉疾病等
非心源性	
胸壁疾病	肋软骨炎、肋间神经炎、带状疱疹、急性皮炎、皮下蜂窝织炎、肌炎、肋骨骨折及血液系统疾病所致骨痛（急性白血病及多发性骨髓瘤）等
呼吸系统疾病	肺动脉高压、胸膜炎、自发性气胸、肺炎、急性气管 - 支气管炎、胸膜肿瘤及肺癌等
消化系统疾病	胃食管反流病（包括反流性食管炎）、食管痉挛、食管裂孔疝、食管癌及食管破裂等
心理精神原性	抑郁症、焦虑症及惊恐障碍等
其他	痛风及颈椎病等

二、临床表现与危险性评估

面对胸痛患者时，急诊科医生须要首先快速排除最危险、最紧急的疾病。对危及生命的胸痛一旦确诊，则立即进入相应的快速通道。不能明确诊断的患者应留院观察，严防发生离院后猝死等恶性事件。低危的胸痛患者尽早离院，以降低医疗费用。

胸痛的评估流程为：①评估患者的生命体征。对于生命体征异常的胸痛患者，如意识模糊和（或）意识丧失、面色苍白、大汗及四肢厥冷、低血压（血压< 90/60 mmHg）、呼吸急促或呼吸困难、低氧血症（SpO_2 < 90%），则提示为高危患者，应马上紧急处理。在抢救的同时，应积极明确病因。②对生命体征稳定的胸痛患者，结合临床病史、体格检查以及特定的辅助检查，排除或诊断致命性胸痛，并进入相应的抢救流程。

1．病史采集　对于胸痛患者，须要详细询问胸痛的特点，包括胸痛的部位、性质、诱发因素、持续时间、伴随症状及缓解方式等。

（1）胸痛的部位：胸骨后疼痛多见于心绞痛、急性心肌梗死、心包炎、心肌炎、食管疾病及纵隔疾病等；心前区疼痛多见于心绞痛、急性心肌梗死、心包炎、心肌炎及主动脉夹层等；一侧胸痛多见于肺炎、胸膜炎、肺癌、气胸及膈下脓肿；后背痛见于脊柱疾病及主动脉夹层等。

（2）胸痛的性质：胸痛的程度可轻可重，性质各种各样。心绞痛或心肌梗死多为闷痛及压榨感；肺栓塞多为胸膜炎性胸痛；主动脉夹层多呈突然发生的胸背部剧烈撕裂样剧痛；气胸在发病初期有撕裂样剧痛；胸膜炎多为隐痛、钝痛和刺痛；带状疱疹呈刀割样或灼热样剧痛；肋间神经痛为阵发性灼痛或刺痛。

（3）胸痛的持续时间：15 s 之内，为肌肉骨骼神经疼痛、食管裂孔疝或功能性疼痛；2 ~ 10 min，为心绞痛；10 ~ 30 min，为不稳定型心绞痛；30 min 或持续数小时，为急性心肌梗死、心包炎、主动脉夹层、带状疱疹或肌肉骨骼痛。

（4）诱发因素：劳累及情绪激动诱发多见于心绞痛及急性心肌梗死；与咳嗽及深呼吸有关者多见于胸膜疾病、胸部肌肉及肋骨疾病；吞咽诱发多见于食管及纵隔疾病。

（5）缓解方式：休息和含服硝酸甘油减轻见于心绞痛；转动身体则疼痛加剧见于胸膜炎性胸痛或脊神经后根疾病；运动后减轻多见于心脏神经症。

（6）伴随症状：胸痛伴苍白、大汗及血压下降见于急性心肌梗死、主动脉夹层、主动脉瘤破裂或肺栓塞；胸痛伴咯血见于肺栓塞或支气管肺癌；胸痛伴发热见于肺炎、胸膜炎或心包炎；胸痛伴呼吸困难提示病变累及范围较大，如急性心肌梗死、肺栓塞、大叶性肺炎、自发性气胸和纵隔气肿；胸痛伴吞咽困难见于食管疾病；胸痛伴叹气、焦虑或抑郁提示为功能性胸痛。

2．体格检查　观察胸部皮肤有无局限性红肿、瘀斑、出血点及疱疹等，还须要观察胸廓双侧的对称性。在触诊和叩诊时应检查局部肿块、波动感、压痛和胸廓的呼吸动度，注意胸壁感染、气胸、血胸及肋骨骨折等征象。听诊时须了解双侧呼吸音对比、胸膜和心包摩擦音、肺干湿啰音、哮鸣音、异常心音和杂音等。这些对鉴别心脏和肺部疾病有所帮助。

3．辅助检查

（1）心电图：心电图检查简便易行，对急性胸痛有重要的鉴别诊断意义。胸痛患者应在入院 10 min 内完成首次心电图，强调做 18 导联心电图检查以免漏诊。对心电图，首先要观察有无损伤性 ST-T 改变，以排除急性冠脉综合征。此外，心电图还有助于诊断是否存在其他器质性心脏病、心律失常及肺栓塞等疾病。

（2）心肌损伤标志物：是诊断急性冠脉综合征的重

要检测手段，其中肌钙蛋白（cardiac troponin，cTn）的两种亚型——cTnI 或 cTnT 已经代替 CK-MB 成为急性冠脉综合征诊断首选的心肌损伤标志物。但须要注意的是，在 cTn 升高但没有动态变化或缺少心肌缺血临床证据时，应考虑其他可能导致心肌损伤的病因，包括充血性心力衰竭、肾衰竭、快速性或缓慢性心律失常、心肺复苏后、急性神经系统疾病、肺栓塞、心脏消融（或起搏和复律）、浸润性心脏疾病（如淀粉样变性和硬皮病）、炎性疾病（如心肌炎）、触电、中暑、药物毒性、急性主动脉疾病、肥厚型心肌病、应激性心肌病、横纹肌溶解及脓毒症等严重疾病。

（3）D- 二聚体：D- 二聚体是纤维蛋白降解产物。它的生成和升高反映了血浆中凝血系统和纤溶系统的激活，是体内高凝状态和纤溶亢进的分子标志物。D- 二聚体诊断肺栓塞的阴性预测值及敏感性极高，可作为肺栓塞诊断的首选筛查试验。对 D- 二聚体 $< 500\ \mu g/ml$ 的可疑病例，如无法进行影像学检查，应予以动态检测 D- 二聚体水平。

（4）胸部 X 线：对张力性气胸有确诊价值，同时对于鉴别其他胸部疾病有重要意义。

（5）超声心动图：对胸痛的鉴别诊断有重要价值。在急性心肌梗死患者可以见到新发的室壁节段运动异常；在肺栓塞患者可以表现为肺动脉高压及右心负荷增大；对始于升主动脉的夹层，超声心动图可以发现撕裂漂浮的内膜。

（6）肺动脉计算机体层摄影血管造影（computed tomography angiography，CTA）及全主动脉 CTA：分别对肺栓塞和主动脉夹层有确诊价值。

三、几种致命性胸痛的临床特征

1．急性冠脉综合征　胸痛多位于胸骨后或心前区，性质为闷痛或压榨感，可放射至颈部、下颌、上腹部、左肩和左上肢。诱发因素包括劳累、运动、饱餐、寒冷和情绪激动等。心绞痛一般持续 2 ~ 10 min，休息或含服硝酸甘油后 3 ~ 5 min 内可缓解。急性心肌梗死的持续时间延长，可达数小时或更长，舌下含服硝酸甘油的效果不好，可伴恶心、呕吐、大汗、心功能不全、心律失常及休克等。心电图示动态心肌缺血或坏死表现，心肌酶正常或升高。但是在老年和糖尿病等患者症状可不典型，临床上须仔细鉴别。

2．主动脉夹层　多有高血压病史，起病急骤，胸痛剧烈，性质为刀割样、撕裂样或针刺样持续性疼痛，程度难以忍受。胸痛的部位与夹层的起源部位密切相关。疼痛可随着夹层向近心端或远心端扩展而变化。患者的其他临床表现与夹层累及的部位相关。如累及主动脉根部，可导致主动脉瓣关闭不全及反流，查体可闻及主动脉瓣杂音。夹层破入心包可引起心脏压塞，临床上出现 Bell 三联征（颈静脉怒张、脉压减小及心动过速）。如果夹层累及头臂干或颈总动脉，患者可能因脑血流灌注障碍而出现头晕、嗜睡、失语、定向力障碍和肢体瘫痪等类似于缺血性脑卒中的表现。如果夹层累及锁骨下动脉，可造成双侧血压和（或）动脉搏动不对称。如果夹层累及腹主动脉或肠系膜动脉，患者可能出现腹痛、恶心、呕吐及消化道出血等类似于缺血性肠病的症状。如果夹层累及肾动脉，患者可能出现患侧腰痛、少尿和无尿，甚至急性肾衰竭的表现。

3．肺栓塞　肺栓塞多表现为呼吸困难、胸痛和咯血，有时晕厥或意识丧失可以是肺栓塞的首发或唯一症状。其中呼吸困难是肺栓塞最常见的临床表现。胸痛的特征多为胸膜炎性胸痛，少数表现为心绞痛样胸痛。体格检查可以发现肺动脉以及右心负荷增加甚至右心衰竭的体征，包括心动过速、肺动脉瓣第二心音亢进或分裂、颈静脉充盈或异常搏动、三尖瓣反流产生的心脏杂音、右心奔马律、肝大及肝颈静脉反流征阳性等。

4．张力性气胸　多见于20～40男性无力体型患者，诱因多为咳嗽、打喷嚏、屏气或突然用力。起病突然，疼痛较为剧烈，呈刀割样，多伴呼吸困难及刺激性干咳。随着时间延长，疼痛逐渐减轻，但呼吸困难加重，患侧叩诊呈过清音或鼓音，听诊可闻及呼吸音减弱或消失，还可见气管移位等。

（杜兰芳、梁　杨）

第五章 心 悸

心悸的治疗流程见图 5-1。

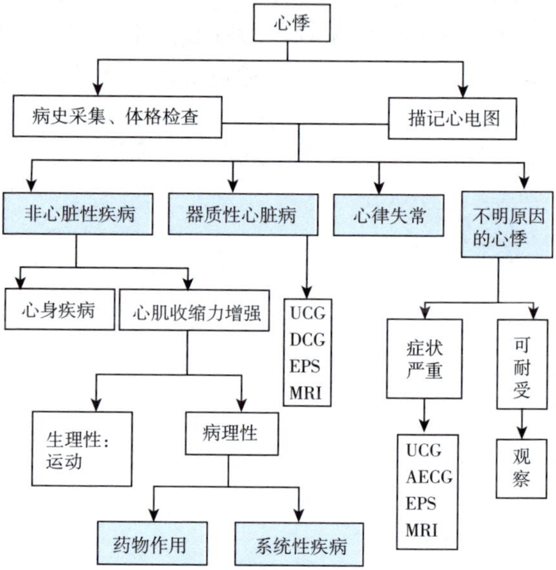

图 5-1 心悸的治疗流程

注：UCG，超声心动描记术（echocardiography），DECG，动态心电图（dynamic electrocardiogram）；EPS，电生理检查（electrophysiological studies）

一、病史采集

1．问诊的内容　心悸的判断首先要详细询问病史和进行体格检查，明确有无心律失常以及心律失常的性质，同时确定有无器质性心脏病（表 5-1）。

（1）发作诱因、时间、频率及病程。

（2）有无心前区疼痛、大汗、呼吸困难、发热、头晕、头痛、晕厥、抽搐、消瘦、多汗、失眠及焦虑等相关症状。

（3）既往有无心脏病、内分泌疾病、贫血性疾病及神经症等病史。

（4）有无嗜好浓茶、咖啡及烟酒情况，有无精神刺激史。

表5-1　询问心悸患者的主要问题

心悸发作前	活动（休息、正常活动或运动，体位改变）
	位置（平卧或站立）
	诱发因素（情绪紧张、运动、下蹲或弯腰）
心悸发作初	突然或缓慢产生
	之前有无其他症状（胸痛、呼吸困难、头晕及乏力等）
心悸发作中	类型（规则或不规则，快或不快，持续或不持续）
	伴随症状（胸痛、眩晕、晕厥、出汗、焦虑、恶心及呕吐等）
心悸终止	突然还是缓慢下降
	持续时间，伴随症状是否终止
	排尿，迷走神经刺激或服药
既往	首发年龄，之前发作的次数和频率
	心脏病、系统性疾病及心身疾病病史
	家族性心脏病、心动过速或猝死史
	药物滥用及电解质紊乱

2．注意问诊伴随症状

（1）心前区疼痛：心悸伴有心前区疼痛者，应该考虑冠状动脉性心脏病、心肌炎及心包炎等心源性疾病的可能。

（2）发热：心悸伴有发热的患者，说明存在炎症反应，首先考虑急性传染病、风湿热、心肌炎、心包炎及感染性心内膜炎的可能。

（3）晕厥或黑矇：心悸伴有晕厥或黑矇的患者，往往提示存在灌注不足的情况，应该首先考虑缓慢性和快速性心律失常的可能。

（4）贫血：伴有贫血的患者，心悸往往是贫血导致的氧供不足引发的代偿性心动过速所致，常有出冷汗、脉搏微弱、血压下降或休克等表现。在慢性贫血的患者，一般体力活动时通常无症状，心悸多在劳累后较明显。

（5）呼吸困难：心悸伴有呼吸困难的患者，首先考虑心源性和肺源性疾病，如心力衰竭、急性心肌梗死和心肌炎等。

（6）消瘦及出汗：心悸伴有消瘦、易出汗者，常见于甲状腺功能亢进症（简称甲亢）。

二、体格检查

1．心悸发作时　应评价心率和脉率，心律是否规整。评价患者对心悸的耐受性（血压和心力衰竭的症状等），评价是否存在器质性心脏病。出现窦性心律和窦性心动过速时，应评价系统性疾病对心悸的潜在影响。

2．心悸不发作时　发现可能引起心悸的器质性心脏病（心脏杂音、高血压、血管疾病和心力衰竭的表现等）。

3．注意有无贫血貌和血管杂音，颈动脉搏动如何，甲状腺的大小、震颤及血管杂音，以及有无突眼。

三、急诊常用辅助检查

1．心电图　注意若患者在就诊过程中有心悸发作，应立即描记心电图，而不是进行复杂的病史采集。

2. 动态心电图　某些心律失常不易捕捉，须监测动态心电图。

3. 胸部X线检查　注意心胸比例、心脏形态变化及肺淤血等。

4. 超声心动图　可观察心腔大小、室壁厚度、节段运动、瓣膜情况和心包积液等，明确有无器质性心脏病。

5. 腹部超声　注意肾上腺及胰腺等。

6. 实验室检查　血常规、血糖、电解质、肝和肾功能、甲状腺功能以及血、尿中儿茶酚胺或违禁品等的药物浓度。

四、病因

分为五类：心律失常型、器质性心脏病型、系统性疾病型、药物作用型及心身疾病型。

1. 心律失常型　如室上性或室性期前收缩、室上性或室性心动过速、缓慢性心律失常（显著窦性心动过缓、窦性停搏、Ⅱ度及Ⅲ度房室传导阻滞）及心脏起搏器或植入式心律转复除颤器（implantable cardioverter defibrillator, ICD）功能或程序异常。

2. 器质性心脏病型　瓣膜病（二尖瓣或主动脉瓣关闭不全）、冠心病、先天性心脏病、各种原因的心肌病、各种原因的心力衰竭或心脏扩大。

3. 系统性疾病型　甲亢、低血糖症、发热、贫血、低血压、嗜铬细胞瘤、妊娠、低血容量及动静脉瘘。

4. 药物作用型　血管扩张剂、拟交感神经剂、抗胆碱能药、近期停用β受体阻滞剂、酒精、咖啡因、可卡因、尼古丁及减肥药等。

5. 心身疾病型　情绪紧张、焦虑状态、抑郁症及躯体化障碍等。

五、治疗原则：对因处理

1．若已知原发病，须积极治疗原发病，如治疗心力衰竭，纠正缺氧和低血糖，治疗贫血和甲亢等。

2．对于有严重心律失常者，应根据心律失常的类型进行相应的处理（见后续相应部分）。

3．对于不明原因的心悸，应对症治疗，如休息和吸氧等，在排除严重的心脏疾病和躯体性疾病后，必要时可考虑使用抗焦虑药物，以调节自主神经的功能。

（梁　杨、杜兰芳）

第六章　咯　血

咯血的治疗流程见图 6-1。

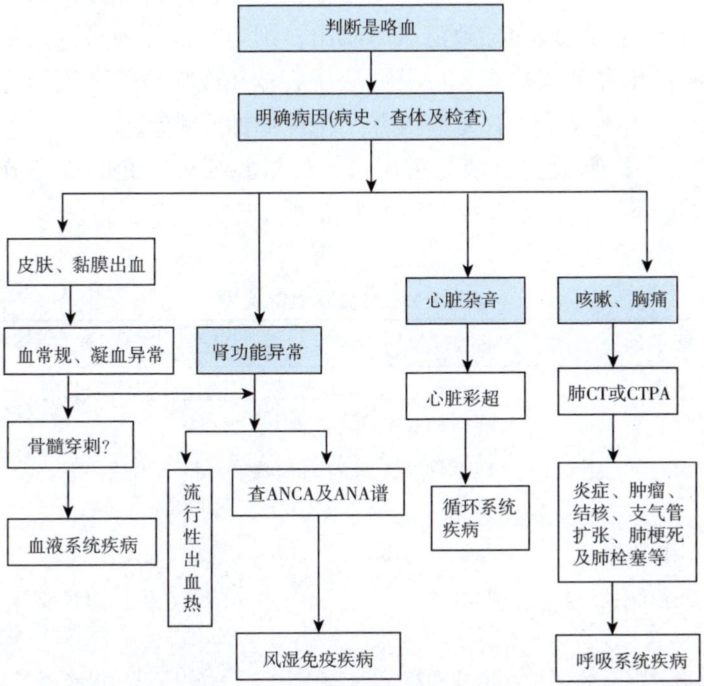

图 6-1　咯血的治疗流程图

注：ANCA，抗中性粒细胞胞质抗体（antineutrophilic cytoplasmic antibody）；ANA，抗核抗体（antinuclear antibody）

一、识别是否是真正的咯血

咯血是指喉部以下的呼吸道出血经口腔排出。当临床上发现患者咯血时，首先要除外口腔、鼻腔和咽喉部位的出血。如患者多有口腔及鼻咽部疾病史，通过口腔镜或鼻咽镜可协助确诊。临床上也常常须要将咯血与呕血相鉴别。

1．仔细检查口腔的情况，观察有无口腔溃疡及牙龈出血的情况。

2．鼻腔出血多从前鼻孔流出，并常在鼻中隔前下方发现出血灶。如鼻后部的出血量较多，特别是在睡眠时不自觉坠入气道而导致清晨时咳出，则容易误诊为咯血。此时可用鼻咽镜检查，可见血液从后鼻孔或咽后壁下流。此外，还须要检查有无鼻咽癌、喉癌和咽喉炎等。

3．呕血为上消化道出血，经口腔呕出。此时应充分结合病史、体征及相关检查方法进行鉴别（表 6-1）。

表6-1　咯血与呕血的鉴别

鉴别项目	咯血	呕血
病史	肺结核、支气管扩张、肺癌和心脏病等	消化性溃疡和肝硬化等
出血前症状	喉部痒感、胸闷感和咳嗽等	上腹部不适、恶心及呕吐等
出血方式	经气管咯出	经食管呕出
出血颜色	鲜红色	暗红色、棕黑色或鲜红色
血液混有物	泡沫和痰	食物残渣和胃液
酸碱反应	碱性	酸性
柏油样便	无（如咽下血液可有）	有，呕血停止后可持续数天
出血后痰的性状	痰中带血	无痰

二、积极寻找咯血的病因

对于咯血患者，临床医师应详细询问病史，进行全面、细致的体格检查。全面分析病史资料后对咯血的原因做出初步估计，然后予以进一步的辅助检查。

1. 病史采集的要点　对咯血患者应详细了解咯血是初次发生还是多次发生，是持续性还是间断性，有哪些伴随症状，既往史及个人史如何等。这些具有重要意义。

（1）了解咯血量，警惕存在窒息及休克的可能。通常咯血的严重程度分为：少量咯血（< 100 ml/24 h）、中等量咯血（100 ~ 500 ml/24 h）及大量咯血（> 500 ml/24 h 或一次 > 100 ml）。

（2）既往史和个人史等对咯血的诊断有重大帮助。如幼年患过麻疹、百日咳或肺炎，而后有反复咳嗽、咳痰或咯血者，应考虑支气管扩张症；有生食螃蟹或蝲蛄史的咯血者，应注意肺吸虫病。另外，还须注意近期是否有胸部外伤等。既往是否患过结核、肺炎、心血管疾病、出血性疾病或肿瘤等都应询问清楚，作为诊断时的参考。

（3）对咯血伴随的症状应予高度重视。一般来说，如伴有发热和胸痛，见于肺炎或肺梗死；如伴有大量脓痰，见于肺脓肿和支气管扩张；如伴有呛咳和明显体重减轻，见于支气管癌；如伴有阵发性剧烈咳嗽、喘鸣和阵发性呼吸困难，见于支气管内膜结核；如伴有皮肤、黏膜出血，可见于血液病（如白血病或血小板减少性紫癜）、钩端螺旋体病或流行性出血热等；如伴有黄疸，多见于钩端螺旋体病、大叶性肺炎及肺梗死等；如女性咯血与月经期密切相关，且多在月经前数天出现者，可能为替代性月经；如伴有多脏器损害（特别是具有关节炎表现和肾炎表现者），考虑有风湿性疾病的可能。

2．体格检查的要点 应全面、系统地进行体格检查，重点注意患者有无二尖瓣面容或蝶形红斑、杵状指、全身皮肤和黏膜下出血，触诊有无淋巴结肿大，听诊心脏杂音，肺部干、湿啰音等。根据体征可初步判断咯血是由哪个系统造成的。

3．相关的辅助检查 根据病史和体格检查，进行有针对性的辅助检查。一般而言，应全面了解血常规、凝血功能、尿常规、大便常规、潜血、肝和肾功能、心电图、血气分析及X线胸片检查。

（1）如果初步判断咯血倾向于呼吸系统疾病，则可做肺CT检查；如怀疑肺栓塞或血管病变，可做肺动脉CT或血管造影。有些患者尚须做气管镜或支气管造影。痰检查有助于发现结核分枝杆菌、真菌、细菌、癌细胞及寄生虫卵。

（2）如果考虑咯血为循环系统疾病所致，可完善心脏彩超及NT pro-BNP检查等。

（3）如果认为风湿性疾病的可能性大，应查ANA、dsDNA和ANCA等风湿免疫指标。

（4）对血常规中嗜酸性粒细胞增多者，应注意寄生虫病的可能。咯血为果酱样者，应查找肺吸虫的证据；为巧克力色者，应寻找肺阿米巴；咯血伴咳出粉皮样物者，应寻找肺包虫等。

（5）如血常规或凝血明显异常，无基础疾病解释者，应考虑血液系统疾病，并完善骨髓检查。如合并肝和肾功能异常、血小板减少及凝血异常者，尚须警惕流行性出血热，检查相应抗体。

三、咯血的常见病因

目前咯血有四类病因：气管和支气管疾病、肺部疾病、心血管疾病及全身性疾病。

1．气管、支气管疾病　气管的恶性肿瘤、支气管扩张、支气管内膜结核、急慢性支气管炎和支气管腺瘤。

2．肺部疾病　肺炎、肺脓肿、肺结核、肺癌、肺吸虫病、肺曲菌病、含铁血黄素沉着症和肺挫伤。

3．心血管疾病　二尖瓣狭窄、急性左心衰竭、肺梗死、肺动静脉瘘、原发性肺动脉高压、结节性多动脉炎和心房黏液瘤。

4．全身性疾病　血小板减少、白血病、血友病、弥散性血管内凝血、再生障碍性贫血、流行性出血热、肺出血型钩端螺旋体病、遗传性毛细血管扩张症、抗凝剂过量和血管炎等。

四、咯血的治疗

1．一般治疗

（1）监测、吸氧，保持呼吸道通畅。向患者及家属交代病情，警惕大量咯血。

（2）体位：患侧卧位，避免血块堵塞对侧支气管。

（3）原则上咯血患者不用镇咳药，应鼓励患者将血咳出。禁用吗啡等中枢性镇咳药，以免抑制咳嗽反射，导致患者无法有效地排出呼吸道内的血液和分泌物，从而造成窒息。必要时可给予小剂量镇静剂，但心、肺功能不全者禁用。

（4）大量咯血患者如有反复咯血，可暂时禁食，平稳后可进流质饮食，保持大便通畅（勿用力排便，防止用力大便而加重咯血）。

2．止血药物的应用

（1）神经垂体激素：直接兴奋血管平滑肌，收缩肺小动脉，降低肺循环压力。应用方法：将 5 ~ 10 U 溶于 20 ~ 40 ml 葡萄糖液静脉推注，10 ~ 15 min 推完，将 10 ~ 20 U 溶于 250 ~ 500 ml 液体中静脉滴注 [0.1 U/（kg · h）]，必要时 6 ~ 8 h 重复。每日量控制在 30 ~ 50 U 以下。孕妇、心力衰竭、高血压及冠心病等患者慎用或禁用。神经垂体激素有恶心、呕吐、头晕、腹痛、腹泻及便意等不良反应。

（2）普鲁卡因、酚妥拉明（α 受体阻滞剂）：可扩张血管，降低肺循环压力而止血。普鲁卡因皮试阴性方能使用，将 40 ~ 60 mg 溶于葡萄糖液 20 ~ 40 ml 中，10 ~ 15 min 静脉推注，每日 2 次，或 150 ~ 300 mg 溶于 500 ml 葡萄糖液静脉滴注，每日 2 次。呼吸衰竭、严重肝和肾功能不全、房室传导阻滞以及室内阻滞者禁用。酚妥拉明的使用方法为将 10 ~ 20 mg 加入 5% 葡萄糖 250 ~ 500 ml 溶液中缓慢静脉滴注。

（3）糖皮质激素：有抗炎、抗过敏及降低毛细血管通透性的作用。口服泼尼松 30 mg qd，或甲泼尼龙 20 ~ 40 mg/d 静脉滴注。糖皮质激素建议短期应用，见效后尽早减量和停药，通常疗程不超过 2 周。合并感染且未给予有效治疗者、存在糖皮质激素使用禁忌证者禁用。

（4）卡巴克络：降低毛细血管的通透性，增进毛细血管断裂端的回缩作用，可将其加入葡萄糖液或氯化钠液 250 ~ 500 ml 中静脉滴注，每次 60 ~ 80 mg。

（5）注射用尖吻蝮蛇血凝酶：通过间接促进凝血酶生成，同时降解纤维蛋白原而促进止血。每次 2 U，注射时用水溶解后静脉注射或静脉冲入，对弥散性血管内凝血及血液病所致的出血禁用。缺乏血小板或某些凝血因子时，宜在补充血小板和缺乏的凝血因子或输注新鲜血浆的基础上应用。使用期间应注意观察患者的出、凝血时间。

3．病因治疗

（1）呼吸系统疾病：抗感染、抗结核或抗肿瘤等。

（2）循环系统疾病：改善心力衰竭及降低肺动脉压力（使用血管扩张剂如硝酸异山梨酯或利尿剂等）。

（3）血液系统及自身免疫疾病：给予化疗、肾上腺皮质激素及免疫抑制剂治疗。

（4）对其他病因的相关治疗。

4．特殊治疗

（1）应用纤维支气管镜止血，可尽快找到出血部位，实行局部止血。临床上常用凝血酶 200 U 或 500 U 直接涂于出血灶，或将 0.1% 肾上腺素 0.3 ～ 0.5 ml 对准出血灶滴入，或将 4 ℃冷盐水 500 ml 加肾上腺素 4 mg，一次注入 50 ～ 100 ml，保留 1 min 后抽回进行止血。针对大量咯血的患者，其出血灶多位于支气管管壁，可用纤维支气管镜将 Fogarty 气囊导管送入相应的出血支气管，通过充水或充气压迫支气管。对下段出血，可用吸引器吸引进行气囊导管止血。

（2）支气管动脉栓塞术止血。常通过选择性支气管动脉造影确定出血部位，使用明胶海绵、氧化纤维素、聚氨基甲酸乙酯及无水乙醇进行栓塞。此法对常规治疗无法控制的大量咯血或不能耐受开胸手术的大量咯血有较好的效果。但支气管动脉栓塞只能控制支气管动脉的大量咯血，不能控制来源于肺动脉的大血管，或支气管动脉再通而导致的咯血。栓塞后经过一段时间，明胶海绵因逐渐被吸收而可能引起再次咯血，因此，支气管动脉栓塞止血有复发的可能。

（3）外科手术：对反复大量咯血而内科治疗无效者可采取手术治疗。

①适应证：出血部位明确。

②禁忌证：出血原因不是原发性肺部疾病；两肺广泛弥漫性疾病，出血部位不明确；合并严重的心、脑、肾及其他全身慢性疾病，无法耐受手术者；晚期肺癌无法手术切除或有远处转移者。

③手术方法为肺叶切除术或叶、段支气管结扎术或叶、段肺动脉结扎术。

五、大量咯血的处理

通常大量咯血是指一次咯血量超过 100 ml，或 24 h 内咯血量超过 500 ml 以上者。

1．治疗原则　快速止血，保持气道通畅，防治并发症（窒息、休克、肺不张及感染），抗休克及病因治疗。

2．一般处理

（1）体位：患者取侧卧位，头偏向一侧，以防止窒息。如已知病灶部位，则取患侧卧位，以避免血液流入健侧肺内。

（2）给予心电图检查、血压监测和吸氧，向家属充分交代病情的严重性，密切观察患者的咯血量、呼吸和脉搏等情况，要同时帮助患者清除口鼻分泌物。

（3）对咳嗽剧烈的大量咯血患者，可适量给予镇咳药，但一定要慎重，禁用强效的镇静止咳药，以免过度抑制咳嗽中枢，使血液淤积气道，引起窒息。

（4）防止用力大便而加重咯血，必要时予通便治疗。

3．加强止血治疗　可予神经垂体激素 24 U 于 500 ml 液体中持续静脉滴注 [0.1 U/（kg・h）] 或酚妥拉明 10 ～ 20 mg 加入 5% 葡萄糖液 250 ～ 500 ml 缓慢静脉滴注。

4．特殊治疗

（1）给予纤维支气管镜检查及镜下止血治疗。可将

200 U 或 500 U 凝血酶直接涂于出血灶，或将 0.1% 肾上腺素 0.3 ~ 0.5 ml 对准出血灶滴入，或注射冰盐水，或在纤维支气管镜下将 Fogarty 气囊导管送入相应的出血支气管，充水或充气压迫支气管动脉以进行止血治疗。

（2）支气管动脉栓塞术。对于非血液性疾病及循环系统疾病造成的咯血，可通过选择性支气管动脉造影确定出血部位，根据情况采用动脉栓塞止血。

（3）外科手术：对反复大量咯血并且经上述治疗无效者，可考虑行肺叶切除术或叶、段支气管结扎术或叶、段肺动脉结扎术。

5．积极防治并发症　咯血的并发症有窒息、休克、肺不张以及肺部感染，其中最紧急和危重的是窒息。

（1）窒息：将患者取头低脚高位，轻拍背部，迅速排出积血，以保持呼吸道通畅。必要时予气管插管或支气管镜吸引血块。如发现患者突发心脏骤停，则立即启动心肺复苏抢救（见心肺复苏篇）。

（2）失血性休克：在积极止血的同时，可给予快速静脉补液及输血等治疗，可按照失血性休克的救治原则抢救（见第九章）。

（3）吸入性肺炎：应给予积极、充分的抗感染治疗。使用抗生素时应覆盖厌氧菌。

（4）阻塞性肺不张：由于血块堵塞支气管而造成肺不张。治疗时首先要注意加强血液（血块 ）的引流，并鼓励和帮助患者咳嗽，尽可能地咳出堵塞物。可用雾化方式湿化气道，以有利于堵塞物的排出。可采用气管插管或气管镜下吸出血块，以加快肺复张。

（王　斌、乜　丽）

第七章　晕　厥

晕厥的鉴别流程见图 7-1。

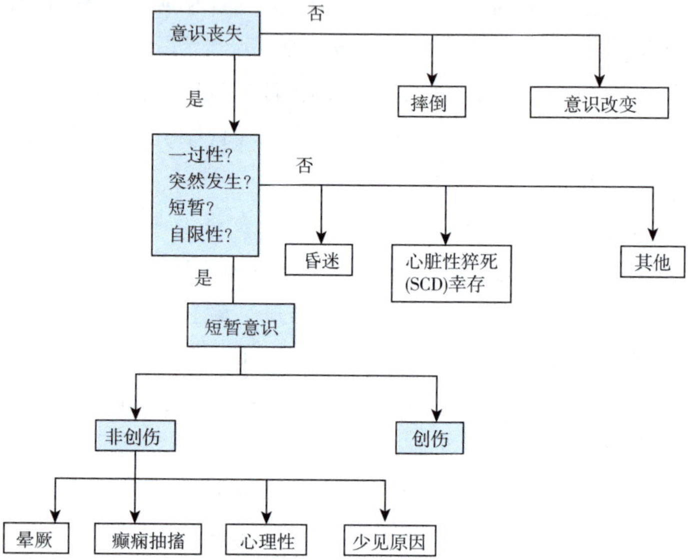

图 7-1　晕厥的鉴别流程

急诊室对晕厥的评估重点为危险分层，其目的是：

①识别有威胁生命的疾病并收入院。

②识别低危患者，可让他们离院并以后在晕厥专科就诊。③识别无须进一步诊断和治疗的患者。

④对初步评估不能得出结论的患者留院进一步检查。

当初步评估后尚无法明确晕厥的原因时，应立即对患者的主要心血管事件及心源性猝死的风险进行评估。风险分层的流程见表 7-1，近期（7 ~ 30 天）有危及生命风险者应住院诊治或观察。

加拿大心血管病学会（Canadian Cardiovascular Society，CCS）2011 年发表的“晕厥诊断的标准方案”中列出了短期危险因素。主要危险是指多个研究报道比较一致的独立危险因素，次要危险是指单个研究报道的危险因素。如具备一个主要危险因素应紧急（2 周内）进行心脏评估，具备一个或多个次要危险因素者也应考虑紧急心脏评估（表 7-1）。

表7-1 主要危险因素和次要危险因素

危险因素	表现
主要危险因素：	
心电图异常	心动过缓、心动过速或传导系统疾病，新发生的心肌缺血或陈旧性心肌梗死
心脏病史	心肌缺血、心律失常、心肌梗死和瓣膜性疾病
低血压	收缩压＜ 90 mmHg
心力衰竭	既往史或目前发生
次要危险因素：	
年龄＞ 60 岁	
呼吸困难	
贫血	血细胞比容＜ 0.30
高血压	
脑血管疾病	
早发猝死家族史	猝死年龄＜ 50 岁
特殊情境	卧位、运动或没有先兆症状的晕厥

一、病史采集要点

1．晕厥发生的年龄和性别。

2．晕厥的发作诱因，发作与体位的关系，与咳嗽及排尿的关系，以及与用药的关系。

3．晕厥发生的速度，发作持续时间，发作时的面色，以及血压和脉搏情况。

4．晕厥伴随症状。

5．有无心、脑血管病史。

6．既往有无相同发作史及家族史。

二、辅助检查

1．颈动脉窦按摩（carotid sinus massage，CSM） 对年龄＞40岁、不明原因的晕厥患者，建议进行CSM检查。当按摩颈动脉窦导致心脏停搏时间＞3 s和（或）收缩压下降＞50 mmHg时，诊断为颈动脉窦高敏感（carotid sinus hypersensitivity，CSH），即检查阳性。当伴有晕厥时，则诊断为颈动脉窦性晕厥（carotid sinus syncope，CSS）。颈动脉有斑块的患者不能做CSM，以免引起脑栓塞。操作方法为站立于患者头部右侧，找到颈动脉搏动点。该搏动点位于下颌角下方，在甲状软骨上缘的水平线与胸锁乳头肌前缘处。在触摸到一个具有扩张性的搏动点时，用手指指尖压住，然后向后内侧方向按摩颈动脉窦。手指按压的方向直接指向脊柱。

2．直立位评价 由仰卧位变为直立位时胸部血液流向下肢，导致回心血量降低。当缺乏代偿机制时，血压下降可导致晕厥。目前有“卧立位试验”及“直立倾斜试验”两种检查方法。

（1）卧立位试验：用于诊断不同类型的直立不耐受综合征。对可疑体位性低血压者，在平卧时和站立3 min后用常规血压计分别测上臂血压。

①阳性标准：出现症状性血压下降，与基线值相比收缩压下降≥20 mmHg，或舒张压下降≥10 mmHg。

②可疑阳性：出现无症状性血压下降，与基线值相比收缩压下降≥ 20 mmHg，或舒张压下降≥ 10 mmHg，或收缩压降至 90 mmHg 以下。

（2）直立倾斜试验：对怀疑反射性晕厥者建议进行直立倾斜试验。直立倾斜试验的终点是出现低血压、心动过缓或迟发型直立性低血压，伴有晕厥或先兆晕厥。根据对血管或心脏产生抑制的不同，分为血管减压型、心脏抑制型或混合型。

3．心电监测（无创和有创） 心电监测包括院内心电监测、Holter 监测、体外或可植入式循环记录仪 [植入式 Holter 和植入式心电记录器（implantable loop recorderer，ILR）] 及远程心电监测。

4．其他 心脏电生理检查、ATP 试验、超声心动图和其他影像学技术、运动试验、心脏导管检查、精神心理评估及神经评估等，可根据患者的情况予以选择。

急诊医生在选择检查时，一般是按照从简单到复杂、由无创到有创的检查顺序。对于留院患者，首先要做院内心电血压监测，然后再做心电图、超声心动图、血生化检查、精神心理初步评估、神经评估及直立位评价，并进一步请心内科和神经内科等专科会诊。

三、晕厥的治疗

晕厥的治疗原则见图 7-2。

1．反射性晕厥 治疗目标主要是预防复发和相关的损伤，改善生活质量。

（1）物理治疗：非药物性“物理”治疗已经成为反射性晕厥的一线治疗。使双腿（双腿交叉）或双上肢（双手紧握和上肢紧绷）做肌肉等长收缩，在反射性晕厥发作时能显著升高血压，多数情况下可使患者避免或延迟意识丧失。

另外，还可以进行倾斜训练。对于高度敏感的年轻患者，直立位诱发血管迷走神经兴奋的症状时，如患者能够耐受，则逐渐延长时间，“倾斜训练”可减少晕厥复发。

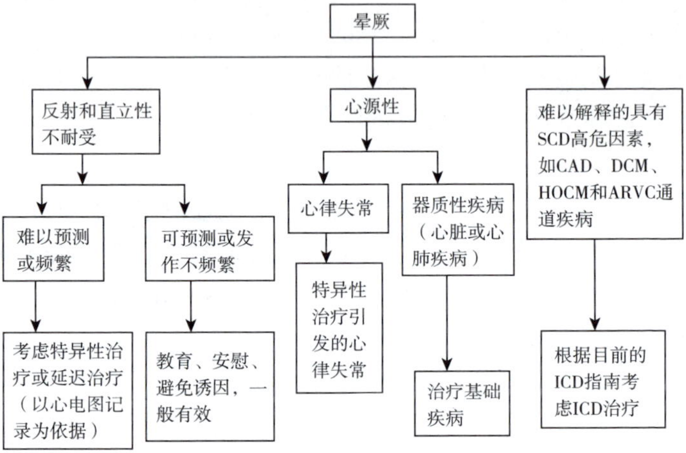

图 8-2　晕厥的治疗原则

注：SCD，心源性猝死（sudden cardiac death）；CAD，冠状动脉疾病（coronary artery disease）；DCM，扩张型心肌病（dilated cardiomyopathy，DCM）；HOCM，肥厚型梗阻性心肌病（hypertrophic obstructive cardiomyopathy）；ARVC，致心律失常性右室心肌病（arrhythmogenic right ventricular cardiomyopathy）

（2）药物治疗：许多试图用于治疗反射性晕厥的药物疗效均欠佳，包括 β 受体阻滞剂、丙吡胺、东莨菪碱、茶碱、麻黄碱、依替福林、米多君、可乐定和 5- 羟色胺重吸收抑制剂等。

（3）心脏起搏：心脏起搏很少用于反射性晕厥的治疗，除非发现严重心动过缓。起搏对颈动脉窦晕厥可能有益。

2．直立性低血压和直立位不耐受综合征

（1）非药物治疗：药物诱发的自主神经功能衰竭（autonomic failure，ANF）的治疗原则是消除药物作用和扩张细胞外液容量。对无高血压的患者，应指导摄入足够的盐和水，每天达到 2 ~ 3 L 液体和 10 g 氯化钠。睡觉时将床头抬高（10°）可预防夜间多尿，维持良好的体液分布，改善夜间血压。

对于老年患者的重力性静脉淤滞，可使用腹带或弹力袜治疗。应鼓励有先兆症状的患者进行“物理反压动作”，如下肢交叉和蹲坐。

（2）药物治疗：α 受体激动剂米多君可作为一线药物治疗，但不能治愈，疗效也有差异，用量为每次 5 ~ 20 mg，每天 3 次。氟氢化可的松（0.1 ~ 0.3 mg/d）是一种盐皮质激素，可促进水、钠潴留和扩充液体容量。用药后患者的症状减轻且血压升高。

3．心源性晕厥

（1）心律失常性晕厥：这类晕厥的影响因素有心室率、左室功能以及血管代偿程度等。治疗则主要是针对病因进行治疗。

①窦房结功能异常：当晕厥发作时，如心电图记录到心动过缓或晕厥伴窦房结恢复时间 > 525 ms，则应植入心脏起搏器。停用加重或诱发心动过缓的药物。可将消融治疗用于以快 - 慢综合征为主要表现的病态窦房结综合征，但仅对少数患者用于晕厥的一级预防。

②房室传导系统疾病：对与晕厥相关的房室传导阻滞应行心脏起搏治疗。对于合并左心室射血分数（left ventricular ejection fraction，LVEF）低下、心力衰竭及完全性左束支传导阻滞或无左束支传导阻滞且 QRS 波 ≥ 150 ms 的房室传导阻滞患者，应进行双心室起搏。

③阵发性室上性心动过速和室性心动过速：对房室结折返性心动过速、房室折返性心动过速以及典型心房扑动相关的晕厥患者，首选导管消融。药物治疗仅限于准备消

融前或消融失败的患者。对于与心房颤动或者非典型心房扑动相关的晕厥患者的治疗应个体化。

尖端扭转型室性心动过速导致的晕厥并不少见，如果是药物引起的获得性 QT 间期延长，应立即终止应用可疑药物。对于心脏正常或仅有心功能轻度受损的心脏病患者，室性心动过速引起的晕厥可选择导管消融和（或）药物治疗。对于心功能受损且有晕厥的患者、非可逆性原因导致的室性心动过速或心室颤动患者，应植入 ICD。尽管植入 ICD 不能防止晕厥的复发，但可减少心源性猝死。

（2）心律植入装置功能异常：少数情况下，先兆晕厥或晕厥是由起搏器故障诱发的。

（3）器质性心血管疾病性晕厥：对于继发于器质性心脏病的晕厥患者，包括先天性心脏畸形或者心肺疾病，治疗目标不仅是防止晕厥再发，而且要治疗基础疾病和降低心脏性猝死的风险。

（4）心源性猝死高危患者出现不明原因的晕厥。

（5）安装 ICD 的指征

①缺血性心肌病伴有 LVEF ≤ 35% 或心力衰竭。

②非缺血性心肌病伴有 LVEF ≤ 35% 或心力衰竭。

③高危肥厚型心肌病患者。

④高危致心律失常性右室心肌病。

⑤自发性 1 型心电图改变的 Brugada 综合征患者。

⑥长 QT 综合征有高危因素时应考虑 β 受体阻滞剂和植入 ICD 联合治疗。

（徐定华、张玉梅）

第八章　高血压急症

高血压急症的诊疗流程见图 8-1。

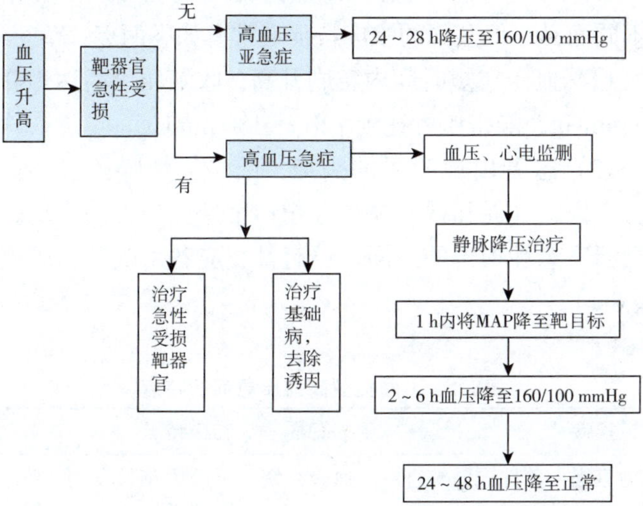

图 8-1　高血压急症的诊疗流程

一、概述

高血压急症（hypertensive emergencies）是指在某些诱因的作用下，原发性或继发性高血压患者的血压突然和显著升高（一般超过 180/120 mmHg），同时伴有进行性心、脑及肾等重要靶器官功能急性损害的一种严重危及生命的临床综合征。高血压急症包括高血压脑病、颅内出血（脑出血和蛛网膜下腔出血）、脑梗死、急性心力衰竭、肺水肿、急性冠脉综合征、主动脉夹层和子痫等。

高血压亚急症（hypertensive urgencies）指血压显著升高，但不伴靶器官损害。患者可有血压明显升高造成的症状，如头痛、胸闷、鼻出血和烦躁不安等。

二、判断

1．早期识别　高血压急症的临床表现可以因临床类型不同而异，但共同的临床特征通常有如下两点：

（1）血压在短时间内急剧升高，收缩压可高达 180 ~ 240 mmHg，舒张压可达到 120 ~ 130 mmHg。

（2）患者出现明显的头痛、眩晕、烦躁、恶心、呕吐、心悸、气促和视力模糊等靶器官急性损害的表现。根据靶器官急性损害的不同，还有其相应各系统的临床表现（表 8-1）。

表8-1　不同类型高血压急症的特点

常见疾病	受损靶器官	临床特点
心力衰竭、急性冠脉综合征、主动脉夹层	心血管系统	呼吸困难、发绀、胸痛、肺部啰音、心率加快、心脏扩大
脑卒中、蛛网膜下腔出血 高血压脑病 先兆子痫、子痫	中枢神经系统	头痛、头晕或眩晕、耳鸣、平衡失调、眼球震颤、视力障碍、抽搐、意识模糊、嗜睡或昏迷等 伴有自主神经功能失调症状
急性肾功能不全	肾	少尿、无尿、蛋白尿、管型、血肌酐和尿素氮升高
高血压急性视网膜病变	眼	视力障碍，眼底改变（渗出、出血和视盘水肿）

2．注意事项

（1）血压水平的高低与急性靶器官损害的程度并非成正比，高血压急症和亚急症均可合并慢性靶器官损害，区别两者的唯一标准是有无新近发生的急性进行性严重靶器官损害。例如，在孕妇血压为190/120 mmHg即可能并发子痫，而在慢性高血压患者，血压高达210/130 mmHg时也可能无明显症状。前者属于高血压急症，而后者则被视为高血压亚急症。临床上不能单纯依据血压绝对值来判断是否属于高血压急症，应重点评估靶器官的情况。

（2）一部分高血压急症并不伴有特别高的血压值，在并发急性心力衰竭、主动脉夹层及急性心肌梗死的患者，即使血压仅为中度升高，也应视为高血压急症。

三、常见病因及相关检查

1．肾性

（1）肾实质性高血压：常常是青少年患者高血压急症的主要病因，其血压升高常为难治性。常见的肾实质性疾病包括急性和慢性肾小球肾炎、多囊肾、慢性肾小管 - 间质病变（慢性肾盂肾炎和梗阻性肾病）、代谢性疾病肾损害（痛风肾病和糖尿病肾病）、系统性或结缔组织疾病肾损害（狼疮肾炎和硬皮病）及肾肿瘤（肾素瘤）等。可通过检查肾功能、尿常规及肾影像学检查明确诊断，必要时可做肾活检及风湿免疫检查。治疗上应针对原发病进行有效的治疗，同时可积极控制血压。

（2）肾动脉狭窄：也是引起高血压急症的重要原因，在我国主要由于动脉粥样硬化所致，其次为大动脉炎（约25%）及纤维肌性发育不良（约5%）。可通过肾动脉计算机体层摄影血管造影（CTA）或磁共振血管成像（magnetic resonance angrography，MRA）检查明确。治疗上可采取狭窄部位球囊扩张、支架置放，以改善狭窄部位的血压动力学异常，从而达到降低血压的目的。

2．内分泌性

（1）原发性醛固酮增多症：常常是高血压合并低血钾以及血浆肾素活性受抑制。常见原因是肾上腺腺瘤、单侧或双侧肾上腺增生。少见原因为腺癌和糖皮质激素可调节性醛固酮增多症。可通过完善肾上腺 CT 或 B 超检查、血浆醛固酮与肾素活性测定明确。

（2）嗜铬细胞瘤：由于肾上腺髓质、交感神经节或其他部位的嗜铬组织过度分泌儿茶酚胺，引起持续性或阵发性高血压急症，可检查血、尿儿茶酚胺的浓度。

（3）库欣综合征：包括垂体促肾上腺皮质激素（adrenocorticotropic hormone，ACTH）瘤或 ACTH 细胞增生（即库欣病）和垂体外肿瘤。后者包括自主分泌皮质醇的肾上腺腺瘤、腺癌或大结节样增生。可完善血皮质醇昼夜节律、大小剂量地塞米松试验等以及头颅 CT 及 MRI 检查，以进一步明确诊断。

对内分泌异常导致的高血压常常须要手术切除治疗。螺内酯可用于控制原发性醛固酮增多症的高血压和低血钾，改善临床症状。肾上腺素能受体阻滞剂可用于控制嗜铬细胞瘤的血压、心动过速及心律失常等。

3．其他

（1）主动脉缩窄：位于主动脉弓、降主动脉和腹主动脉上段，可引发临床上的显性高血压，可通过全主动脉 CTA 或 MRI 检查明确。治疗上可采取狭窄部位球囊扩张、支架置放，以改善狭窄部位的血压动力学异常，从而达到降低血压的目的。

(2) 阻塞性睡眠呼吸暂停低通气综合征：常常是顽固性高血压的重要原因之一。此类患者在严重失眠、焦虑和紧张的情况下，亦可出现高血压急症表现，可通过多导睡眠监测明确诊断。患者往往须用持续气道正压通气（continuous positive airway pressure，CPAP）辅助通气，并辅以降压药物。对有鼻、咽、腭及颌解剖异常的患者，可考虑相应的外科手术治疗。

四、临床评估

当怀疑高血压急症时，临床医生应进行详尽的病史收集、体格检查和针对性的辅助检查，评价靶器官功能受累情况及程度。

1．病史采集要点

(1) 要充分询问既往病史，尤其是患者有无高血压病史及家族史。对有高血压病史者应充分了解病程长短、降压药的服用情况及平时血压控制水平，平时体检是否发现心脑血管、眼底及肾受损的情况。

(2) 充分寻找继发性高血压因素。仔细询问有无慢性肾疾病（如先天性多囊肾、肾动脉狭窄及慢性肾病等）、内分泌疾病（库欣综合征和嗜铬细胞瘤等）等继发性高血压的表现。

(3) 积极寻找血压异常升高的原因或诱因，如严重精神及情绪变化（恐惧及焦虑）、疼痛刺激、尿潴留、用力排便、过度疲劳、寒冷刺激及气候变化，以及突然停用或换用降压药物等。

2．体格检查　首先保证血压测量准确，对可疑高血压急症患者建议测量双侧上臂的血压，必要时测定立卧位血压和四肢血压（发生主动脉缩窄时上肢血压高于下肢血压，发生主动脉夹层时双侧血压差异较大)，测量体重指数（body mass index，BMI)、腰围及臀围；观察有无库欣综合征面容及神经纤维瘤性皮肤斑，听诊颈动脉、胸主动脉、腹部动脉和股动脉有无杂音；进行全面的心、肺检查，检查腹部有无肾增大（如多囊肾）或肿块，检查四肢动脉搏动和神经系统体征。仔细了解有无继发性高血压疾病以及心脑血管、肾及眼底等靶器官损害情况。

(1) 心脏和血管系统检查：重点评估有无颈静脉怒张、双肺底湿啰音、病理性第三心音、奔马律、心脏杂音及下肢水肿等心力衰竭体征，腹部有无血管杂音，以及四肢脉搏是否对称等。

(2) 神经系统检查：重点评估患者的意识、瞳孔异常及视野改变，有无异常神经反射及局部病理征。

(3) 眼底检查：观察眼底有无新发的眼底渗出、出血及视盘水肿的改变。

3．辅助检查　对所有高血压急症和亚急症患者都必须做相应的检查。多数情况下，这些检查与降压药治疗同步进行。

(1) 全血常规、尿常规及血生化（肝和肾功能、电解质)。

(2) 对有呼吸困难、胸闷和胸痛的患者，应完善心电图、心肌损伤标志物、氨基末端前体脑钠肽（NT-proBNP)、D-二聚体及 X 线胸部检查。

(3) 须要评估心室功能情况或除外主动脉夹层时，须做超声心动图检查，必要时做主动脉 CT 检查。

(4) 发现神经系统异常者，应考虑做头部 CT 或 MRI 检查。

五、诊断

根据临床表现及辅助检查，患者在短时间内（数小时至数日）血压急剧升高，一般收缩压＞180 mmHg 和（或）舒张压＞120 mmHg，同时伴有心、脑、肾及血管等重要靶器官功能急性损害（高血压脑病、脑卒中、蛛网膜下腔出血、急性心力衰竭、急性冠脉综合征、主动脉夹层、急性肾衰竭、儿茶酚胺危象及子痫等任一并发症）即可诊断为高血压急症。如患者仅有血压显著升高，但不伴有靶器官新近或急性功能损害，则诊断为高血压亚急症。

六、一般处理措施

1．给予心电图和血压监测，去除诱因（如患者异常焦虑，可酌情使用镇静药物），向家属交代病情（病危或病重通知）。

2．立即使用静脉途径进行降压治疗，可以根据靶器官受损情况选择适当的静脉途径降压药物治疗。临床常用的静脉途径降压药详见表 8-2。

3．选择合适的降压速度和幅度。一般情况下，须要在 60 min 内将血压降至一个安全水平（即初始靶目标）。由于患者的基础血压水平各异，合并的靶器官损害不一，这一安全水平必须根据患者的具体情况决定。除特殊情况外（缺血性卒中和主动脉夹层），建议 1 h 内血压控制的目标为平均动脉压的降低幅度不超过治疗前水平的 25%。不同靶器官损害的降压目标值详见表 8-3。为了把握降压的速度和节奏，临床常使用微量泵治疗。临床常见降压药物微量泵的配置方法如下。

表8-2 常用的静脉途径降压药物特点

药名	剂量	起效时间	持续时间	不良反应
硝普钠	初始 0.5 μg/（kg·min），然后 0.25 ～ 10 μg/（kg·min）维持	立即	停止输注后 1 ～ 2 min	恶心、呕吐、肌肉震颤和出汗，有氰化物中毒的风险，须注意勿使颅内压增高和氮质血症加重。如发生滴注部位药物外渗，可引起局部皮肤和组织反应
硝酸甘油	初始 5 μg/min，然后 5 ～ 100 μg/min 维持	1 ～ 5 min	3 ～ 5 min	头痛、眩晕及皮肤潮红
尼卡地平	初始 0.5 μg/（kg·min），然后 0.5 ～ 6 μg/（kg·min）维持	5 ～ 15 min	30 ～ 40 min	头痛、潮红、乏力、心悸及转氨酶升高
地尔硫䓬	初始 0.15 mg/kg 注射，然后 5 ～ 15 μg/（kg·min）维持	半衰期 1.9 h		心动过缓、水肿及头痛
乌拉地尔	初始 2 mg/min，注射 10 mg 后以 9 mg/h 维持	3 ～ 5 min	4 ～ 6 h	头晕、恶心及心悸
酚妥拉明	首剂 5 mg 缓慢静脉注射	1 ～ 2 min	3 ～ 10 min	头痛、心动过速及颜面潮红，甚至严重的直立性低血压
艾司洛尔	初始 250 ～ 500 μg/（kg·min），然后 50 ～ 100 μg/（kg·min）维持	1 ～ 2 min	10 ～ 20 min	心动过缓
拉贝洛尔	25 ～ 50 mg 于 5 ～ 10 min 内静脉注射，然后 1 ～ 4 mg/min 维持，24 h 不超过 300 mg	2 ～ 5 min	2 ～ 4 h	低血压、心动过缓、尿潴留及麻痹性肠梗阻

表8-3　高血压患者合并不同靶器官损害时的降压目标

疾病	降压目标值（mmHg）
脑出血	160/90 mmHg 或平均动脉压 110 mmHg
缺血性脑卒中	一般当收缩压＞220 mmHg 或平均动脉压＞120 mmHg，可使平均动脉压降低 20%。对于准备溶栓的患者，当收缩压＞185 mmHg 或舒张压＞110 mmHg 时，才考虑降压
主动脉夹层	90 ～ 110/60 ～ 70 mmHg
急性肺水肿	正常范围
子痫	140 ～ 160/90 ～ 105 mmHg

（1）硝酸甘油（规格 5 mg/ml）。

50 mg+ 生理盐水 40 ml 静脉泵入，每 0.6 ml/h 相当于 10 μg/min，可用到 200 μg/min。

（2）硝酸异山梨酯（规格 10 mg/10 ml）。

（3）50 mg 原液（50 ml）静脉泵入，每 2 ml/h 相当于 2 mg/h。

（4）硝普钠粉针（规格为每支 50 mg）（对肾功能有损害，使用一般不超过 3 天）。

50 mg+ 葡萄糖液 50 ml 静脉泵入，每 0.6 ml/h 相当于 10 μg/min，可用到 200 μg/min。

（5）乌拉地尔（规格 25 mg/5 ml）

200 mg 加生理盐水 10 ml 静脉泵入，每 1.5 ml/h 相当于 100 μg/min。

（6）酚妥拉明（规格 10 mg/2 ml）

50 mg+ 生理盐水 40 ml 静脉泵入，每 2 ml/h 相当于 2 mg/h。

（7）尼卡地平（规格 2 mg/2 ml）

10 mg 加生理盐水 40 ml 泵入，每 5 ml/h 相当于 1 mg/h，

一般按照 2 ~ 10 μg/（kg · min），必要时可 10 ~ 30 μg/（kg · min）静脉给药降压。

（8）艾司洛尔（规格每支 10 ml/100 mg）。

（9）100 mg 加生理盐水 40 ml 泵入，每 1 ml/h 相当于 2 mg/h。

4．达到初始靶目标血压后，加用口服降压药，逐步减慢静脉给药的速度，在后续的 2 ~ 6 h 将血压降至目标值，一般为 160/（100 ~ 110）mmHg。具体目标值根据患者的病情适当调整。严密观察生命体征及靶器官功能状况，如神经系统症状和体征的变化，胸痛是否加重，以及患者的尿量等。

5．若患者可耐受继续降压治疗且临床情况稳定，在以后的 24 ~ 48 h 逐步使血压降低到正常水平。

七、常见高血压急性并发症的处理

1．神经系统急症

（1）急性缺血性卒中：如果无明显的并发症风险，随着病程的延长，血压多可在 2 ~ 3 天逐渐下降至发病前水平，在最初的 24 h 内一般无须积极降压。如 SBP ＞ 220 mmHg 或 DBP ＞ 120 mmHg，或患者有明确的治疗获益；或准备溶栓的患者，收缩压＞ 185 mmHg 或舒张压＞ 105 mmHg，才考虑降压。

（2）急性出血性卒中：应根据患者的颅内压、年龄、全身情况、出血病因及基础血压来决定。为了避免再次出血，降压目标为 160/90 mmHg 或平均动脉压为 110 mmHg。如收缩压＞ 200 mmHg 或平均动脉压＞ 150 mmHg，可考虑使用静脉药物积极降压；如收缩压＞ 180 mmHg 或平均动脉压＞ 130 mmHg，并有疑似颅内压增高的证据，则要考虑监测颅内压并静脉用药降压。如无颅内压增高，可适度降压，但应注意维持脑灌注压。

（3）高血压脑病：高血压脑病是排除性诊断，须排除出血性脑卒中、缺血性脑卒中及蛛网膜下腔出血。当平均动脉压＞140 mmHg或血压突然升高超过脑血流自动调节的阈值时（180 mmHg），则可导致高灌注，出现微出血和脑水肿。应立即给患者注射降压药，使血压尽快下降，但要防止血压过度下降。若过度下降，可超出脑循环自动调节的限度。一般要求按照治疗前的血压水平使收缩压下降50 ~ 80 mmHg，舒张压下降30 ~ 50 mmHg，并且不要求降至正常水平。通常在最初的1 ~ 2 h内使血压下降20% ~ 25%，或舒张压降至100 ~ 110 mmHg。

2．心血管系统急症

（1）急性冠脉综合征：须要在1 h内将血压降至正常水平以降低心脏后负荷，减少心肌耗氧量，缓解心肌缺血，以及防止缺血性损伤进一步加重。对此类患者，宜首选降压疗效肯定且有助于改善心脏供血的静脉途径药物。治疗时首选硝酸酯类药物，可减少心肌耗氧量，改善心内膜下缺血，并增加缺血组织周围的血液供应。目前的临床指南推荐对于ST段抬高心肌梗死的患者，溶栓前应将血压控制在160/100 mmHg以下。

（2）主动脉夹层：降压原则是在保证脏器足够灌注的前提下迅速将血压降低，并维持在尽可能低的水平。对此类患者，应在30 min内将血压控制在（90 ~ 110）/（60 ~ 70）mmHg，心率控制在60 ~ 75次/分。如果患者不能耐受上述治疗，或者伴有心、脑及肾缺血情况，也应尽量将血压维持在120/80 mmHg以下，从而为进一步诊治（手术或介入）赢得时机。治疗上宜首选静脉途径的血管扩张剂，可联合使用β受体阻滞剂。

（3）急性心力衰竭：治疗目标是减轻左心室前、后负荷，改善心肌缺血，维持足够通气，消除肺水肿。对于高血压急症引起的急性心力衰竭，应在最初 1 h 内将血压降至正常水平，或使收缩压降低至少 10% ~ 15%，但不超过 25%，随后在接下来的 6h 内使血压降至目标值。对容量负荷过重者，应静脉给予袢利尿剂（如呋塞米和托拉塞米等）。一线降压药物为硝普钠（禁用于肾动脉重度狭窄者）或硝酸甘油。在心力衰竭急性期禁用拉贝洛尔和尼卡地平。

3．急性肾损伤　降压速度推荐在最初 1 ~ 2 h 内使平均动脉压下降 10% ~ 20%，随后的 6 ~ 12 h 内再降低 10% ~ 15%。应选择不降低肾血流量的药物，避免应用有肾毒性的药物。须要将血压长期控制在 130/80 mmHg，如尿蛋白＞ 1 g/d，则应将血压控制在 125/75 mmHg。

4．子痫　是妊娠高血压疾病的严重类型，如处理不当，可对母婴造成严重危害，显著增加围生期严重不良事件的风险。此类患者的治疗原则是止痉及降压，必要时可终止妊娠。肌内注射或静脉输入硫酸镁可通过抑制神经肌肉活动、中止抽搐及扩张血管发挥降压作用，故常作为首选药物。用药时应密切观察血压、尿量、腱反射和呼吸，避免发生中毒反应，并根据患者的病情及产科情况确定终止妊娠的时机。目前对降压目标尚无统一的标准，应在严密观察母婴状态的前提下谨慎确定。一般收缩压应控制在 140 ~ 160 mmHg，舒张压控制在 90 ~ 105 mmHg。在治疗时应注意避免血压过快下降而影响胎儿血供。须保证在分娩前舒张压在 90 mmHg 以上，否则会增加胎儿死亡的风险。可用肼曲嗪、拉贝洛尔及乌拉地尔等药物。这些药物不影响子宫和胎盘的血流量。

八、高血压亚急症的处理

对于高血压亚急症患者，可在 24 ~ 48 h 将血压缓慢降至 160/100 mmHg。没有证据显示紧急降压治疗可以改善预后。许多高血压亚急症患者可通过口服降压药控制，可以在门诊或急诊室，用药后观察 5 ~ 6 h，2 ~ 3 天后门诊调整剂量。

（王　斌）

第九章　休　克

休克早期的识别流程见图 9-1。

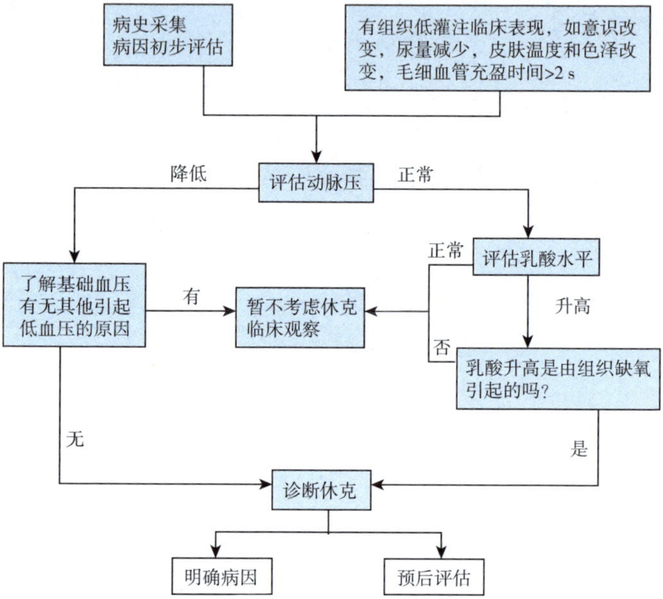

图 9-1　休克早期的识别流程

一、休克的分类

1．低血容量性休克　快速大量失血和失液等因素可导致有效循环血量急剧减少，其严重程度与体液丢失的数量和速率有关。外源性丢失包括失血、烧伤、呕吐及腹泻；内源性丢失包括过敏和毒素导致的血管通透性增加，容量丢失到组织间隙或体腔。血流动力学变化特点为：中心静脉压（central venous pressure，CVP）下降，肺动脉楔压

（pulmonary artery wedge pressure，PAWP）降低，心排血量（cardiac output，CO）减少，心率加快，体循环阻力增加，细胞缺氧。

判断机体出血程度可用休克指数（shock index，SI）。SI= 心率 ÷ 收缩压。SI=0.5，说明正常或失血量＜ 10%；SI=1.0，说明失血量为 20% ～ 30%；SI=1.5，说明失血量为 30% ～ 50%。

2．心源性休克 心脏泵功能障碍，心排血量急剧减少，有效循环血量显著下降，常见于大面积心肌梗死、心肌炎、心肌病、严重心律失常、瓣膜性心脏病及其他严重心脏疾病的晚期。血流动力学变化特点为：CVP 升高，PAWP 升高，心排血量减少，体循环阻力增加，细胞缺氧。

3．分布性休克 血管舒张功能障碍引起血流分配紊乱，导致相对的有效循环容量不足，包括感染性休克、神经源性休克及过敏性休克。感染性休克（脓毒症休克）是最常见的类型。血流动力学变化特点为心排血量正常或增加，体循环阻力下降，肺循环阻力增加，细胞氧摄取能力下降。

4．梗阻性休克 由于回心血和（或）心排出通路梗阻导致心排血量减少，包括缩窄性心包炎、心脏压塞、肺栓塞、腔静脉梗阻、瓣膜狭窄和张力性气胸等。血流动力学变化根据梗阻部位的不同有所不同，但都有心排血量减少和细胞缺氧。

5．其他类型

（1）分离性休克：组织细胞生物氧化过程障碍，不能有效地利用氧而导致细胞性缺氧，包括一氧化碳中毒、氰化物中毒、高铁血红蛋白血症及硝普钠过量等。

（2）混合性休克：多种休克同时或相继发生于同一患者。

休克的急诊分析流程见图 9-2。

- 病史采集
  - 采集病史前先给予必要的支持治疗
  - 现病史 → 重点询问：
    - · 心脏病相关的症状（胸痛、气短、心悸及晕厥等）
    - · 近期感染的证据（发热、寒战、头痛、颈项强直、精神状态改变、咳嗽及排尿困难等）
    - · 液体丢失情况（呕吐、腹泻、黑便、血便、出血及多尿等）
  - 既往史 → 重点询问：
    - · 有无心脏病、肾病、肝病、溃疡、糖尿病、精神疾病，近期手术及过敏性疾病史
    - · 有无用药史(尤其是新近调整用药、违禁药及免疫抑制剂等)
  - 月经婚育史 → 重点询问：末次月经，有无停经、腹痛及阴道出血
- 体格检查
  - 一般情况 →
    - · 轻者正常或接近正常，重者可呈濒死状态，须要立即抢救
    - · 精神状态可表现为焦虑不安甚至昏迷
  - 生命体征 →
    - · 血压降低、心动过速及呼吸急促
  - 皮肤、黏膜 →
    - · 湿冷、苍白及花斑，发生感染性休克时皮肤温暖
    - · 毛细血管充盈时间
    - · 有无发绀、黄疸、皮疹、瘀点和瘀斑
  - 头颈部 →
    - · 瞳孔大小、对光反射，必要时眼科会诊看眼底(有无视盘水肿，视网膜或透明膜下出血)
    - · 检查有无颅脑创伤的证据(鼓室出血、耳溢液及脑脊液鼻漏)
    - · 检查有无咽喉部水肿，颈静脉有无充盈或怒张，气管位置
  - 胸部 →
    - · 呼吸音，干、湿啰音
    - · 心率、心律、心脏杂音及心包摩擦音
  - 腹部 →
    - · 有无压痛、反跳痛、肌紧张，有无包块、脏器肿大及墨菲征等
    - · 有无肝区及肾区叩痛，肝浊音界是否存在
    - · 肠鸣音情况
    - · 必要时行直肠指诊、妇科检查及诊断性穿刺
  - 四肢 →
    - · 脉搏强弱，双侧是否对称
    - · 有无水肿，双侧是否对称
  - 神经系统 →
    - · 运动、感觉或反射异常
    - · 脑膜刺激征
    - · 病理征

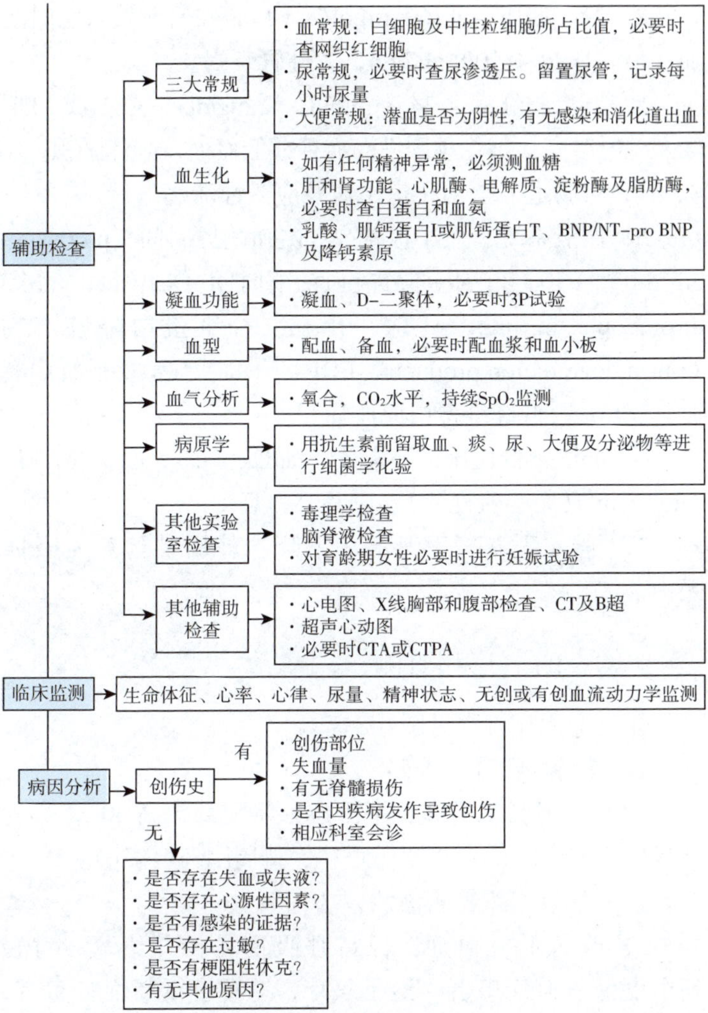

图 9-2 休克的急诊分析流程

二、休克时脏器功能不全的表现

1．肺 低氧血症、弥漫性肺浸润及急性呼吸窘迫综合征（acute respiratory distress syndrome，ARDS）。

2．肾　肌酐＞176.8 μmol/L（2 mg/dl）或较入院时增加 2 倍，尿量＜500 ml/24 h，急性肾衰竭。

3．肝　胆红素＞34.2 μmol/L（2 mg/dl），AST 或 LDH 较入院时升高 2 倍，顽固性高血糖或低血糖，胆汁淤积。

4．胃肠道　上消化道出血及应激性溃疡。

5．血液系统　血小板减少、凝血酶原时间（prothrombin time，PT）和活化部分凝血活酶时间（activated partial thromboplastin time，APTT）延长、纤维蛋白降解产物（fibrin degradation products，FDP）升高、弥散性血管内凝血（DIC）及低纤维蛋白原血症。

6．心脏　低血压，心指数（cardiac index，CI）＜1.5 L/(min·m^2)（无心肌梗死），以及心力衰竭。

7．神经系统　意识水平下降、外周神经病变及肌无力。

三、休克的治疗和监测

休克的治疗流程见图 9-3。

1．支持性治疗

（1）一般紧急措施：平卧位，将腿部抬高 30°。心力衰竭患者取半卧位。注意保暖和保持周围环境安静。

（2）恢复组织器官灌注，增加氧供

1）改善低氧血症：保持呼吸道通畅并给氧。对轻到中度低氧血症患者，给予氧疗；对重度低氧血症患者，则开放气道给予机械通气。目标值：PaO_2＞60 mmHg，SaO_2＞90%。

机械通气的适应证为：

①无呼吸或通气衰竭（急性呼吸性酸中毒）。

②通过高流量法不能充分氧合，连枷胸。

③作为其他干预的辅助治疗。

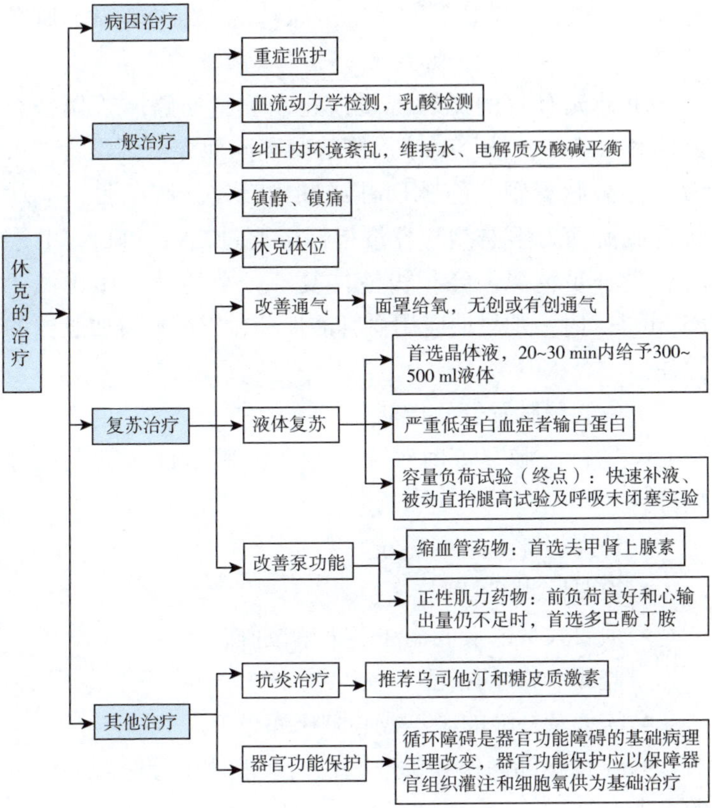

图 9-3　休克的治疗流程

④出现精神状态改变。

⑤如出现重要的晚期体征（发绀、严重呼吸急促或过缓、呼吸时需要辅助肌参与及精神反应迟钝），常表明需要通气支持治疗。

⑥一旦有气管插管的指征，则早插管比晚插管好。

2）纠正血液系统问题：输血。目标值为 Hb ＞ 100 g/L，血细胞比容＞ 30%。

3）着力解决循环系统问题，提高组织灌注压：补足有效血容量，调节血管收缩和舒张功能，维持正常心脏泵功能。

①补充有效的循环容量：建立静脉通路，首先补充晶体和（或）胶体。对于周围静脉萎陷而穿刺困难者，可做中心静脉置管、静脉切开或髓内针。如有条件，应尽快行血流动力学监测。容量指标可通过 CVP 和 PAWP 了解容量补足情况。经积极液体复苏，平均动脉压仍低于 65 mmHg 时，则早期应用血管活性药，以维持重要脏器的灌注。

□ 中心静脉置管的指征

● 进行心肺复苏时须快速给予心脏活性药物至冠脉循环。

● 外周静脉通路不充分。

● 须要监测 CVP。

● 须要大量输液或输注多个单位血制品。

□ 监测 CVP 的指征

● 需大量补液的老年或心脏疾病患者。

● 存在腹部创伤和头部创伤，在液体治疗时须要监测的患者。

● 怀疑心脏压塞的患者。

②调节血管收缩和舒张功能：应用血管活性药和正性肌力药。

□ 常用的血管活性药

● 肾上腺素能类：肾上腺素、去甲肾上腺素、异丙肾上腺素、多巴胺及多巴酚丁胺。

● 血管扩张药：硝普钠、硝酸甘油及酚妥拉明。

● 正性肌力药：多巴酚丁胺、多巴胺、洋地黄及磷酸二酯酶抑制剂。

③维持正常泵功能：补液 + 血管活性药。

④组织灌注压的目标值：平均动脉压 60 mmHg，感染性休克者 6 h 内平均动脉压≥ 65 mmHg，伴有脑损伤者平均动脉压≥ 70 mmHg（收缩压≥ 100 mmHg）。

（3）降低氧耗，纠正氧供相对不足：控制体温，镇静、镇痛，并给予机械通气。

（4）改善组织细胞对氧的利用

1）改善微血管功能，恢复微循环灌注：多巴胺、多巴酚丁胺及前列腺素 E。

2）纠正内环境紊乱，改善细胞组织的微环境。

①维持正常水、电解质平衡，纠正代谢性酸中毒，清除细胞内和组织间隙过多的水分（高渗盐水、白蛋白及利尿剂）。

②清除炎症介质和毒性物质（血液净化及给予乌司他汀等）。

③拮抗内毒素和细菌毒素。

④改善细胞代谢（1-6 二磷酸果糖）。

2．病因学治疗　应尽早去除病因，如治疗急性心肌梗死，控制心律失常，心包穿刺引流，控制感染，稳定炎症反应，以及终止与过敏原接触等。

须要指出的是，休克的病因治疗通常须要耗费一段时间。当病因不能完全明确时，在积极查找病因并进行病因学治疗的同时，一定要同时进行支持性治疗。两者有机地结合，可提高休克患者的生存率。

3．治疗效果的监测与评估

（1）临床症状和体征：神志好转，心率下降，尿量增多[> 0.5 ml/（kg · h）]，皮肤温度及色泽好转，血压上升稳定，提示治疗有效，但不代表休克已纠正，机体可能还存在局部组织的低灌注和缺氧。

（2）容量指标的监测：CVP 和 PAWP 是最常用的传

统指标，连续监测心排血量和每搏输出量也有助于判断容量复苏的效果和心功能状态，脉搏指示连续心排出量（pulse-indicated continuous cardiac output，PiCCO）通过监测胸腔内血容量（intrathoracic blood volume，ITBV）、血管外肺水含量（extravascular lung water，EVLW）、每搏输出量变异度（stoke volume variation，SVV）等指标更精确地反映容量状态。

（3）组织灌注指标

①全身灌注指标：血乳酸、SaO_2、混合静脉血氧饱和度（SvO_2）、上腔静脉血氧饱和度（$ScvO_2$）、氧供、氧耗及碱缺失。

②局部灌注指标：胃肠道黏膜 pH。

③组织灌注改善的标志：临床症状好转，尿量增加，乳酸水平降低，代谢性酸中毒纠正，SvO_2 或 $ScvO_2$ > 70%。

（4）细胞水平灌注的监测：经皮或皮下氧张力测定，近红外线广谱分析及应用光导纤维测定氧张力等。

（刘韶瑜）

第十章　高危心电图

高危心电图为可危及患者生命的心电图表现，甚至可导致猝死。早期识别对于挽救患者的生命极为重要。高危心电图的诊断流程见图 10-1。

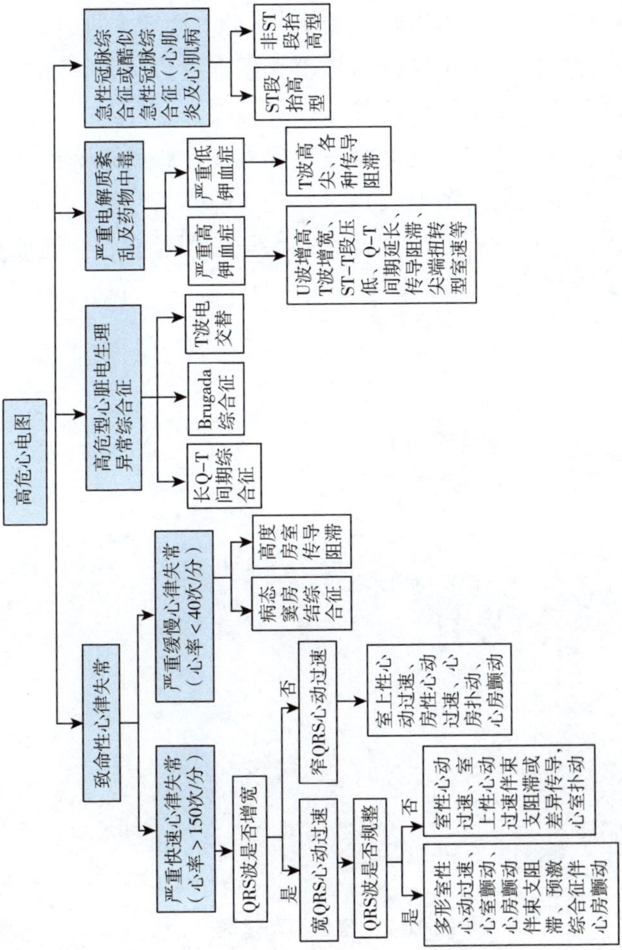

图 11-1　高危心电图的诊断流程

一、致命性心律失常

1．快速心律失常　（心率＞150 次 / 分）

（1）宽 QRS 波心动过速

①室性心动过速：室性心动过速心电图的特征为：

- 3 个或以上的室性期前收缩连续出现。
- QRS 波群宽大畸形，时限大于 0.12 s。ST-T 波方向与 QRS 波群主波方向相反。
- 心室率一般为 100 ～ 250 次 / 分。心律多规则。
- 心房独立活动与 QRS 波群无固定关系（房室分离）。
- 通常发作突然开始。
- 心室夺获与室性融合波对确立室性心动过速的诊断提供了重要依据（图 10-2）。

②心室扑动：心电图特点是呈正弦图形波，快速而规则的大振幅波动，频率达 150 ～ 300 次 / 分（通常在 200 次以上）。

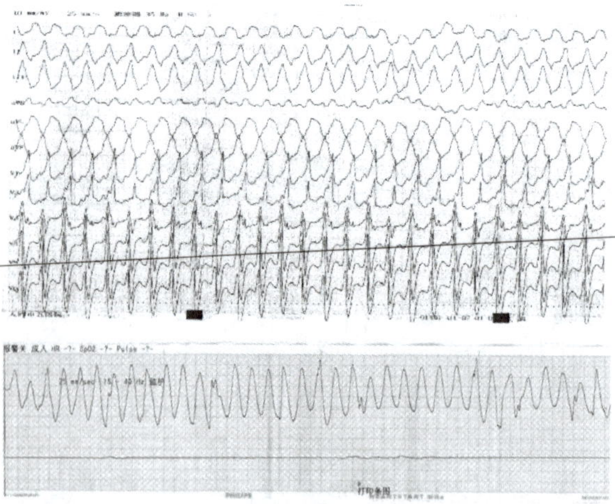

图 10-2　室性心动过速

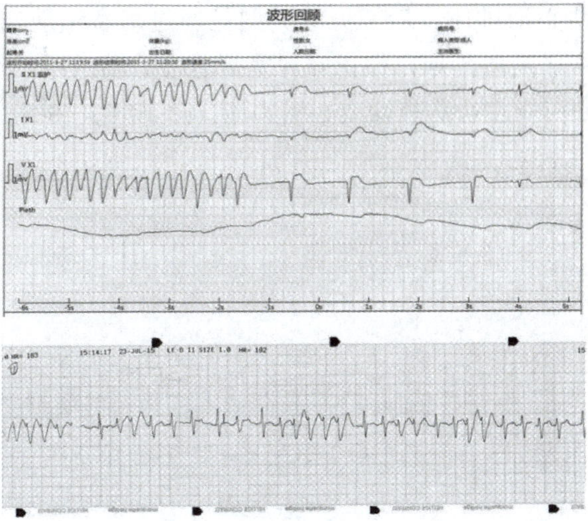

图 10-2（续）

③心室颤动：心电图波形、振幅及频率极不规则，大小不等，无法辨认 QRS 波和 T 波（图 10-3）。

若出现以上两种心电图，临床伴随意识丧失、心音消失以及无法触及动脉搏动，则立即行电复体及胸外按压，开放气道，给予人工通气。

④预激综合征伴心动过速：房室旁路典型预激的表现为：

- 窦性心搏的 PR 间期短于 0.12 s。
- 某些导联的 QRS 波群超过 0.12 s，QRS 波群起始部分粗钝（称 delta 波），终末部分正常。
- ST-T 波继发性改变，与 QRS 波群主波方向相反。根据心前区导联 QRS 波群的形态，将预激综合征分成两型。A 型的胸前 QRS 主波均向上，预激发生在左室或右室后底部。B 型在 V1 导联 QRS 波群主波向下，V5 和 V6 导联向上，预激发生在右室前侧壁。预激综合征可发作房室折返性心动过速。最常见的类型是通过房室结前向传导，经旁路作逆向传导，称正向房室折返性心动过速。预激综合征亦可发生心房扑动或心房颤动（图 10-4、10-5）。

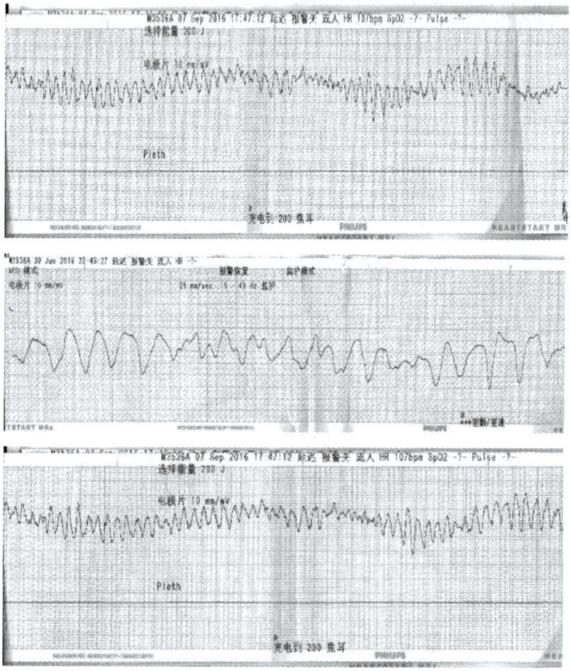

图 10-3　心室颤动

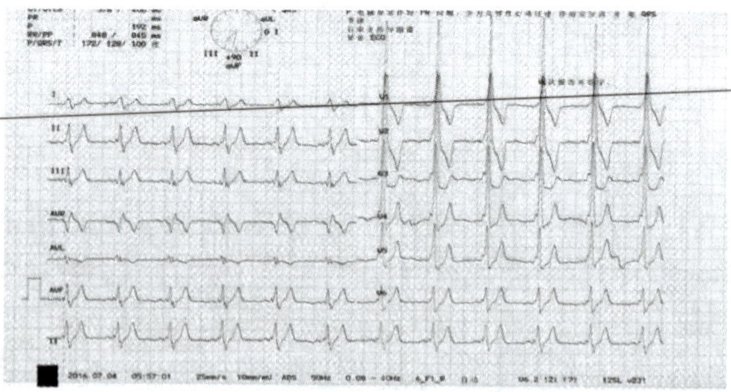

图 10-4　预激综合征

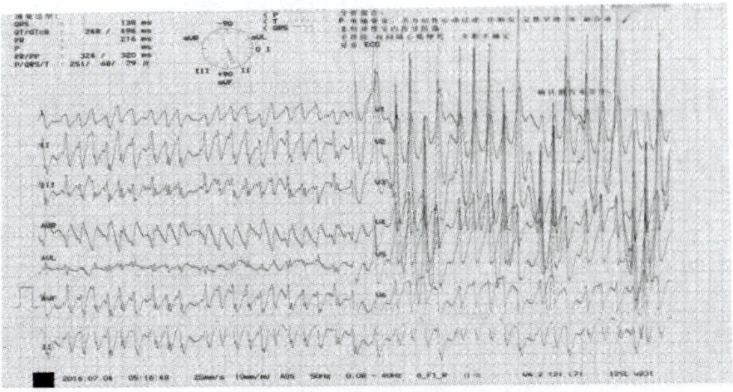

图 10-5　预激综合征伴心动过速

⑤室上性心动过速伴室内差异性传导：心电图特点为可见阵发性室上性心动过速（图 10-6）。

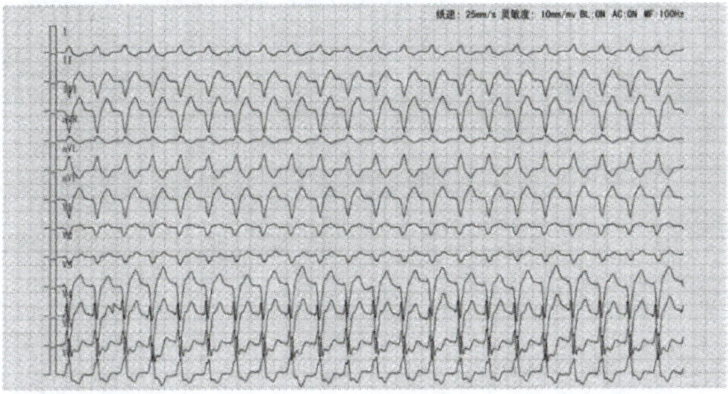

图 10-6　室上性心动过速伴室内差异性传导

（2）窄 QRS 心动过速（图 10-7）

①心房颤动伴快速心室率

• P 波消失，代之以小而不规则的基线波动，形态与振幅均变化不定，称为 f 波。频率为 350 ～ 600 次 / 分。

• 心室律极不规则。

②心房扑动伴快心室率

• 心房活动呈规律的锯齿状扑动波，称为 F 波。频率为 250 ～ 300 次 / 分。

- 心室率规则或者不规则取决于房室传导比例。
- QRS 波形态多正常（图 10-8）。

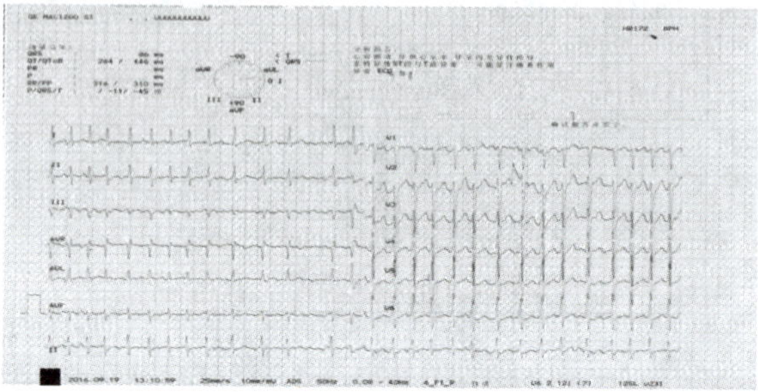

图 10-7　窄 QRS 心动过速

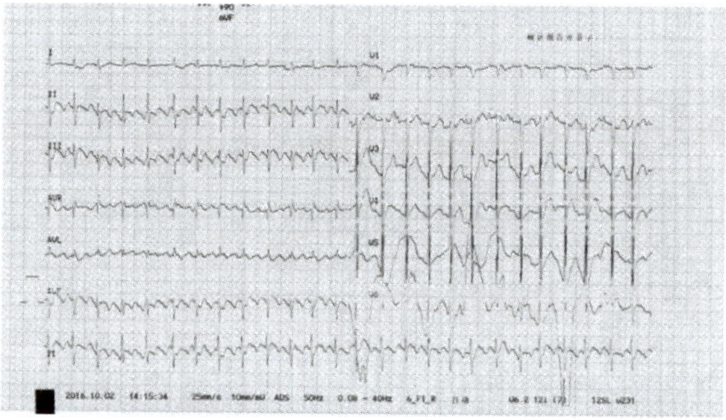

图 10-8　心房扑动伴快心室率

③房性心动过速

- P 波形态与窦性心律不同，P 波之间的等电线仍然存在。
- 心率为 150 ～ 200 次 / 分。
- 刺激迷走神经不能终止（图 10-9）。

④阵发性室上性心动过速，心电图表现为

- 心率通常为 150 ～ 250 次 / 分，节律规则。
- QRS 波群的形态和时限正常，但发生室内差异性传导或原有束支传导阻滞时，QRS 波群形态异常。

- P 波为逆行性（Ⅱ、Ⅲ、aVF 导联倒置），常埋藏于 QRS 波群内或位于其终末部分。
- 突发突止（图 10-10）。

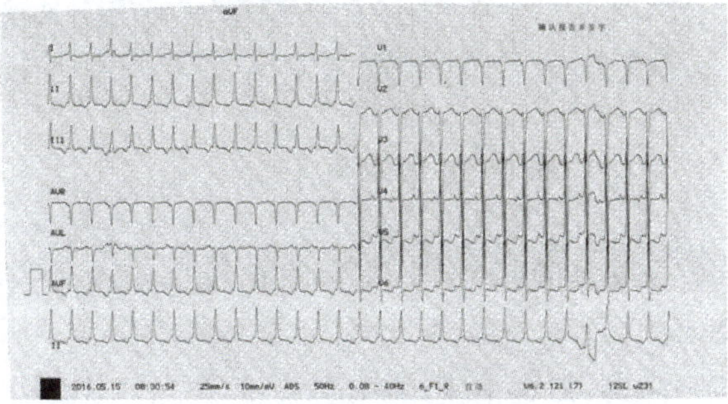

图 10-9　房性心动过速

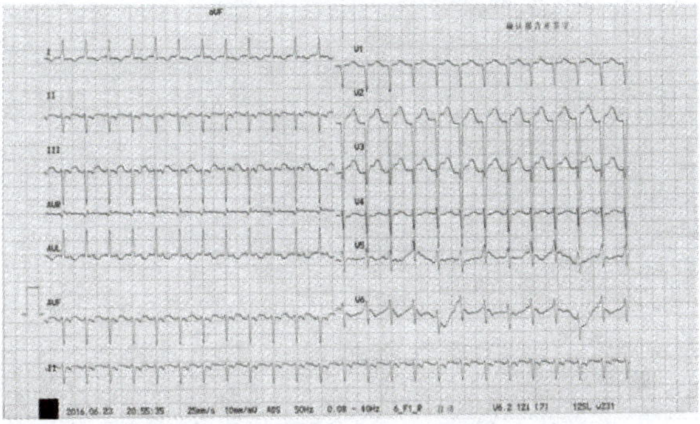

图 11-10　阵发性室上性心动过速

2．缓慢心律失常（HR < 40 次 / 分）

（1）病态窦房结综合征：心电图的主要表现包括：

①持续而显著的窦性心动过缓（50 次 / 分以下）。

②窦性停搏或窦房传导阻滞。

③窦房传导阻滞与房室传导阻滞同时并存。

④心动过缓 - 心动过速综合征，心动过缓与房性快速性心律失常（心房扑动、心房颤动或房性心动过速）交替发作（图 10-11）。

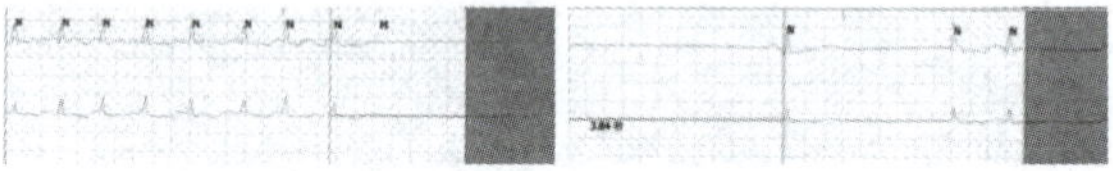

图 10-11　病态窦房结综合征

对于有症状的病态窦房结综合征患者，应接受起搏器治疗。

（2）高度房室传导阻滞（图 10-12）

①在二度Ⅱ型房室传导阻滞中心房冲动传导突然阻滞，但 PR 间期恒定不变。下传搏动的 PR 间期大多正常。

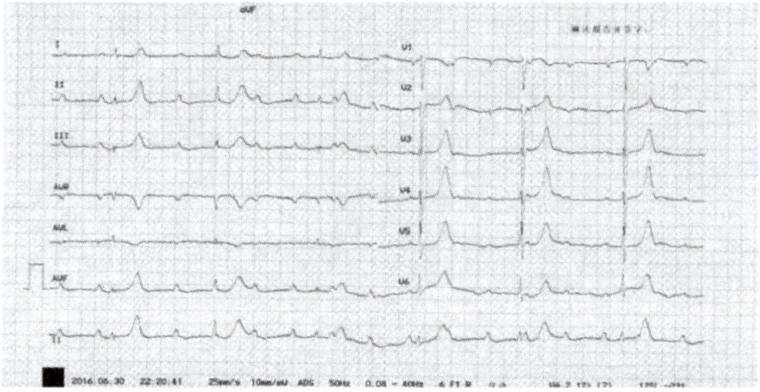

图 10-12　高度房室传导阻滞

②三度房室传导阻滞又称完全性房室传导阻滞，其特征为：

- 心房与心室活动各自独立，互不相关。
- 心房率快于心室率，心房冲动来自窦房结或异位心房节律（房性心动过速、扑动或颤动）。
- 心室起搏点通常在阻滞部位的稍下方。如位于希氏束及其近邻，则心室率为 40 ~ 60 次 / 分，QRS 波群正常，心律亦较稳定。如位于室内传导系统的远端，心室率可低至 40 次 / 分以下，QRS 波群增宽，心室律亦常不稳定（图 10-13）。

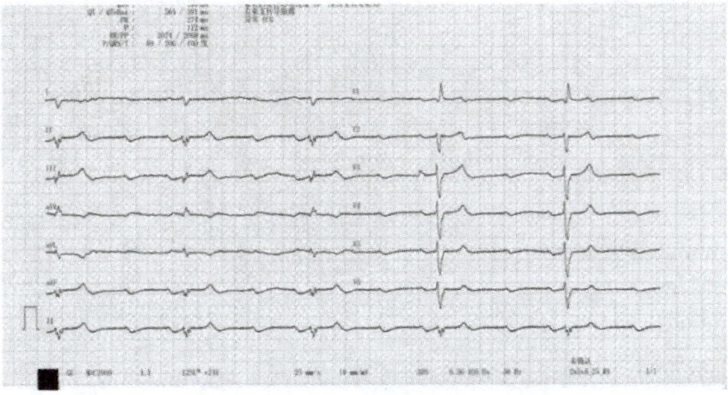

图 10-13　三度房室传导阻滞

二、高危型心脏电生理异常综合征

1．长 Q-T 间期综合征

（1）先天性长 Q-T 间期综合征：又称特发性 Q-T 间期延长。本病具有家族性遗传特征，猝死危险性高，主要由尖端扭转型室速和心室颤动所致。心电图特征有：

① Q-T 间期延长或 Q-Tc 男性≥ 0.47 s，女性≥ 0.48 s。

② T 波改变，表现为 T 波宽大、双峰切迹或低平、ST 段平直或斜形延长，伴 T 波高尖。

③ U 波增高。

④有时可见 Q-T 间期长短交替及 T 波、U 波电交替，具有诊断意义。

⑤常于运动、激动和惊恐等交感神经张力增高时发作尖端扭转型室性心动过速，具有肾上腺素能依赖性的临床特征。尖端扭转型室性心动过速若短期内自行终止，则仅

表现为晕厥。若蜕变为心室颤动，则极易导致猝死。

（2）后天获得性长 Q-T 间期综合征：又称继发性 Q-T 间期延长，由药物（多为Ⅰ类和Ⅲ类抗心律失常药）、电解质紊乱（低钾、低钙和低镁血症）、甲状腺功能减退症、心肌病及心肌梗死等继发所致（图 10-14）。

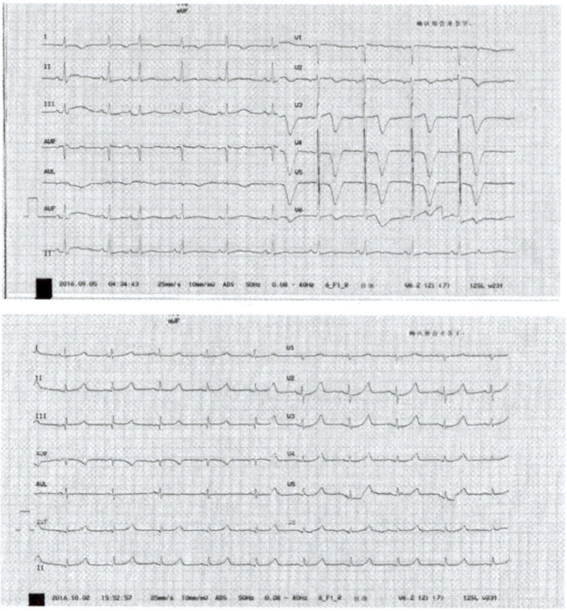

图 10-14　后天获得性长 Q-T 间期综合征

2. Brugada 综合征　心电图 V1 ～ V3 导联 ST 段呈“穹窿形”或“马鞍形”抬高（≥ 0.1 mV），酷似右束支阻滞图形。超声心动图检查示心脏结构无明显异常，易发作多形性室性心动过速或心室颤动，出现晕厥甚至猝死。

3. T 波电交替　在心电图上 T 波呈规律的交替性变化。这类患者发生致命性室性心律失常的危险性明显增加，T 波电交替已成为识别恶性心律失常高危患者重要且直观的指征。

三、严重电解质紊乱

1．严重的低钾血症　严重的低钾血症将使心肌细胞的自律性和兴奋性增高，传导速度减慢，出现传导阻滞、心室内折返现象及早期后除极而引发室性心律失常。其心电图特征为：

①U 波增高，T-U 波融合，U 波振幅> 0.2 mV 或 U 波> T 波。血 [K^+] 越低，则 U 波改变越明显，甚至出现巨大 U 波。

②T 波增宽伴切迹，振幅降低。

③ST 段多呈下斜型压低。

④Q-T 间期或 Q-U 间期延长。

⑤心律失常：以多源性、多形性室性期前收缩及短阵性室性心动过速多见，有时出现尖端扭转型室性心动过速等恶性室性心律失常。

⑥传导阻滞：可出现不完全性心房内传导阻滞、房室传导阻滞及束支阻滞等（图 10-15）。

2．严重的高钾血症　高钾血症是指血清 [K^+] > 5.5 mmol/L 的一种病理状态，多见于急慢性肾衰竭、溶血性疾病、挤压综合征、大面积烧伤及输血过多等。一旦出现高钾血症，后果严重。如不及时处理，常危及生命。当血 [K^+] > 8 mmol/L 时，心房肌处于麻痹状态，出现窦 - 室传导；当血 [K^+] > 10 mmol/L 时，心脏将出现停搏。其心电图特征为：

①“帐篷状”T 波及 Q-T 间期缩短：当血 [K^+] > 5.5 mmol/L 时，以 R 波为主的导联便出现 T 波高尖、两肢对称，基底部狭窄呈“帐篷状”，同时伴 Q-T 间期缩短，为高钾血症最早期的特征性改变。

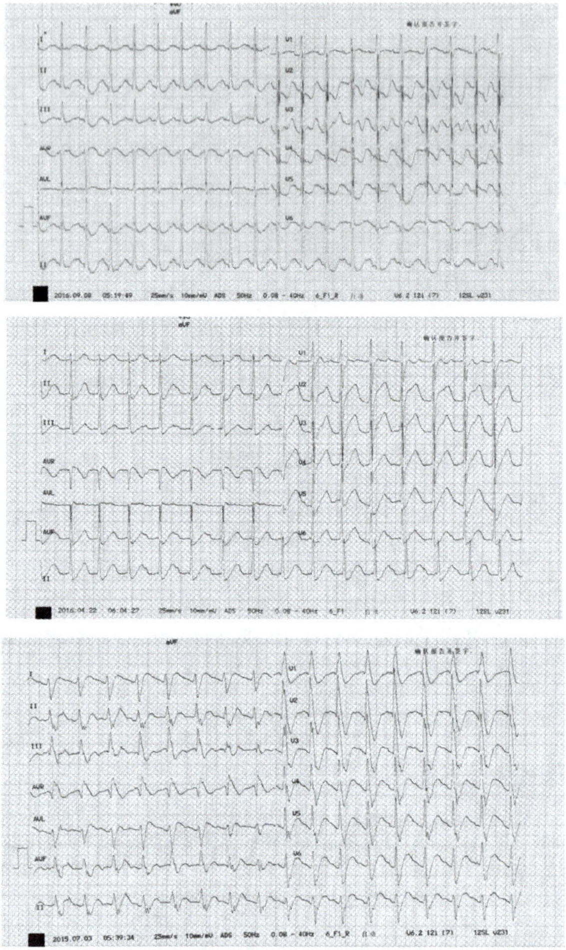

图 10-15　严重的低钾血症

②各种传导阻滞：当血 $[K^+] > 6.5$ mmol/L 时，可出现窦房传导阻滞、心房内传导阻滞、房室传导阻滞、束支阻滞及不定型心室内传导阻滞等。

③ P 波振幅渐低，时间渐宽，直至消失，出现窦 - 室

传导：当血 $[K^+]$ > 8.0 mmol/L 时，冲动在心房内的传导和除极均受到抑制，直至心房麻痹，但窦性冲动仍可通过结间束和房间束传至房室交界区直至心室，形成窦 - 室传导。

④ QRS-T 波群融合形成正弦波：当血 $[K^+]$ > 10 mmol/L 时，QRS 波群振幅明显降低，时间更宽，T 波振幅反趋降低而圆钝，两者融合形成正弦波；频率缓慢而不规则，Q-T 间期延长，直至出现心脏停搏或心室扑动、颤动而死亡。

⑤偶尔可使心房颤动暂时转为窦性节律及出现异常 Q 波、ST 段抬高和 J 波，酷似急性心肌梗死或 Brugada 波等（图 10-16）。

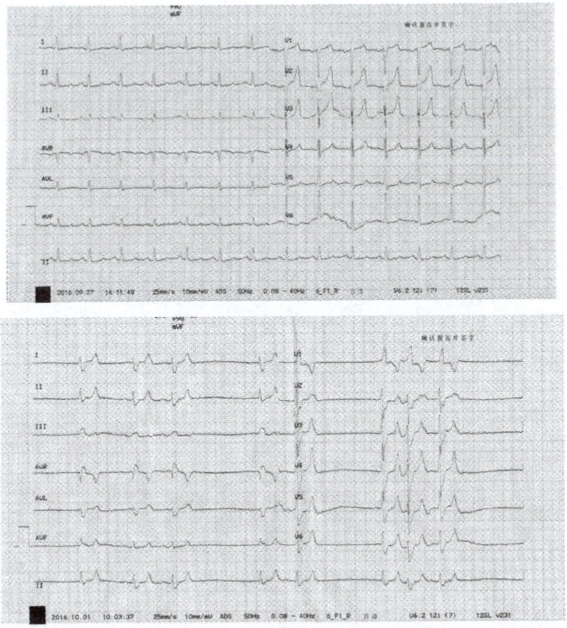

图 10-16 严重的高钾血症

四、急性冠脉综合征及酷似急性冠脉综合征

1．急性冠脉综合征

（1）ST 段抬高型：分为超急性期、急性期、亚急性期和陈旧期。高危心电图多表现在前两者。超急性期多在数分钟或者数小时，T 波高耸。在急性期，ST 段弓背向上抬高，出现病理性 Q 波或者 QS 型，T 波由直立变为倒置（图 10-17、10-18、10-19、10-20）。

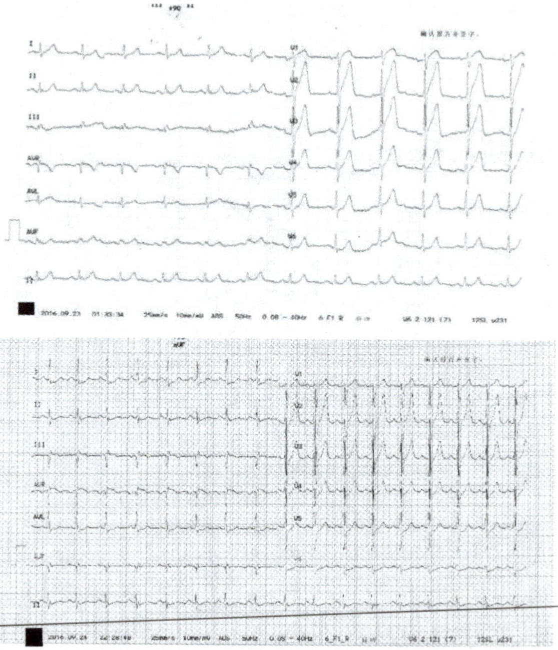

图 10-17　急性前壁心肌梗死（超急性期）

（2）非 ST 段抬高型：心电图特征为 R 波为主的导联 T 波倒置，冠状 T 波，相邻 2 个或以上 ST 段压低（图 10-21）。

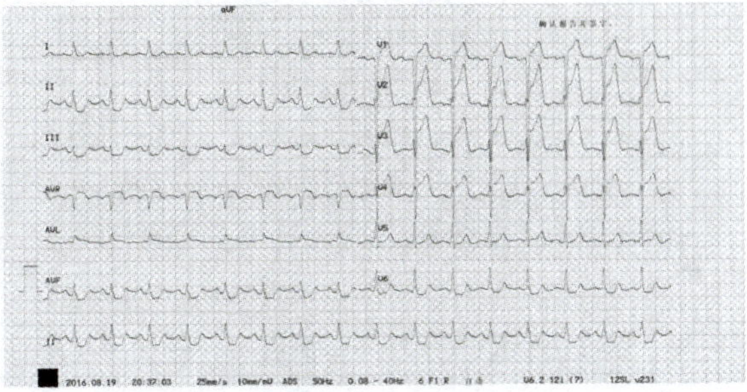

图 10-18　急性前壁心肌梗死（急性期）

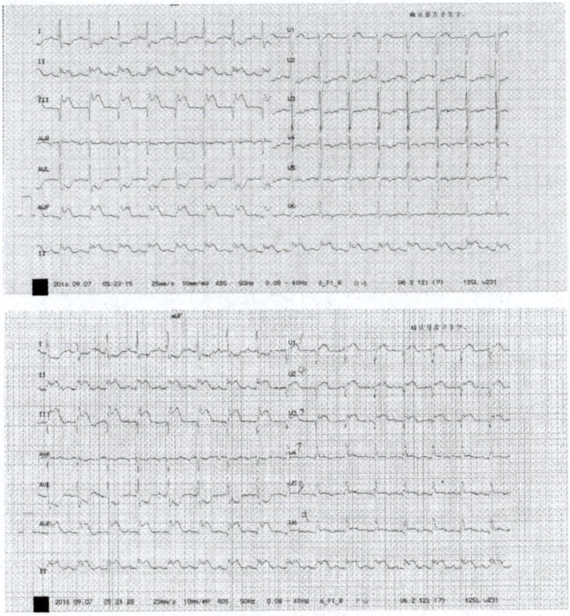

图 10-19　急性下壁、右室及后壁心肌梗死（急性期）

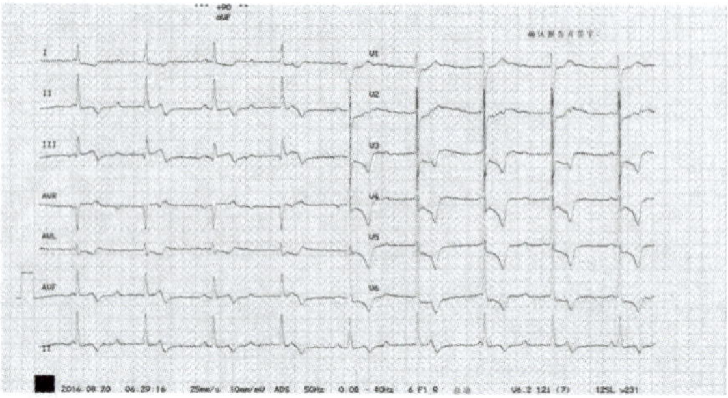

图 10-20 急性下壁心肌梗死伴三度房室传导阻滞（急性期）

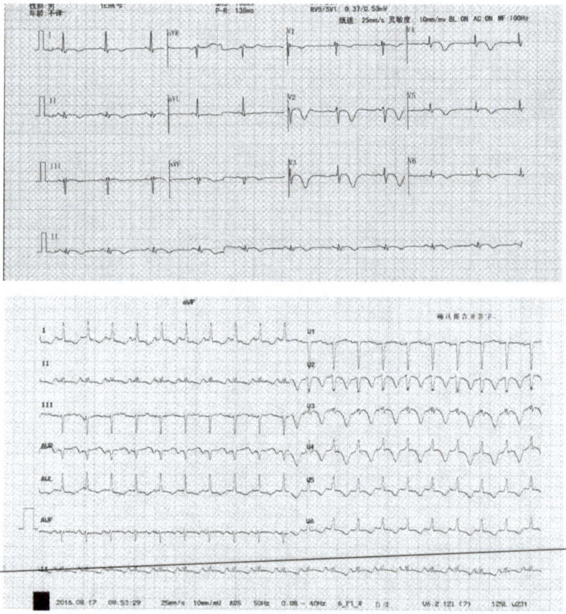

图 10-21 非 ST-T 段抬高型急性冠脉综合征

2．酷似急性冠脉综合征　重症心肌炎、心肌病及高钾血症（T 波高尖）等的心电图可有酷似急性冠脉综合征的表现（图 10-22、10-23）。

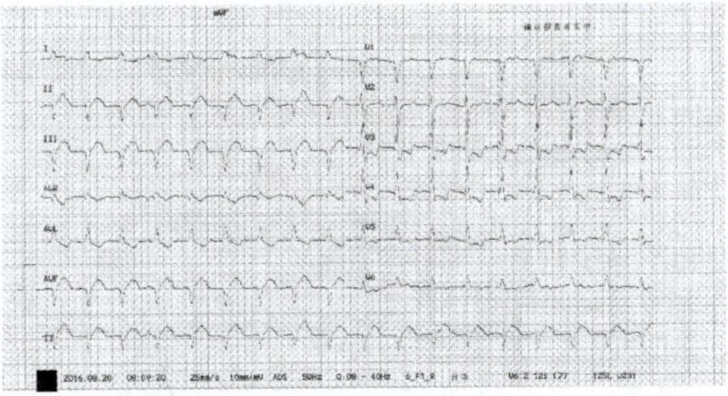

图 10-22　重症心肌炎

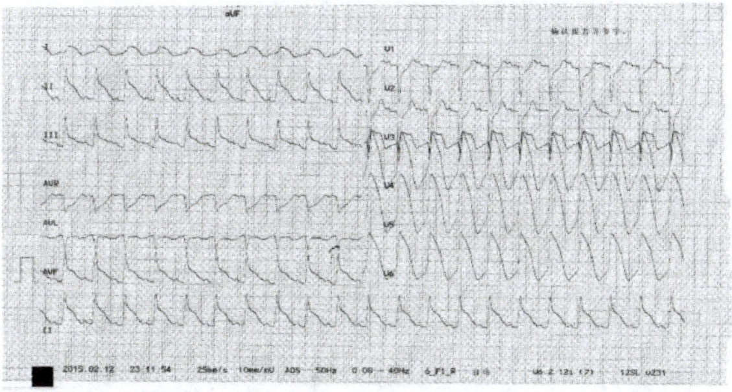

图 10-23　应激性心肌病

（田　慈、田兆兴）

第十一章　腹　痛

腹痛的诊疗流程见图 11-1。

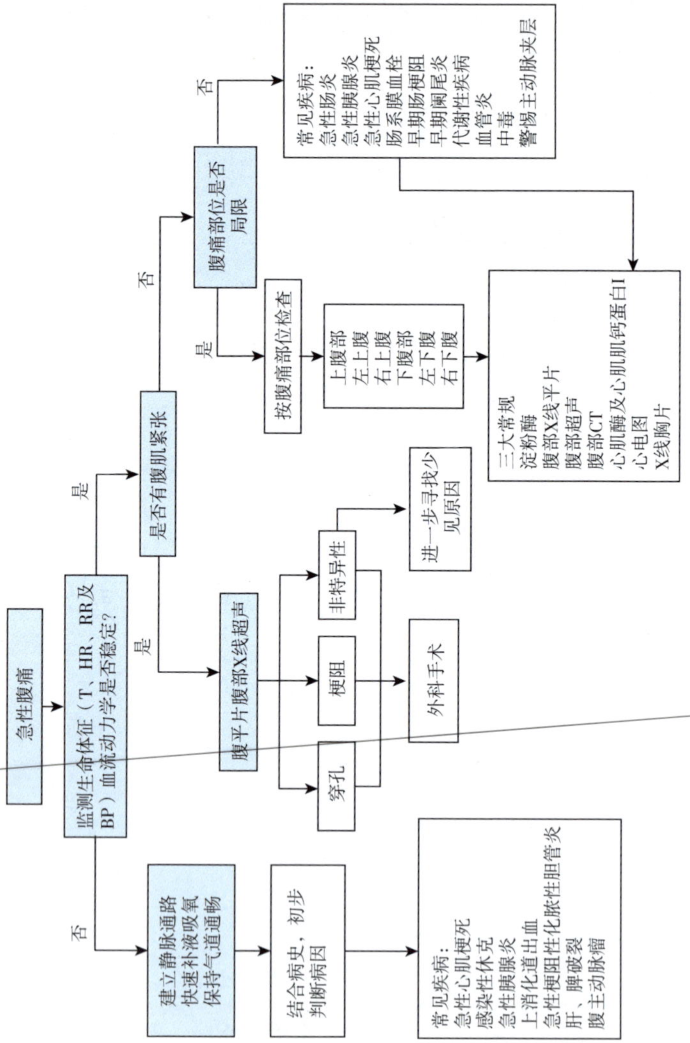

图 11-1　腹痛的诊疗流程

一、病因

1．急性腹痛的病因

（1）腹腔器官急性炎症：如急性胃炎、急性肠炎、急性胰腺炎和急性胆囊炎等。

（2）空腔脏器阻塞或扩张：如肠梗阻和泌尿系结石梗阻等。

（3）脏器扭转或破裂：如肠扭转、卵巢扭转、肝破裂和异位妊娠破裂等。

（4）腹膜炎症：多由胃肠穿孔引起，少部分为自发性腹膜炎。

（5）腹腔内血管阻塞：如缺血性肠病和夹层腹主动脉瘤等。

（6）腹壁疾病：如腹壁挫伤、脓肿及腹壁带状疱疹等。

（7）胸腔疾病所致的腹部牵涉性痛：如肺炎、胸膜炎、急性心肌梗死和急性心包炎等。

（8）全身性疾病所致腹痛：如糖尿病酮症酸中毒、腹型过敏性紫癜、尿毒症和铅中毒等。

2．慢性腹痛的病因

（1）腹腔器官慢性炎症：如反流性食管炎、慢性胃炎、胃十二指肠憩室炎、慢性胆囊炎、慢性胰腺炎、结核性腹膜炎、溃疡性结肠炎和克罗恩病等。

（2）胃、十二指肠溃疡。

（3）腹腔脏器的扭转或梗阻：如慢性胃扭转。

（4）腹腔脏器肿瘤性病变：如胃癌、胰腺癌、胆道系统肿瘤、肠道肿瘤和肝癌等。

（5）脏器包膜牵张：如肝淤血、肝炎、肝脓肿和肝癌等。

（6）腹腔脏器缺血性病变：如肠系膜动脉硬化症。

（7）胃肠功能紊乱：如功能性胃肠病。

（8）空腔脏器的张力变化：如胃肠痉挛或胃肠、胆道运动障碍等。

二、诊断要点

1．腹痛的问诊要点可概括为PQRST，即诱因及缓解因素（provocative-palliative factors）、性质（quality）、部位（region）、严重程度（severity）和时间特点（temporal characteristics）。

（1）注意患者的年龄和性别。女性患者应注意询问妊娠史、月经史及婚育史。

（2）部位：一般腹痛的部位即是脏器病变所在。广泛腹痛多见于腹膜炎，部位不定多见于内科性腹痛。须警惕腹外因素所致的腹痛。

①局限性腹痛：右上腹，如肝、胆和结肠；右下腹，如阑尾和卵巢；左上腹，如脾和结肠；左下腹，如左半结肠和卵巢；上腹部，如心、肺、胸膜、胃、十二指肠、胰腺和肾；下腹部，如肾、膀胱、小肠、卵巢和子宫。

②弥漫性腹痛：阑尾脓肿、肠系膜动脉栓塞和肠梗死。

（3）性质和程度：腹痛的性质和程度与病变性质密切相关。如中上腹持续性剧痛或阵发性加剧，应考虑急性胃炎和急性胰腺炎；隐痛或钝痛多为内脏性疼痛，多由胃肠扩张变化或轻度炎症引起；胃肠痉挛、胆石症或泌尿系结石常为阵发性绞痛，程度相当剧烈；胀痛可能为实质性脏器的包膜牵张所致；突发的中上腹剧烈刀割样痛、烧灼样痛多为胃、十二指肠溃疡穿孔；持续性、广泛性剧烈腹痛伴腹肌紧张及板状腹提示急性弥漫性腹膜炎；阵发性剑突下钻顶样疼痛见于胆道蛔虫病。

（4）诱因及缓解因素：胆囊炎或胆石症发作前常有进

食油腻食物史；急性胰腺炎发作前常有酗酒或暴饮暴食史；急性胃扩张或溃疡穿孔前常有暴饮暴食史；急性胃炎、幽门梗阻呕吐后腹痛减轻或缓解；下腹痛可随排便排气缓解者，提示结肠、直肠功能性或器质性病变；腹部手术可成为部分肠梗阻的诱因；腹部受外力作用引起腹痛或休克者，常为肝或脾破裂。

（5）发作时间与体位的关系：餐后痛可发生于胆胰疾病、胃部肿瘤或消化不良；饥饿痛见于胃窦及十二指肠溃疡；活动后突发腹痛须警惕肠扭转；进食后突发腹痛须警惕肠套叠；卵泡破裂发生于月经期间；子宫内膜异位症的腹痛与月经周期相关；胰腺癌患者仰卧位疼痛明显，前倾位或俯卧位时减轻；十二指肠淤滞症患者在膝胸位或俯卧位时疼痛及呕吐症状缓解；胃黏膜脱垂患者取左侧卧位可使腹痛减轻；在反流性食管炎患者，烧灼痛可于躯体前倾位时加重，直立位时减轻。

（6）伴随症状：对确立疾病的性质和严重程度均十分重要。腹痛伴发热寒战者提示存在炎症；腹痛伴黄疸者可能与肝、胆及胰疾病相关，急性溶血性贫血也有腹痛及黄疸症状；腹痛伴休克同时有贫血者可能是腹腔脏器如肝、脾及异位妊娠等破裂；腹痛伴休克且无贫血者见于胃肠穿孔、绞窄性肠梗阻和急性坏死性出血性胰腺炎等，急性心肌梗死和重症肺炎等也可有腹痛及休克表现；腹痛伴血尿者可见于泌尿系疾病；腹痛伴呕吐者常见于食管或胃肠病变，呕吐量大者提示胃肠道梗阻；腹痛伴反酸、嗳气者见于胃十二指肠溃疡或胃炎；腹痛伴腹泻者提示消化吸收障碍或肠道炎症、溃疡或肿瘤。

2．体格检查

（1）全身情况：心率、呼吸、血压和体温可反映患者的生命体征，初步判断患者病情的轻重缓急，是否须紧急处置。进行体格检查时应仔细而全面。对于神经、运动及生殖系统必要时也应及时检查。

（2）腹部检查：

①视诊：观察腹部的外形、手术瘢痕和肠型等。

②听诊：注意肠鸣音是否正常、增多、减少或消失以及性质（高亢、金属音、气过水声或微弱）。

③触诊：必须按顺序进行，从远离疼痛部位逐渐接近痛处，由浅触到深触，首先应查明是全腹压痛还是局部压痛。

④腹部有无包块：如有包块，应注意肿块的部位、大小、形状、压痛、质地、有无杂音及活动度等。

⑤肝浊音界和移动性浊音。

⑥应注意脊柱和脊肋角有无压痛。

⑦对急性腹痛原因诊断不明或下腹痛的患者，必要时应做直肠和生殖器的检查。

3．基本和重要的辅助检查包括血常规、尿常规、大便常规和淀粉酶等生化指标，以及心电图、腹部超声、腹部 X 线及胸部 X 线检查。进一步的检查包括腹部 CT、内镜检查及诊断性腹腔穿刺等。

急性腹痛具有起病急、病情重、变化快和病因复杂等特点，是急诊患者最常见的情况之一。文献报道急诊患者中约 30% 以腹痛为主诉，约 25% 的急性腹痛须要紧急处理。其中比较严重的疾病引起的腹痛可以占到所有急性腹痛的 50% 以上。各种常见急性腹痛的原因、特点及辅助检查见表 11-1。

急性腹痛的诊治思路为：

（1）熟悉常见的急性腹痛病谱。可分为须做手术的腹部疾病以及无须做手术的腹部疾病。

（2）判断是否为全身性疾病的腹部表现，如腹型过敏

表11-1 各种常见急性腹痛的原因、特点及辅助检查

名称	诱因或病因	特点	辅助检查
急性胃肠炎	有不洁饮食史	上腹痛及脐周痛，为持续性痛并阵发性加重，伴恶心、呕吐和腹泻，可有发热。查体上腹部或脐周压痛	血常规、大便常规
胃、十二指肠溃疡	进食相关	中上腹痛，多为持续性，进食后可缓解。查体中上腹轻压痛	若明确，须进行内镜检查
急性胆囊炎	进食油腻食物	右上腹持续性疼痛，放射至右肩部，伴发热、恶心和呕吐，结石嵌顿时可有黄疸。查体墨菲征阳性	血常规及腹部超声
急性胰腺炎	暴饮暴食或酗酒，有胆石症病史	突然发作，上腹部持续性疼痛，放射至腰部，伴恶心和呕吐。重症者可迅速扩展至全腹，伴发热，早期出现休克或多脏器功能不全。查体上腹部压痛或伴有肌紧张和反跳痛，脐周或侧腹壁瘀斑等	血常规、腹部超声、血及尿淀粉酶及脂肪酶、腹部 CT
胃肠道穿孔	–	突发，程度剧烈，刀割样，持续性，短期扩展至全腹。查体全腹部压痛，板状腹	腹部 X 线
急性阑尾炎	–	中上腹持续性隐痛起病，数小时后转移至右下腹，持续性隐痛，阵发性加重。查体麦氏点压痛	血常规、腹部超声

续表

名称	诱因或病因	特点	辅助检查
腹腔脏器破裂	外伤或外力作用	发病突然，持续性腹痛，常为全腹痛，伴休克。查体全腹压痛、肌紧张和反跳痛	腹部超声、腹部X线及腹腔穿刺
急性肠梗阻	疝嵌顿、肠粘连和肿瘤等	腹痛多位于脐周部，呈阵发性绞痛，伴恶心、呕吐和腹胀，停止排便排气。查体示腹部膨隆，可见肠型，腹部压痛明显，有腹膜炎体征时常为绞窄性肠梗阻	腹部X线
胆管结石 胆管炎	右上腹痛反复发作史	Charcot三联征或Reynolds五联征。查体皮肤和巩膜黄染，腹膜炎体征	血常规、肝功能、腹部超声，磁共振胰胆管造影
尿路结石	–	突发、血尿。疼痛多在左侧或右侧腹部，呈阵发性绞痛，可放射至会阴部，伴腰痛。查体肾区和输尿管点叩痛，症状重，体征轻	血常规、尿常规及泌尿系超声
腹主动脉瘤破裂	吸烟、糖尿病及高脂血症等危险因素	腹部或腰背部持续性剧烈疼痛，休克。查体腹部可触及搏动性肿块	腹部超声和腹部增强CT
主动脉夹层	有高血压病史	胸部或腹部突发剧烈疼痛。腹部查体可无明显体征	全主动脉CT

续表

名称	诱因或病因	特点	辅助检查
肠系膜血管栓塞	心房颤动病史、肿瘤、血液高凝状态	突发腹部剧烈疼痛，伴恶心、呕吐及血便。查体发病开始时腹部压痛轻，肠鸣音活跃，病变进展后出现腹膜炎的体征和休克表现	肠系膜血管超声、腹部增强血管 CT 及血管造影等
急性盆腔炎	经期、流产、妇科操作检查及不洁性生活史等	下腹部持续性疼痛或弥漫性腹痛。查体示下腹部压痛或反跳痛、肌紧张。妇科查体示阴道分泌物多，子宫颈举痛	血常规、腹部超声及子宫颈涂片等
异位妊娠破裂	停经超过 6 周	突发，下腹剧痛，持续性，阴道少量流血。查体下腹部腹膜炎表现，移动性浊音阳性	HCG、腹部超声及阴道后穹穿刺

性紫癜、腹型癫痫及糖尿病酮症酸中毒等。

（3）判断原发病是在腹腔内还是腹腔外：腹腔外疾病也可导致急性腹痛，如肺炎、胸膜炎和心绞痛等。

（4）如原发病在腹腔内，应区别是内科急腹症还是外科急腹症。内科急腹症患者常先有发热或其他前驱症状，而后出现腹痛。常不能准确定位，疼痛范围不局限，缺乏固定痛点并且无腹膜刺激征，喜按。外科急腹症患者则常先有腹痛，疼痛范围局限，通常有固定压痛点及腹膜刺激征，拒按，须要手术治疗。

三、处理原则和治疗

1．急性腹痛的处理原则

（1）诊断明确

①内科急腹症可根据具体病因进行对症治疗。

②外科急腹症的处理原则：

- 定位病变脏器。
- 判断腹膜炎的范围。
- 判断脏器的血液循环情况。
- 判断是否需要急诊手术。
- 选择手术方式。

（2）诊断不明

①不轻率应用止痛剂，以免掩盖病情。

②在严密观察的同时予以抗休克，纠正水、电解质或酸碱平衡失调，以及抗感染和对症治疗。

③剖腹探查的指征：怀疑腹腔内活动性出血；怀疑肠坏死或肠穿孔伴严重腹腔感染；经积极治疗后，患者的腹痛症状不缓解，体征不减轻，全身情况恶化者。

2．急性腹痛的治疗

①如病因明确，给予对症治疗。

②若有休克，予以积极抢救，因出血引起者酌情输血。

③若疑有胃肠道梗阻、穿孔、急性胰腺炎及胃扩张等，应立即禁食，并采用胃肠减压，同时给予输液治疗。

④若有水、电解质和酸碱平衡紊乱，应立即予以纠正。

⑤应用广谱抗生素控制可能已发生的感染。

⑥在诊断未明时，仅可酌情用解痉止痛剂，以免掩盖病情而延误诊断。若诊断已明确为胆绞痛或肾绞痛等，则可强镇痛剂与解痉止痛药合用。

（王 蒙）

第十二章　腹　泻

腹泻的诊疗流程见图 12-1。

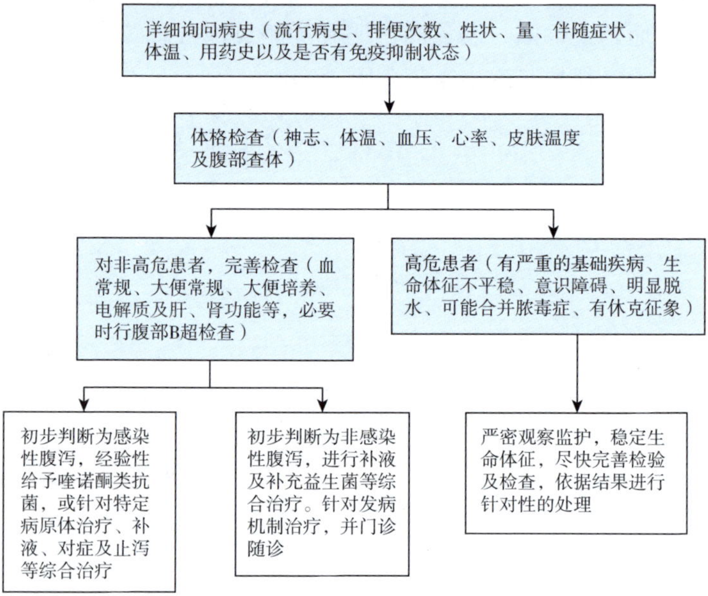

图 12-1　腹泻的诊疗流程

腹泻是指排便次数增多，大便稀薄，水分增加。确定是否有腹泻应根据个体的排便习惯而定。急性腹泻是指起病急骤，病程较短，病程在 2 周之内的腹泻。

一、分类

1．按病因可分为感染性腹泻和非感染性腹泻。

感染性腹泻多具有以下特点：有不洁饮食史，或不发达地区旅行史，可为群体性发病。腹泻次数≥ 3 次 / 日，可伴有恶心、呕吐、食欲不振、发热、腹痛及全身不适等。病情严重者，因大量丢失水分而引起脱水、电解质紊乱甚至休克。大便的性状异常，可为稀便或水样便，亦可为黏液便、脓血便及血便。镜检可有多量红、白细胞，亦可有少量或无细胞。大便中可检出霍乱、痢疾、伤寒和副伤寒以外的致病微生物，如致泻性大肠埃希菌、沙门菌、轮状病毒或蓝氏贾第鞭毛虫等，或检出特异性抗原、核酸，或从血清检出特异性抗体。

2．按病因与发病机制可分为以下几种。

（1）分泌性腹泻：刺激因素导致肠黏膜细胞分泌的液体量超过其吸收能力时，就引起分泌性腹泻，禁食无法使腹泻减轻。

（2）渗透性腹泻：肠腔内大量不能被吸收的溶质导致肠腔渗透压升高，大量液体被动进入肠腔而引起腹泻。

（3）肠动力紊乱：多种因素促使肠蠕动加速，肠内容物过快地通过肠腔，影响消化吸收而导致腹泻。

（4）渗出性腹泻：即炎症性腹泻。肠黏膜发生炎症时渗出大量黏液、脓液和血液，可导致腹泻。

二、详询病史

1．询问起病过程及相关危险因素　如近期旅游史，是否有不洁食物史，是否有与患病人群接触史，同食者是否群体发病，用药史（特别是免疫抑制剂），是否亲密接触动物。近期手术或长期使用抗生素者，应考虑金黄色葡萄球菌肠炎或难辨梭状芽孢杆菌肠炎等。

2．排便次数及大便性状　可提示病变的部位或性质。小肠病变者大便多为量多、水样、色淡和多泡沫，无脓血或里急后重。上段结肠病变者多为黏液带果酱色血便。粉红色脓血便者病变多在下段结肠。大便表面带血或伴有明显里急后重者，病变多在直肠。排便次数每日多至数十次，先为水样便，后为脓血便，且伴有里急后重者，急性细菌性痢疾的可能性大。大便呈暗红色、酱色状或血水样，提示阿米巴痢疾可能。大便呈稀水样，无里急后重者，多为食物中毒性感染。若在进食后 6 ~ 24 h 发生，以沙门菌、变形杆菌和产气荚膜梭状芽孢杆菌感染的可能性大。若进食后 2 ~ 5 h 发病，伴剧烈呕吐者，可能为金黄色葡萄球菌感染。如呕吐物和大便均呈米泔水样，失水严重，应考虑霍乱。如大便带有恶臭，呈紫色血便，应考虑急性坏死性肠炎。肠易激综合征和肠结核患者常有腹泻与便秘交替。

3．伴随症状　若伴有里急后重且下腹部或左下腹持续性疼痛，腹痛于便后可稍缓解，提示结肠或直肠病变。若腹泻无里急后重，伴脐周腹痛，则为小肠性腹泻。如伴有高热，则以食物中毒居多，但此类感染多无里急后重。如伴有口渴、乏力、头晕和意识淡漠，常提示腹泻严重，失水量大。伤寒和副伤寒常合并皮肤玫瑰疹、缓脉及特殊面容。

三、体格检查

体格检查包括患者的全身状态，如一般状况，是否有皮肤、黏膜干燥、眼窝凹陷、精神萎靡及反应迟钝等严重腹泻导致脱水的表现。判断生命体征是否稳定，如体温、血压和心率情况。如有高热、血压低于正常值和心率明显加快等失液较多的表现，则提示患者的腹泻情况严重，须引起医生的重视。患者可能须短时间内大量补液治疗，以维持循环稳定。

腹部查体时须注意腹痛的位置，是否有压痛和反跳痛等腹膜刺激表现。腹痛位置常提示病变部位。如触及包块，常提示肿瘤或炎症性疾病。如压痛明显，可见于克罗恩病、结肠憩室炎、盆腔或阑尾脓肿等感染性或炎症性疾病。肛门指检应为常规检查。

四、辅助检查

1．大便检查 应即刻留取新鲜大便标本，或短时间内留在标本盒里的大便。注意大便的形态、量和黏稠度。是否含有食物残渣、黏液、血和脓性分泌物等。应行大便常规检查和潜血试验，以及大便涂片找细菌、寄生虫及虫卵。应行大便细菌培养、大便的电解质含量及渗透压检查。如大便检出白细胞，往往提示肠道细菌感染。当大便中白细胞大于15个/高倍视镜，同时伴有红细胞时，可诊断为细菌性痢疾。如大便动力试验可以发现弧菌感染，则可诊断为霍乱。

2．血液检验 包括血常规、尿常规、电解质及肝、肾功能。对于怀疑严重感染的患者，须检查降钙素原。

3．影像学检查 腹部B超检查最为常用，可初步判断是否存在腹腔脏器器质性疾病。如腹痛剧烈，须行腹部平片检查，以除外梗阻性疾病及穿孔。如仍无法明确诊断，可行腹部增强CT检查。

4．胃肠道内镜检查 对腹泻病因及部位不明者可酌情进行胃镜、乙状结肠镜、结肠镜或小肠镜检查，进一步行组织活检以明确病理诊断。

5．小肠功能检查 可行小肠吸收功能试验、呼气试验、小肠黏膜活检以检查小肠吸收不良。

五、处理原则

1．对症支持疗法

（1）饮食治疗：急性腹泻期间应以易消化、易吸收的流质或半流质为宜，避免牛奶和乳制品食物。

（2）纠正腹泻引起的水、电解质与酸碱平衡紊乱：轻症脱水者可口服补液盐，保证液体入量 2000 ml 以上，钾补充量达到 3 g。严重腹泻伴失水者应立即静脉补液。肠液电解质几乎与血浆浓度相仿且偏碱性，故水与电解质的补充应以生理盐水或林格液为宜，酌情补充电解质。如合并酸碱平衡紊乱，应尽快输液纠正。

（3）纠正营养失衡：对腹泻引起营养缺乏者，应根据病情补充水溶性及脂溶性维生素（如每日维生素 C 2 g，维生素 B_6 0.2 g）、葡萄糖（禁食患者每日须补充至少 100 g，糖尿病患者依据血糖应用胰岛素）、白蛋白及脂肪乳等。

（4）胃黏膜保护剂：硫糖铝（1 g，每日 3 次）、枸橼酸铋钾（每次 0.3 g，每日 4 次）、蒙脱石（每次 3 g，每日 3 次）等具有胃肠黏膜保护作用。硫糖铝和枸橼酸铋钾可黏附覆盖在溃疡面上，阻止胃酸和胃蛋白酶继续侵袭溃疡面，促进内源性前列腺素合成和刺激表皮生长因子的分泌。但为了避免铋在体内蓄积，枸橼酸铋钾不宜长期服用。蒙脱石可用于急性感染性和非感染性腹泻。

（5）微生态制剂：若考虑诊断为非感染性腹泻，与肠道菌群失调相关，如长期应用抗生素，住院患者可行大便涂片找细菌，查大便内球杆菌之比（正常值为 25 ∶ 75），以明确有无肠道菌群失调存在。一般应用双歧杆菌、嗜酸乳杆菌及肠球菌三联活菌，或单独制剂。此类制剂可减少抗生素的应用，对旅行者腹泻、抗生素相关性腹泻、儿童腹泻和难辨梭状芽孢杆菌引起的腹泻有较好的疗效。但与抗生素一起应用时，注意应用时间至少间隔 2 h。

（6）抗胆碱药：适用于功能性及痉挛性腹痛者。如 654-2 10 mg 肌内注射，或 5 mg 口服，有口干、面色潮红和心动过速等副作用。

2．抗病原体治疗　经验性抗生素治疗并不适用于所有的急性腹泻患者。这是由于大多数急性腹泻患者即使不使用抗生素也可治愈，而对下列急性腹泻患者，推荐经验性使用抗生素。

（1）有明确的细菌感染征象者，大便镜检有白细胞，伴发热或血白细胞升高。

（2）临床诊断的痢疾患者。

（3）存在危及生命的感染。

（4）存在免疫缺陷或免疫低下者。

抗菌药物的选择须针对病原体，如复方新诺明和喹诺酮类适用于志贺菌、沙门菌、弯曲杆菌及大肠埃希菌所致腹泻；甲硝唑或万古霉素适用于难辨梭状芽孢杆菌感染引起的假膜性肠炎；对肠结核应用利福平、异烟肼、乙胺丁醇、吡嗪酰胺、对氨基水杨酸和链霉素等抗结核药物中的三种或四种联合治疗；对阿米巴痢疾可选用甲硝唑。病毒性腹泻常不用抗生素，可使用盐酸小檗碱（黄连素）。一般在送检大便培养后，可经验性地予以氟喹诺酮类抗生素。

3．止泻药　在排便频率过高导致脱水、电解质紊乱或严重痛苦时可选用此类药物。但应注意以下原则：①严格掌握指征，主要针对非感染性腹泻，伴有严重脱水。避免应用于所有的腹泻，影响腹泻时胃肠道将有害物质排出体外。②在诊断不明、不能除外感染性腹泻时，须慎用。对可能合并严重疾病的腹泻应慎用，避免影响症状而延误诊断。③对局限于直肠和乙状结肠的溃疡性结肠炎患者效果差，不适用。④尽量避免或限制应用可能形成药瘾的药物。常用的止泻药有以下几类：

（1）地芬诺酯（苯乙哌啶、止泻宁）：为哌替啶的衍生物，可抑制肠黏膜感受器，减少肠蠕动，并有收敛作用，可用于各种因胃肠道运动加快而导致的腹泻。临床上常用复方地芬诺酯（地芬诺酯和阿托品复合制剂），每次1～2片，每日2～4次。大剂量服用可产生欣快感，长期使用可致成瘾。本药可诱发肝性脑病和中毒性巨结肠。

（2）洛哌丁胺（苯丁哌胺、易蒙停等）：其化学结构与地芬诺酯类似，可抑制平滑肌收缩和抑制肠蠕动。洛哌丁胺比地芬诺酯的作用更强，口服后易吸收，用药后可迅速止泻。每次2 mg口服，每日2～3次。

（3）药用炭：可减轻肠内容物对肠壁的刺激，吸附肠内有害物质。成人1.5～4 g，每日3次。

（4）奥曲肽：为生长抑素类似物，可有效地治疗胃肠激素失常性腹泻（如胃泌素瘤、生长抑素瘤和类癌综合征引起的腹泻），常用剂量为0.3～0.75 mg/d，分3次皮下注射。

（5）吲哚美辛：能抑制胰性霍乱、甲状腺癌及小肠绒毛腺癌引起的分泌性腹泻。

（6）鸦片制剂：如复方樟脑酊，可减轻胃肠蠕动而止泻。多用于较严重的非细菌感染性腹泻，腹胀者不宜使用。每次2～5 ml，每天3次。

（7）双八面体蒙脱石（思密达）：是一种高效消化道黏膜保护剂，通过黏膜保护作用达到抗腹泻作用。其作用机制为：对于病毒、细菌及其毒素有强力的固定和抑制作用；可覆盖消化道黏膜，并提高黏膜屏障的修复和防御功能。思密达不进入血液循环，不影响X线检查，不改变大便的颜色，也不影响其他药物的生物利用度。除少数患者产生轻微便秘外，基本无副作用。用法为每次1袋，每日3次。

4．镇痛药　对于伴有严重腹痛者，应使用镇痛药治疗。如654-2（每次5～10 mg，口服或肌内注射）、阿托品（每次0.3～0.6 mg，每日3次）、丙胺太林（每次

15 mg，每日 3 次）等有解痉止痛作用，但青光眼和前列腺肥大者慎用，且在炎症性肠病患者中有诱发中毒性巨结肠的风险。胃肠道选择性钙拮抗剂匹维溴铵（每次 50 mg，每日 3 次）、西托溴铵（每次 50 mg，每日 3 次）等的副作用较少。对于肠易激综合征患者抗焦虑药有时也可缓解症状。

（虞岱斌、苏文亭）

第十三章　尿量减少

尿量减少的诊断流程见图 13-1，本章主要讲述急性肾损伤（acute kidney injury，AKI）的诊断和治疗。

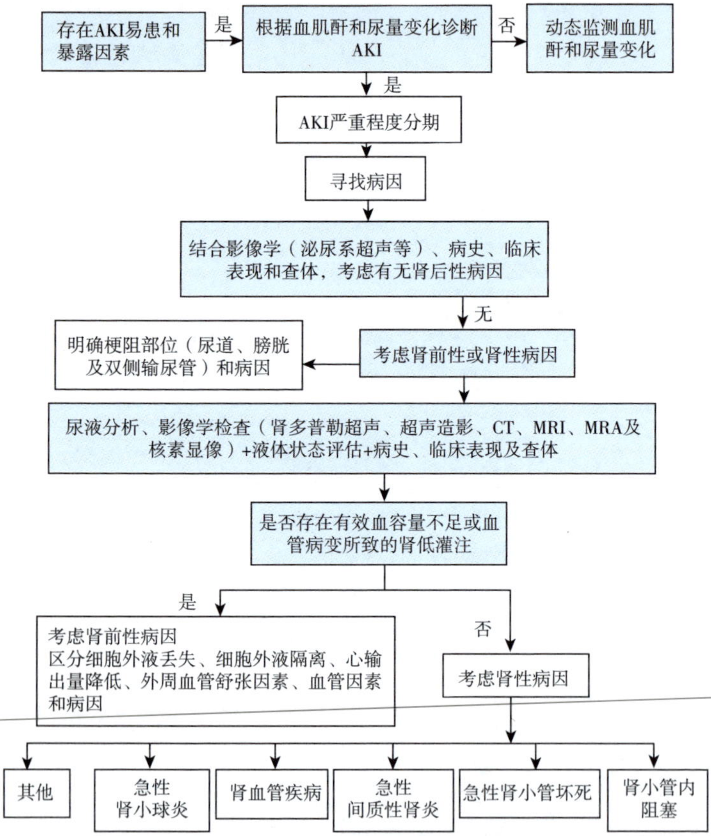

图 13-1　尿量减少的诊断流程

注：AKI 的易患因素和暴露因素有：女性、高龄、脱水或容量耗竭、慢性肾疾病、慢性疾病［心（左心功能不全等）、肺（慢性阻塞性肺病、辅助通气）、肝（慢性肝病）］、糖尿病、癌症、贫血、创伤、烧伤、循环休克、脓毒症、危重疾病、心脏手术、非心脏大手术、肾毒性药物、造影剂、有毒植物或动物

一、急性肾损伤的诊断

1．AKI 是具有肾功能突然降低特点的一组临床综合征，包含极其广泛的病因。

2．根据临床表现及实验室检查，特别是血肌酐及尿量水平，首先确定 AKI 诊断（表 13-1）。

根据全球改善肾脏病预后组织（Kidney Disease Improving Global Outcome，KDIGO）标准，满足以下任意一条，即可诊断为 AKI：

（1）在 48 h 内，血肌酐升高≥ 0.3 mg/dl（26.4 μmol/L）。

（2）已知或推测 7 天内，血肌酐升高至基线的 1.5 倍以上。

（3）尿量＜ 0.5 ml/（kg · h），持续＞ 6 h。

3．根据 KIDIGO 标准，明确 AKI 严重程度分期（表 13-1）。

表13-1　AKI的分期、血肌酐及尿量

分期	血肌酐	尿量
1	增加至≥基线 1.5 ～ 1.9 倍或 增加 0.3 mg/dl（26.4 μmol/L）	尿量＜ 0.5 ml/（kg · h）， 持续 6 ～ 12 h
2	增加至≥基线 2.0 ～ 2.9 倍	尿量＜ 0.5 ml/（kg · h）， 持续≥ 12 h
3	增加至≥基线 3.0 倍 或血肌酐增加至≥ 4 mg/dl（354 μmol/L） 或行肾替代治疗 年龄＜ 18 岁，肾小球滤过率估算值下降至＜ 35 ml/（min · 1.73 m^2）	尿量＜ 0.3 ml/（kg · h）， 持续≥ 24 h 或无尿≥ 12 h

4．为了减轻 AKI 的严重程度和促进恢复，在明确诊断及严重程度分期后，应及早确定病因，特别是可逆病

因，并予以纠正。

AKI 的病因大体上可分为肾前性、肾性及肾后性。

（1）肾前性：与肾血流灌注不足有关，快速诊断和纠正肾前性氮质血症非常重要，因肾低灌注可导致缺血性 AKI 的发生。

①导致有效循环血容量不足的因素

● 细胞外液丢失：胃肠道出血、创伤或手术后并发症、发热、腹泻、呕吐和摄入减少。

● 细胞外液隔离：胰腺炎、烧伤、挤压综合征、外伤、肾病综合征及终末期肝病营养不良。

● 心输出量降低：各种原因所致的心力衰竭。

● 外周血管舒张：药物、脓毒症、高碳酸血症和低氧等。

②血管因素。

● 肾动脉阻塞。

● 主动脉壁夹层形成。

● 栓子：如胆固醇栓子。

● 严重的肾血管收缩：脓毒症、药物（非甾体抗炎药和 β 肾上腺素能受体激动剂等）及肝肾综合征。

（2）肾性：由于炎症、毒素、药物、感染或血供减少，导致肾直接损害。

①急性肾小管坏死

● 缺血：长时间的肾前性因素，常继发于各种因素所致的休克。

● 中毒：包括药物、造影剂和重金属。

● 输血反应：可引起血管内溶血和血红蛋白尿。

● 肌红蛋白尿：常继发于横纹肌溶解症，常见于酗酒者。临床表现有肌肉无力、血肌酸磷酸激酶升高和尿中出现肌红蛋白管型。

②肾小管内阻塞：药物结晶沉积（如阿昔洛韦、磺胺类药物和甲氨蝶呤等）、肿瘤溶解综合征或蛋白质沉积（轻链、肌红蛋白和血红蛋白）。

③急性间质性肾炎

- 药物：包括β内酰胺酶青霉素和磺胺类药物、氟喹诺酮类药物、非甾体抗炎药、别嘌呤醇及其他。
- 高血钙。
- 尿酸：如肿瘤溶解综合征。
- 感染。

④急性肾小球肾炎。

- 感染后肾小球肾炎。
- 膜增生性肾小球肾炎。
- 急进性肾小球肾炎。

⑤肾血管疾病

- 血管炎。
- 恶性高血压。
- 硬皮病。
- 血栓性血小板减少性紫癜、溶血尿毒症综合征及弥散性血管内凝血。
- 机械性动脉闭塞（手术、栓子及血栓形成性闭塞）。
- 肾静脉血栓形成。

⑥其他

- 感染和脓毒症。
- 浸润：淋巴瘤和白血病等。

（3）肾后性

①尿道梗阻：如前列腺肥大及导尿管阻塞，而前列腺癌是引起肾后性少尿较少见的原因。

②双侧输尿管梗阻：通常由盆腔恶性肿瘤或腹膜后纤维化引起，是子宫颈癌的常见死因。

③膀胱梗阻：结石、凝块、肿块及神经源性等。

（4）通过泌尿系超声等影像学检查，结合病史、临床表现及查体，较易明确 AKI 的肾后性病因。

（5）肾前性或肾性的病因很多，在区分上有一定的困难。通过详细的病史、临床表现及体格检查结果，结合尿液分析（表 13-2）、影像学检查（肾多普勒超声、超声造影、CT、MRI、MRA 及核素显像等）以及液体状态评估，有助于区分肾前性或肾性病因。新型肾损伤标志物的作用仍有待进一步确认。对于经过仔细的病史、体检、尿检和其他特殊检查仍不能确定肾疾病的类型（小管、血管、小球和间质），须要进行经皮肾活检以明确原因。

液体状态评估包括皮肤弹性、生命体征、中心静脉压、每日体重变化、危重患者的侵入性血流动力学检测（中心静脉、Swan-Ganz 导管和外周中心静脉导管）、下腔静脉超声、500 ml 晶体液输液试验、下肢被动抬高试验及机械通气时动脉压变异（> 13%）等。

表13-2 尿液分析

指数	肾前性	肾性
尿沉渣	透明管型	不正常
比重	> 1.020	< 1.010
尿渗透压 [mOsm/（kg · H_2O）]	> 500	< 350
尿钠（mmol/L）	< 20	> 40
排泄分数		
钠（%）	< 1	> 2
尿素（%）	< 35	> 35
低分子量蛋白质	低	高

注：滤过钠排泄分数（FENa）=[（尿钠 × 血浆肌酐）/（血浆钠 × 尿肌酐）]× 100%

（4）AKI 的并发症

①电解质紊乱：特别是高钾血症。

②容量超负荷。

③代谢性酸中毒。

④尿毒症脑病和周围神经病。

⑤血小板减少。

⑥贫血。

⑦免疫反应降低。

⑧浆膜腔积液。

二、急性肾损伤的治疗

1．寻找并治疗病因，特别是可逆性病因，并及时予以纠正。

2．对由肾后性病因引起的 AKI，及时去除梗阻病因及引流尿液，一般治疗预后良好。但要注意包括膀胱压力急剧降低、梗阻后利尿作用所致的血容量不足及电解质紊乱。

3．对由肾前性或肾性病因所致的 AKI，应进行血流动力学监测及相应的支持治疗。稳定血流动力学时，须要对液体慎重管理（既要补足血管内容量，又要防止容量超负荷）、使用精细调整血管活性药物以及有机结合以上因素的优化方案，如早期目标指导化治疗（early goal-directed therapy，EGDT）。这也有利于高风险患者的 AKI 预防。

4．AKI 并发症的处理

（1）高钾血症：是急性肾衰竭的重要死因之一，应控制血钾＜ 6 mmol/L，主要包括：

① 10 ~ 20 ml 10% 葡萄糖酸钙液缓慢静脉注射（＞ 3 ~ 5 min）。

② 100 ml 5% 碳酸氢钠液静脉注射（5 min 内），或者

300 ml 5% 碳酸氢钠液或 60 ～ 100 ml 11.2% 乳酸钠溶液静脉滴注，以促使钾离子向细胞内移动。

③ 50 ml 50% 葡萄糖液缓慢静脉注射，同时皮下注射胰岛素 8 ～ 10 IU，或 300 ml 25% 葡萄糖液 + 胰岛素 15 IU 静脉滴注。

④口服钠型阳离子交换树脂 30 ～ 50 g（分 3 ～ 4 次），或用 30 ～ 50 g 加在 100 ～ 200 ml 25% 山梨醇中高位灌肠或口服。

⑤给予袢利尿剂：如呋塞米（速尿），在循环液体充足时给予。

⑥ $β_2$ 受体激动剂：将 5 mg 沙丁胺醇加 4 ml 生理盐水雾化吸入。

⑦血液透析最为有效，如血钾 > 6.5 mmol/L，应尽早进行。

⑧其他：积极控制感染和酸中毒，彻底清创，供给足够的热量，限制钾入量，防止消化道出血，不输库存血，以及防止血管内溶血等。

（2）低钙或高磷血症：低钙血症伴有抽搐者，可用 10 ～ 20 ml 10% 葡萄糖酸钙液静脉注射。对高磷血症应以预防为主，如供给足够的热量，减少蛋白质分解，避免高磷饮食，口服磷络合剂如氢氧化铝凝胶等。

（3）容量超负荷：使用多种利尿剂治疗。剂量应个体化，若效果不佳，可选择肾替代治疗。

（4）代谢性酸中毒：使用 5% 碳酸氢钠溶液，对严重的代谢性酸中毒应行肾替代治疗。

（5）尿毒症脑病、周围神经病、血小板减少及免疫反应降低：可选择肾替代治疗。

（6）贫血：输注压积红细胞和注射促红细胞生成素，补充缺乏的造血原料如铁、叶酸和维生素 B_{12}。

5．营养支持和血糖管理

（1）首选肠内营养，保证足够的能量摄入，20 ~ 30 kcal/（kg · d）。适量摄入蛋白质，非高分解未接受肾替代治疗者 0.8 ~ 1.0 g/（kg · d），间断肾替代治疗者 1 ~ 1.5 g/（kg · d），高分解代谢及持续肾替代治疗者 1.7 g/（kg · d）。

（2）对重症患者，应使用相对温和的血糖控制策略，使用胰岛素将血糖控制在 6.1 ~ 8.3 mmol/L。

6．肾替代治疗

（1）根据具体情况，可选择连续性肾替代治疗（continuous renal replacement therapy，CRRT）[包括缓慢连续性超滤（slow continuous ultrafiltration，SCUF）、连续性静脉-静脉血液滤过（continuous veno-venous hemofiltration，CVVH）、连续性静脉-静脉血液透析（continuous veno-venous hemodialysis，CVVHD）、连续性静脉-静脉血液透析滤过（continuous veno-venous hemedialysis filtiation，CVVHDF）]、缓慢低效血液透析（slow low-effeciency dialysis，SLED）、间断血液透析（intermittent hemodialysis，IHD）及腹膜透析（peritoneal dialysis，PD）。

CRRT 特别适用于以下临床情况：

①血流动力学不稳定。

②颅内高压和（或）急性脑损伤的情况。CRRT 更适合急诊环境下应用。

（2）下述情况，如严重电解质紊乱（高钾血症，$[K^+] > 6.5$ mmol/L，钠离子紊乱，$[Na^+]$115 mmol/L <，或 $Na^+ > 160$ mmol/L）、严重的代谢性酸中毒（pH < 7.1）、液体超负荷（肺水肿等）及其他尿毒症相关并发症（尿毒症脑病和心包炎等）须要紧急肾替代治疗。具体适应证见第六十章。

（王　烨、郭治国）

第十四章　黄　疸

黄疸的诊断流程见图 14-1。

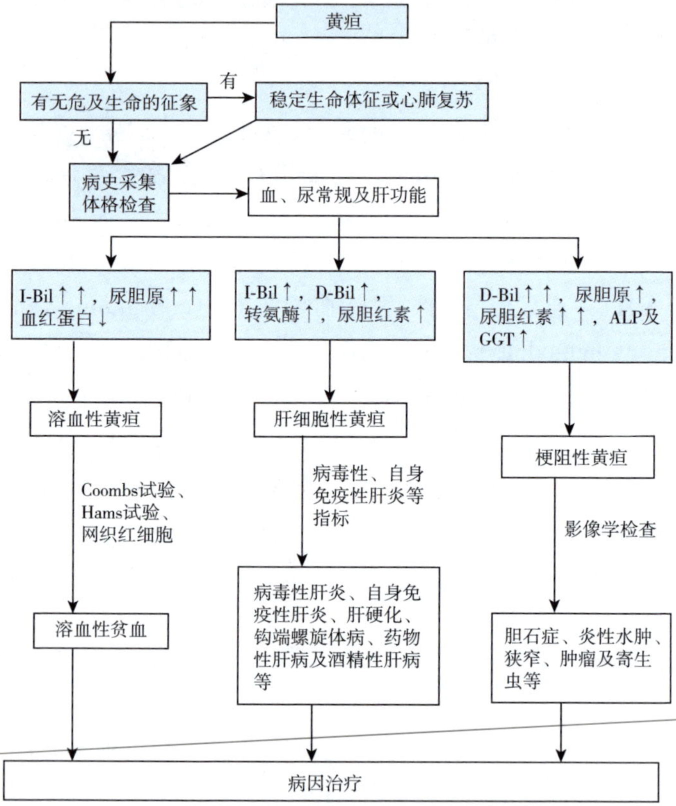

图 14-1　黄疸的诊断流程

注：I-Bil，非结合胆红素（indirect bilirubin）；D-Bil，结合胆红素（direct bilirubin）；ALP，碱性磷酸酶（alkaline phosphate）；GGT，γ- 谷氨酰转肽酶（γ-glutamyl transpeptidase）

一、诊断的确立

1．确定是否为黄疸　如皮肤黄染，而巩膜无黄染，须警惕假性黄疸，即高胡萝卜素血症的可能。如巩膜和皮肤均黄染，则为真性黄疸。

2．病史采集　患者的年龄和职业、黄疸的起病情况（急性或者慢性，有无群体发病，有无外伤史、输血史、特殊用药史、长期酗酒史、肝病史、遗传病史、肿瘤病史及血液病史等）及伴随症状（有无发热、腹痛、贫血、皮肤瘙痒、肝和脾大、尿色加深及大便呈陶土色等）。

3．体格检查的重点　全身皮肤、黏膜及巩膜有无黄染，有无肝掌和蜘蛛痣，有无腹部膨隆，有无腹壁静脉曲张，有无压痛（压痛部位，有无反跳痛和肌紧张），有无包块，有无肝、脾大，移动性浊音是否呈阳性等。

4．肝功能检查　ALT、AST、ALP、GGT、总胆红素、结合胆红素及非结合胆红素等的实验室检查。

二、鉴别流程

1．判断黄疸的原因

（1）溶血。

（2）肝摄取功能障碍。

（3）葡萄糖醛酸转移酶缺乏。

（4）胆红素排泄障碍。

（5）肝外阻塞。

2．判断黄疸的类型

（1）非结合胆红素升高为主

①产生过多：如溶血性黄疸。大量红细胞被破坏，形成大量非结合胆红素，超过肝细胞的摄取、结合与排泄能力。

②肝细胞摄取非结合胆红素发生障碍、葡萄糖醛酸转移酶缺乏所致非结合胆红素升高性黄疸，如吉尔伯特综合征（Gilbert syndrome）及克里格勒-纳贾尔综合征（Crigler-Najjar syndrome）。这两种疾病属于先天性疾病。

（2）非结合胆红素和结合胆红素均升高：即肝细胞性黄疸，因肝细胞损伤导致肝细胞对胆红素的摄取和结合功能降低，因而血中非结合胆红素升高。未受损的肝细胞仍能将非结合胆红素转变为结合胆红素，部分毛细胆管仍能排泄结合胆红素，但另一部分毛细胆管则由于肝细胞肿胀压迫和炎症细胞浸润等使胆汁排泄受阻而反流入血液循环，导致血中非结合胆红素亦增加。各种使肝细胞严重损害的疾病均可导致肝细胞性黄疸。

（3）结合胆红素升高为主：胆汁淤积性黄疸分为梗阻性和非梗阻性黄疸（肝排泄功能受损）。梗阻性黄疸是由于结石、狭窄、肿瘤、炎症水肿和寄生虫等造成胆道阻塞。阻塞上方的压力升高，胆管扩张，最终导致小胆管与毛细胆管破裂，胆汁中的胆红素反流入血。非梗阻性黄疸是由非机械因素引起的，由于肝排泄功能障碍和获得性异常，而导致结合胆红素升高。

3．归纳临床特点　见表14-1。

表14-1　各型黄疸的实验室检查指标

实验室项目	溶血性黄疸	肝细胞性黄疸	胆汁淤积性黄疸
非结合胆红素	↑↑	↑	
结合胆红素		↑	↑↑
尿胆红素		↑	↑↑
尿胆原	↑	↑	↓
ALT		↑	↑

续表

实验室项目	溶血性黄疸	肝细胞性黄疸	胆汁淤积性黄疸
AST		↑	↑
ALP		↑	↑↑
GGT		↑	↑↑
血红蛋白	↓		

三、治疗

包括一般对症治疗，即“退黄”治疗，可给予熊脱氧胆酸（ursodeoxycholic acid，UDCA）和 S- 腺苷蛋氨酸等，还可给予保肝治疗和病因治疗。病因治疗的内容包括：

1．溶血性贫血

（1）遗传性球形红细胞增多症：脾切除最为有效。

（2）红细胞葡萄糖 -6- 磷酸脱氢酶缺乏症：输注红细胞（避免亲属血）及使用糖皮质激素可改善病情。慢性患者可使用叶酸。脾切除一般无效。

（3）自身免疫性溶血性贫血：对于温抗体型首选糖皮质激素，大剂量丙种球蛋白或者血浆置换可有一定疗效。贫血严重者可输洗涤红细胞。对于冷抗体型保暖是最重要的治疗措施，输血制品时应预热至 37 ℃。免疫抑制治疗是最主要的治疗选择。

（4）阵发性血红蛋白尿：雄激素可刺激红细胞生成，异体基因造血肝细胞移植是目前唯一可能治愈本病的方法。

2．引起肝细胞损害的相关疾病

（1）病毒性肝炎：急性肝炎以保肝、降酶和抗病毒治疗为主，可应用干扰素联合抗病毒治疗，防止肝纤维化，终末期可考虑肝移植治疗。

（2）自身免疫性肝病：采取糖皮质激素治疗或者糖皮质激素联合免疫抑制剂治疗。熊去氧胆酸是目前唯一推荐用于原发性胆汁性肝硬化的药物。

（3）钩端螺旋体病：早期应用青霉素。

（4）药物性肝病：有用药史，可伴有皮疹和瘙痒等过敏性表现，应停用可疑药物，并加速药物排泄，以及给予保肝加强支持等对症治疗。

（5）酒精性肝病：有长期饮酒史，一般超过5年，戒酒是最主要的措施。应加强营养支持。糖皮质激素可改善重症酒精性肝炎的生存率，美他多辛可加速酒精从血中的清除，有助于改善酒精中毒的症状。

3．继发梗阻性黄疸的相关疾病　梗阻性黄疸可由多种原因引起，如胆石症、炎性水肿、狭窄、肿瘤（胆管癌、胆囊癌、壶腹周围癌、胰头癌和肝癌）等，目前采用的治疗方法主要有内镜治疗、介入治疗和手术治疗。

（田　慈、田兆兴）

第十五章　恶心和呕吐

恶心和呕吐的诊断流程见图 16-1。

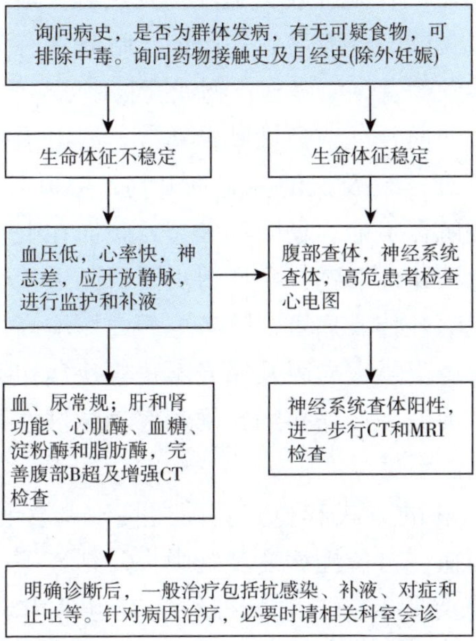

图 15-1　恶心和呕吐的诊断流程

一、病因

造恶心和呕吐的病因有以下几种：反射性呕吐、中枢性呕吐、前庭功能性呕吐及精神性呕吐。

二、病史采集

1．详询病史，详细了解患者有无恶心的前兆，是否为群体发病，呕吐与食物、药物及精神因素等的关系，有无酗酒史，既往有无类似发作，有无腹部疾病或手术史，有无颅脑疾病、原发性高血压、心脏病、肾病、糖尿病及内分泌病史。对妇女要问月经和生育史。应详细了解呕吐的特点及伴随症状，从而为疾病诊断找到线索。应重要关注以下几点：

（1）呕吐的伴随症状：呕吐伴发热者，须注意急性感染性疾病，常同时伴有腹泻和腹痛；呕吐伴有不洁饮食或同食者集体发病者，应考虑食物或药物中毒；呕吐伴胸痛，常见于急性心肌梗死或急性肺栓塞等，心电图检查常有相应的缺血坏死改变及血清标志物升高；呕吐伴有腹痛者，常见于腹腔脏器炎症、梗阻和破裂；腹痛在呕吐后暂时缓解者，提示消化性溃疡、急性胃炎及胃肠道程度较轻的梗阻性疾病；呕吐伴头痛者，除考虑颅内压增高外，还应考虑偏头痛、鼻炎、青光眼及屈光不正等疾病；呕吐伴眩晕者，应考虑前庭和迷路疾病、椎基底动脉供血不足及小脑后下动脉供血不足。

（2）呕吐的方式和特点：喷射性呕吐多见于颅内炎症、水肿出血、占位性病变及脑膜炎症粘连等所致的颅内压增高。青光眼和第 8 对脑神经病变也可出现喷射性呕吐。如呕吐不费力，餐后即发生，呕吐物量少，见于精神性呕吐。

应注意呕吐物的量、性状和气味等。如呕吐物量大，且含有腐烂食物，提示幽门梗阻伴胃潴留、胃轻瘫及小肠上段梗阻等；如呕吐物为咖啡样或血性，见于上消化道出血；含有胆汁者，常见于频繁剧烈呕吐、十二指肠乳头以下的十二指肠或小肠梗阻、胆囊炎、胆石症及胃大部切除术后等，有时见于妊娠剧吐和晕动病；呕吐物有酸臭味者，或胃内容物有粪臭味者，提示小肠低位梗阻。

（3）呕吐和进食的时相关系：在进食过程或进食后早

期发生呕吐，常见于幽门管溃疡或精神性呕吐；在进食后期或数餐后呕吐，可见于幽门梗阻、肠梗阻、胃轻瘫或肠系膜上动脉压迫导致十二指肠壅积；晨时呕吐多见于妊娠呕吐，有时也见于尿毒症和慢性酒精中毒等。

三、体格检查

须注意患者的体温、神志、血压和心率等生命体征，识别严重疾病导致呕吐的高危患者。有些体征可辅助判断导致呕吐的疾病：伴有皮肤和巩膜黄染者，考虑急性黄疸性肝炎、胆囊炎、胆管炎、胆石症、急性胰腺炎、胆道蛔虫和钩端螺旋体病等。伴有意识障碍、球结膜水肿、瞳孔改变、颈项强直、柯氏征阳性、肢体活动障碍、肌力及肌张力异常者，应考虑中枢性呕吐。进一步诊断须行颅脑CT和MRI检查，必要时行腰椎穿刺确定。腹部可见胃肠型及蠕动波者，可能为幽门或肠梗阻。脐周有紫斑者，可能为急性胰腺炎。如上腹部有压痛，多见于急性胃肠炎、溃疡病和急性胰腺炎等。墨菲征阳性见于胆囊炎和胆石症；右上腹压痛伴肝大见于急性肝炎；麦氏点压痛和反跳痛见于阑尾炎；输尿管压痛者见于泌尿系感染或结石；腹部有包块者考虑腹部肿瘤；揉面感伴压痛者考虑腹腔结核。腹部振水音见于幽门梗阻。肠鸣音消失或减弱见于麻痹性肠梗阻和急性胰腺炎。肠鸣音活跃见于急性胃肠炎。金属高调肠鸣音见于机械性肠梗阻。

1．呕吐物检查　包括每次及一日呕吐物的量，呕吐物潜血试验。在感染性食物中毒者应取呕吐物做细菌培养。疑有化学或药物中毒者，应将呕吐物进行药物或毒物分析。

2．进行血常规检查，以明确有无感染相关表现。行尿常规检查，注意尿蛋白、酮体和白细胞情况。检查血糖、电解质、肝功能和肾功能，以明确患者有无电解质紊乱、糖尿病酮症酸中毒和肾功能不全。对可疑酸碱失衡的患者，须行血气分析。通过腹部X线平片和腹部超声可明确腹部情况，有助于判断肠梗阻、胆囊炎和胰腺炎等腹部病变。如无法确定，可进一步行腹部CT检查，增强CT更加准确。如须进一步检查胃肠道内情况，可行胃镜及肠镜检查。对中枢性呕吐者，应做头颅CT脑血管造影及MRI检查等。对耳源性呕吐者，可做内耳功能检查及前庭功能测定。对妊娠呕吐，应做妊娠试验及妇科B超检查。

四、治疗

1．针对原发病的治疗

（1）针对反射性呕吐，治疗腹部相应病变。

（2）针对中枢性呕吐，降低颅内压增高，减轻脑细胞水肿。

（3）针对药物性呕吐，立即停用引起呕吐的药物。

（4）对精神心理因素所致的呕吐，心理治疗是关键。

2．呕吐的治疗　止吐药是通过不同环节抑制呕吐反应的药物，主要用于各种原因所致的剧烈呕吐，是一种非特异性的治疗措施。使用止吐药前应明确引起呕吐的病因，尽可能祛除病因或针对病因治疗，同时要纠正可能存在的水、电解质紊乱。

按止吐药物的作用原理，可以分为如下几类：

（1）抗胆碱药：其作用机制是抑制毒蕈碱样胆碱能受体，并抑制乙酰胆碱的释放。这类药物可阻滞前庭的冲动传入，常用于防治晕动病、眩晕、内耳病变和肿瘤所致的恶心和呕吐。代表药物有东莨菪碱。每次可给予0.3 ~ 0.6 mg肌内注射。副作用为口干、瞳孔散大及精神症状等。

（2）抗组胺药：其作用是阻断前庭器的乙酰胆碱受体和孤束核 H_1 受体，用于防治晕动病呕吐。代表药物为苯海拉明，每次 20 mg 肌内注射。重症肌无力、闭角型青光眼及前列腺肥大者禁用。

（3）抗多巴胺药：此类药物包括吩噻嗪类和丁酰苯类。吩噻嗪类药物可阻断多巴胺受体，也有抗组胺和抗胆碱能的作用，代表药物有氯丙嗪，每次 25 ～ 50 mg 口服或肌内注射。异丙嗪，口服每次 12.5 ～ 25 mg，每日 2 ～ 3 次。肌内注射每次 25 ～ 50 mg，对各种呕吐（晕动病呕吐除外）均有效。由于不良反应大，如镇静过度、低血压及锥体外系反应等，临床上已经少用。对吩噻嗪类药物过敏者、骨髓抑制者、青光眼患者、肝功能严重减退者、有癫痫病史者及昏迷患者（特别是用中枢神经抑制药后）禁用。丁酰苯类的代表药物为氟哌利多。此类药物阻滞多巴胺对呕吐中枢的刺激，也作用在 α- 肾上腺素能受体，经常被用于眩晕、晕动病、使用阿片类药物所致呕吐、手术后呕吐、化疗呕吐和偏头痛所致的呕吐。

（4）糖皮质激素：其抗呕吐机制仍不清楚，量效关系也不明确。临床广泛使用的是地塞米松，可减轻化疗所致呕吐的发生率，其特点是安全有效、价格低廉，但起效慢，并且可能升高糖尿病患者的血糖。

（5）苯甲酰胺类：有中枢和外周多巴胺受体拮抗作用，也有抗血清素作用。可加速胃排空，抑制胃的松弛，并抑制呕吐中枢化学感受器触发带，最常用于胃动力药和作为抗肿瘤化疗相关呕吐的辅助治疗用药。代表药物为甲氧氯普胺，用法为 5 ～ 10 mg 静脉冲入或肌内注射。

（6）5- 羟色胺受体拮抗剂：是目前临床上应用最为广泛的止吐药。不良反应发生率很低，几乎无锥体外系反应，最常见的不良反应是便秘和腹胀，其他不良反应有头痛、面色潮红和肝功能不良等，均为一过性。值得注意的是，增加 5-HT_3 受体拮抗剂的用药剂量不会增加疗效，但可能增加不良反应，甚至发生严重的不良反应（QT 间期延长）。代表药物有昂丹司琼、格拉司琼、托烷司琼、阿扎司琼和帕洛诺司琼等。其中昂丹司琼是第一个被批准上市的 5-HT_3 受体拮抗剂，通常在放疗和化疗前使用起始剂量为 8 mg。治疗前缓慢静脉注射或肌内注射。部分病例可加大起始治疗剂量。随后可每日序贯口服，以预防化疗迟发性或延迟性呕吐。帕洛诺司琼为长效 5-HT_3 受体拮抗剂，其血浆消除半衰期长达 40 h 以上，用法为化疗前约 30 min 静脉注射帕洛诺司琼 0.25 mg，注射时间为 30 s 以上。

（7）神经激肽受体拮抗剂：NK_1 受体拮抗剂是神经激肽受体拮抗剂的一种亚型，正被研究用于抑郁和化疗药物引起的呕吐等疾病。阿瑞吡坦是第一个批准用于治疗化疗药物引起呕吐的 NK_1 受体拮抗剂，对该药物过敏者禁用。用法为口服给药，首日化疗前 1 h 口服 125 mg，第 2、3 日化疗前 1 h 口服 80 mg。

（虞岱斌、苏文亭）

第十六章　发　热

发热的诊断流程见图 16-1。

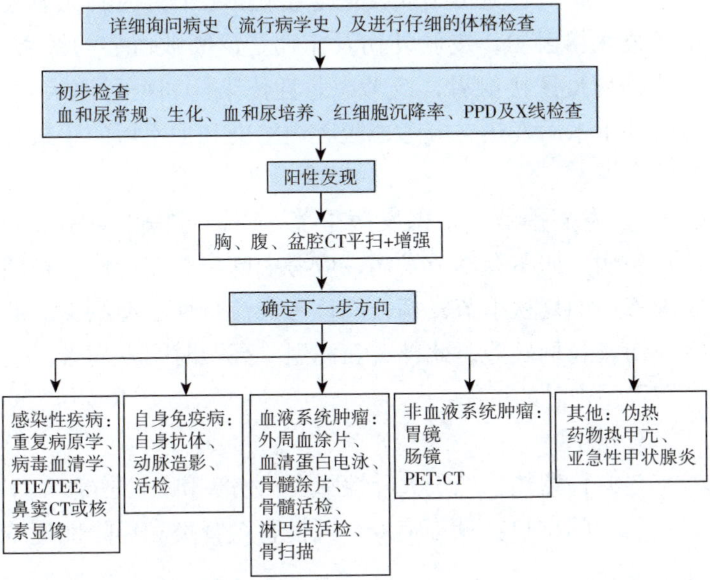

图 16-1　发热的诊断流程

注：TTE，经胸壁超声心动描记术（transthoracic echocardiography）；TEE，经食管超声心动描记术（transesophageal echocardiography）；正电子发射断层成像（positron emission tomography，PET）

一、定义

发热是机体在致热原作用下或由各种病因导致体温调节中枢功能障碍，使体温超出正常范围。它是急诊中最常见的症状之一。一般认为当腋下、口腔和直肠内温度分别超过 37 ℃、37.3 ℃、37.6 ℃，并且 24 h 内温度差波动在

1 ℃以上时，可称为发热，但须排除一些生理因素。发热本身是一个症状，而不是一种疾病。

二、问诊要点

1．诱因　发热前 2 ～ 3 周内有无皮肤外伤及疖痈史；近 1 ～ 3 周内有无传染病疫区逗留史；1 个月内有无血吸虫病疫水接触史。皮肤外伤及疖痈是诊断败血症的线索。有传染病疫区接触者，应考虑急性传染病和疫源地疾病。对腹部手术后发热，应考虑腹腔内感染和手术后的感染性并发症等。

2．发病季节　根据发病季节，应该考虑相应季节的流行疾病。如冬春季节发病，应考虑麻疹和流行性脑脊髓膜炎等；如夏秋季节发病，应该考虑流行性乙型脑炎、疟疾、伤寒和痢疾等。此外，在高温、高湿时间发病者，还应该警惕中暑的可能。

3．热型

（1）稽留热：见于大叶性肺炎、伤寒和斑疹伤寒等。

（2）间歇热：见于疟疾、急性肾盂肾炎和局限性化脓性感染等。

（3）弛张热：见于败血症、风湿热、重症结核、渗出性脑膜炎和化脓性炎症等。

（4）回归热：见于回归热、霍奇金病和鼠疫热等。

（5）波状热：见于布鲁菌病、恶性淋巴瘤和腹膜炎等。

（6）不规则发热：见于结核病、感染性心内膜炎和风湿热等。

（7）消耗热：见于脓毒症和败血症等。

（8）双峰热：见于革兰阴性杆菌败血症。

4．体温升降方式

（1）骤升型：见于疟疾、急性肾盂肾炎、大叶性肺炎、败血症和输液反应等。

(2) 缓升型：见于伤寒初期、结核病和布鲁菌病等。

(3) 骤降型：见于疟疾、急性肾盂肾炎、大叶性肺炎、输液反应及服用退热药者。

(4) 渐降型：见于伤寒缓解期、风湿热及感染性疾病经抗生素治疗有效时。

5. 伴随症状　发热的伴随症状对病因诊断很有意义，应详细询问及观察，如：

(1) 伴寒战：常见于肺炎链球菌肺炎、败血症、急性肾盂肾炎、疟疾、急性胆囊炎和药物热等。

(2) 伴结膜充血：见于麻疹、流行性出血热、斑疹伤寒和钩端螺旋体病等；伴咽痛，多常见于上呼吸道感染和化脓性扁桃体炎；伴有咳嗽和咳痰，多见于急性呼吸道感染及肺部感染。

(3) 伴口唇单纯疱疹：见于肺炎链球菌肺炎、流行性脑脊髓膜炎和流行性感冒等。

(4) 伴胸痛：见于肺炎、胸膜炎、心肌梗死和肺脓肿等。

(5) 伴皮疹：见于麻疹、猩红热、风疹、水痘和斑疹伤寒等。

(6) 伴淋巴结肿大：见于传染性单核细胞增多症、淋巴结结核、局灶化脓性感染、淋巴瘤和白血病等。

(7) 伴肝、脾大：见于传染性单核细胞增多症、病毒性肝炎、布鲁菌病、疟疾、白血病和淋巴瘤等。

(8) 伴腹痛、恶心和呕吐：见于急性细菌性痢疾、急性胆囊炎、急性肾盂肾炎、急性肠系膜淋巴结炎、急性出血坏死性肠炎、急性胰腺炎和急性胃肠炎等。

(9) 伴头痛：见于脑炎、脑膜炎和脑脓肿等。

(10) 伴肌肉痛：见于肌炎、皮肌炎、旋毛虫病、军团病、钩端螺旋体病和药物热等。

（11）伴全身关节痛：见于结缔组织病、痛风和银屑病关节炎等。

（12）伴昏迷：先发热后昏迷常见于流行性乙型脑炎、流行性脑脊髓膜炎和中毒性细菌性痢疾等，先昏迷后发热见于脑出血和巴比妥类药物中毒等。

（13）伴有各系统症状：伴咳嗽和咳痰，见于呼吸系统炎症和结核等；伴腹泻，见于肠炎和痢疾等；伴尿频和尿痛，见于尿路感染等。

三、体格检查

1．注意进行一般状况及全身皮肤、黏膜检查，注意全身营养状况。恶病质提示重症结核和恶性肿瘤。注意有无皮疹及皮疹类型：斑疹见于丹毒和斑疹伤寒。面部蝶形红斑、指端及甲周红斑提示系统性红斑狼疮。环形红斑见于风湿热。丘疹和斑丘疹见于猩红热和药物热。玫瑰疹见于伤寒和副伤寒。睑结膜及皮肤少许瘀点，指端、足趾、大小鱼际肌有压痛的 Osler 小结见于感染性心内膜炎。软腭及腋下有条索状或抓痕样出血点，见于流行性出血热。皮肤散在瘀点、瘀斑和紫癜，见于再生障碍性贫血、急性白血病及恶性结缔组织病。大片瘀斑提示弥散性血管内凝血。有皮肤疖肿者，要考虑败血症和脓毒症。

2．注意全身淋巴结有无肿大。如局部淋巴结肿大，质软，有压痛，考虑相应引流区域有炎症。如局部淋巴结肿大，质硬，无压痛，可能为癌肿转移或淋巴瘤。全身淋巴结肿大见于淋巴瘤、急性或慢性白血病、传染性单核细胞增多症和系统性红斑狼疮等。

3．头颈部检查　结膜充血，多见于麻疹、出血热和斑疹伤寒。扁桃体肿大，其上附有黄白色渗出物，考虑化脓性扁桃体炎。外耳道流出脓性分泌物为化脓性中耳炎。乳突存在红肿、压痛为乳突炎。颈项强直见于脑膜炎和脑膜脑炎。甲状腺肿大伴突眼和伴高热见于甲状腺危象。

4．心脏情况　如心脏扩大，新出现收缩期杂音，提示风湿热。如原有心脏瓣膜病，杂音性质发生改变，要考虑感染性心内膜炎。

5．肺部检查　一侧肺局限性浊音，语颤增强，有湿啰音，提示大叶性肺炎。下胸部或背部固定或反复出现湿啰音，见于支气管扩张伴继发性感染。一侧肺下部叩诊呈浊音，呼吸音及语颤减低，提示胸腔积液。

6．腹部检查　如胆囊点压痛，墨菲征阳性，并伴皮肤和巩膜黄染，提示胆囊炎、胆石症发热。中上腹明显压痛，肋腹部皮肤灰紫色斑（格雷·特纳征，Grey-Turner sign）或脐周皮肤青紫（Gullen 征），见于出血坏死性胰腺炎。右下腹或全腹压痛，有时伴腹块，腹壁或会阴部有瘘管，全身营养差，考虑克罗恩病。肝增大，质硬，表面有结节或巨块，提示肝癌发热。肝、脾同时增大，可见于白血病、淋巴瘤、恶性组织细胞病和系统性红斑狼疮等。季肋点压痛，肾区叩击痛，提示上尿路感染。

7．四肢及神经系统检查　杵状指伴发热，见于肺癌、肺脓肿、支气管扩张和感染性心内膜炎。关节红肿和压痛，见于风湿热、红斑狼疮或类风湿关节炎。凯尔尼格征或布鲁津斯征阳性见于中枢神经系统感染。

（刘慧琳、冯　璐）

第十七章　意识障碍

意识障碍的诊断流程见图 18-1。

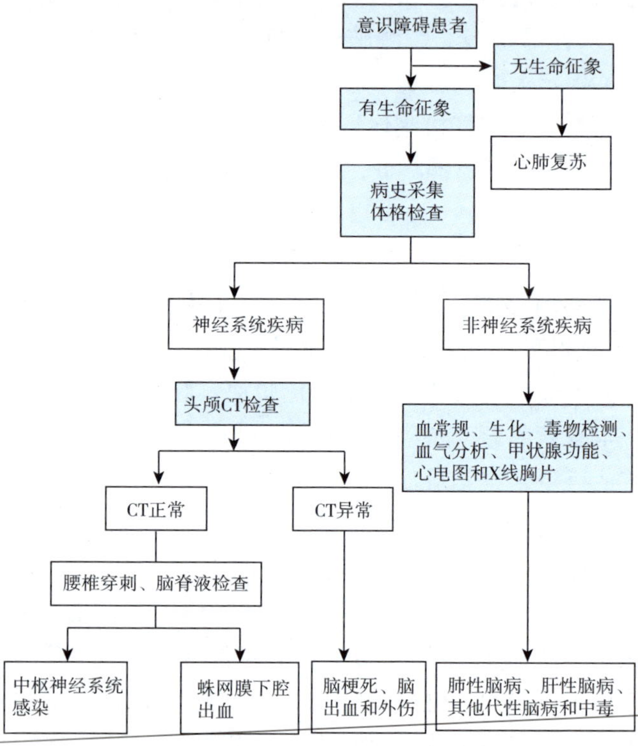

图 17-1　意识障碍的诊断流程

意识障碍分为意识水平下降和意识内容改变两方面，临床上常用格拉斯哥昏迷评分（GCS）进行计分。GCS 分值愈低，表明脑损害程度愈大，预后愈差（表 17-1）。

表17-1　格拉斯哥昏迷评分

	项目	评分
Ⅰ. 睁眼反应	自动睁眼	4
	呼之睁眼	3
	疼痛引起睁眼	2
	不睁眼	1
Ⅱ. 语言反应	言语正确	5
	言语不当	4
	言语错乱	3
	言语难辨	2
	不能言语	1
Ⅲ. 运动反应	能按吩咐动作	6
	对刺痛能定位	5
	对刺痛能躲避	4
	刺痛肢体过屈反应	3
	刺痛肢体过伸反应	2
	不能运动（无反应）	1

一、病史采集和体格检查

1. 病史采集　对意识障碍患者须详细询问病史，进行系统、全面的体格检查，并进行必要的辅助检查。

（1）起病：发生意识障碍的诱因、时间、起病方式及演变过程。

（2）伴随症状

①头痛：蛛网膜下腔出血、脑出血和脑膜炎等。

②高热、抽搐：中枢神经系统感染如脑炎和脑膜炎等。

③精神症状：脑炎和额叶肿瘤等。

④小脑出血和椎基底动脉出血。

（3）既往史

①疾病史：既往有无类似发作，是否有癫痫、精神病、高血压病史，严重的心脏、肺、肝、肾病史，内分泌代谢疾病史（糖尿病、甲状腺功能减退症、垂体功能和肾上腺功能等），以及肿瘤病史。

②服药、中毒史，如镇静催眠药、抗精神病药、降压或降糖药，服用毒性药物。

③外伤史。

④职业以及接触史。

2．体格检查　包括基本生命体征检查如体温、脉搏、呼吸（频率、节律和气味）和血压，以及神经系统和全身性系统性检查。

意识障碍的体格检查项目包括以下内容：

（1）神经系统查体

①脑部：有无新近发生的脑损伤。

②是否存在脑膜刺激征。

③脑神经

- 瞳孔大小。
- 眼球位置，有无偏视、斜视或自发性眼震。
- 对光反射。
- 角膜反射。
- 眼底检查。

④运动功能障碍：有无肢体瘫痪及不随意运动。

⑤深、浅反射。

（2）其他系统体格检查

①心脏查体：心音及心脏杂音。

②肺部查体：啰音。

③腹部查体：有无肝、脾大和腹水。

二、初步诊断

主要分为神经系统疾病和其他系统疾病。其他系统疾病可影响脑的功能代谢，导致弥漫性脑损害，也称代谢性脑病。其临床表现多为先出现脑外原发器官损害的症状和体征，并且相应的实验室检查提示异常，之后出现脑功能受损表现。

相应的辅助检查包括以下内容：

1．针对神经系统疾病

（1）脑脊液检查：对于中枢神经系统感染、蛛网膜下腔出血、脑膜癌症和脱髓鞘等疾病的诊断、鉴别诊断、治疗、疗效评价和预后判断具有重要价值。

（2）影像学检查：头颅 CT 和头颅 MRI 可直观地显示脑内情况，具有快速、有效和分辨率高等特点，可大大提高疾病诊断的准确性。

（3）血管超声：颈动脉超声可客观地检测和评价颈部动脉结构、功能状态或血流动力学改变，对缺血性脑血管病具有病因诊断意义。

（4）神经电生理检查：脑电图通过测定脑生物电活动，了解脑功能状态，是癫痫诊断和分类最客观的手段。

2．针对全身性疾病

（1）通过血、尿、大便常规，以及肝和肾功能、电解质、血气分析、血糖、凝血功能、心肌损伤标志物、脑钠肽、甲状腺功能、药物浓度和毒物检测等了解一般情况，以及肝、肾功能情况等。

（2）通过胸部 X 线平片和胸部 CT 了解心、肺情况，通过心电图明确有无心律失常和心肌缺血，通过超声心动图了解心脏运动和射血分数情况，通过腹部超声及腹部 CT 了解腹腔脏器形态，以及有无病变等。

三、初步处理原则

1．基本处理

（1）保持呼吸道通畅，给予氧疗，必要时进行机械通气。

（2）维持血液循环稳定，开放静脉。如患者有休克，应进行扩容，必要时应用血管活性药物。存在心律失常者给予纠正。对于心脏骤停患者，应立即进行心肺复苏。

2．病因治疗　去除病因及诱因。针对中枢神经系统感染，应给予抗感染治疗。如为脑内占位性病变，视病情行开颅手术，摘除肿瘤。对于内分泌代谢性疾病，给予相应的病因纠正。如为低血糖昏迷，给予高渗葡萄糖溶液。对中毒患者，应尽早给予解毒剂等。

3．对症支持治疗　包括控制脑水肿、降颅内压，维持水、电解质平衡，防治各种并发症（如心力衰竭、呼吸衰竭、应激性溃疡及急性肾衰竭等）。

针对性检查和治疗详见第三十五章、第三十六章和第三十七章。

（李　硕）

第十八章　抽搐与惊厥

抽搐与惊厥的诊断流程见图 18-1。

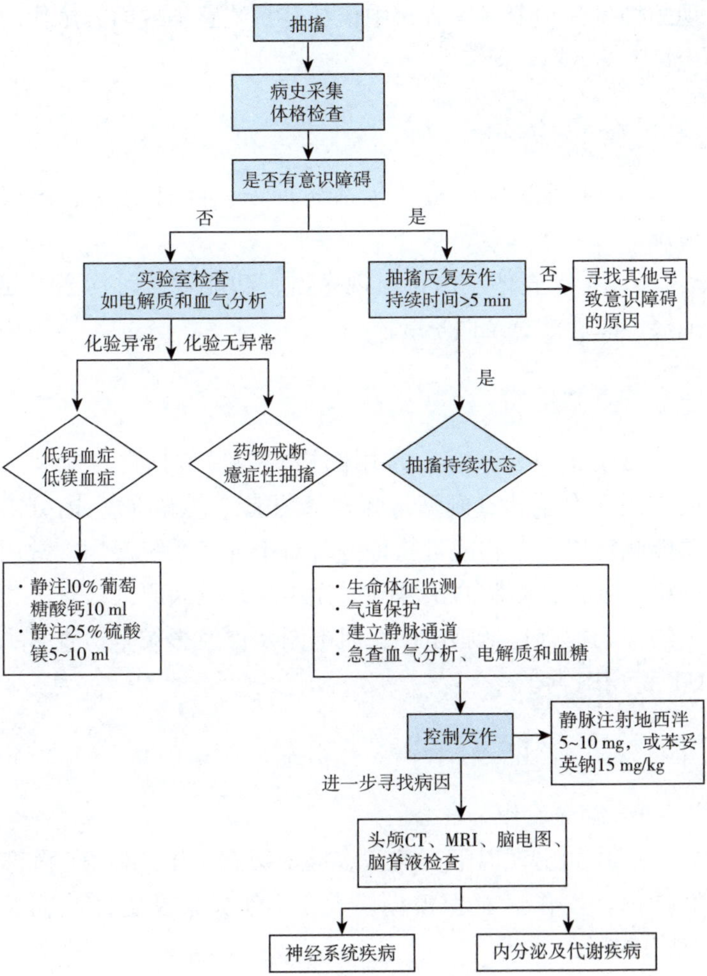

图 18-1　抽搐与惊厥的诊断流程

一、病史采集

1. 重点询问抽搐发作时有无先兆症状，发作时的情况，以及发作后有无意识模糊状态。一般发作后如存在意识模糊状态，则高度提示癫痫发作。

2. 既往病史　反复发作的抽搐可能提示癫痫，新出现的抽搐尚须要考虑有无中枢神经系统感染或内分泌代谢疾病。

二、体格检查

1. 神经专科体检　包括病理征、瞳孔反射和眼底情况。

2. 系统查体　由于出现多器官功能障碍时均会引起抽搐，故应注意全面系统体检。

三、辅助检查

对于全身性疾病，常用的检验项目包括血、尿和大便常规、血生化（血糖、肝和肾功能、电解质）、内分泌功能测定以及药物或毒物检测。对于神经系统疾病，常用的检查项目包括脑脊液常规、血生化以及病原菌检查。相关的辅助检查包括脑电图、肌电图及神经影像学检查（头CT和MRI等）。

四、病因诊断及治疗

1. 癫痫发作

（1）如出现以下征象，多提示癫痫发作：强直-阵挛性抽搐，发作后意识模糊，大、小便失禁及舌体咬伤等（表18-1）。

表18-1 癫痫发作和晕厥的鉴别诊断

鉴别诊断	癫痫发作	晕厥
先兆	无或数秒	可较长
与体位的关系	无关	多于站立时出现
有无意识障碍	有	无或少见
有无抽搐	有	无或少见
有无大小便失禁和舌咬伤	常有	无或少见
神经系统定位	可有	无
心脏查体	无	常有
脑电图	异常	正常

（2）紧急处理：当考虑癫痫发作时，须重点评估患者的一般情况，有无生命危险，必要时进行气管插管保护气道。给予药物控制癫痫发作，减少脑缺血、缺氧和脑水肿，稳定神经功能。

（3）常用药物：一线用药为地西泮，首次 10 ～ 20 mg，按 1 ～ 5 mg/min 缓慢静脉注射。有效但是仍复发者可于 30 min 后重复应用。或在首次应用后将 20 ～ 40 mg 地西泮溶于 100 ～ 250 ml 10% 葡萄糖中缓慢静脉滴注，10 ～ 20 mg/h。24 h 不超过 120mg。

2．电解质紊乱相关的抽搐　维持水、电解质及酸碱平衡，及时纠正低钙和低镁血症。

3．高热惊厥　首先须行降温治疗，控制体温在 38 ℃以下，给予吸氧、补液及补充电解质，应用抗生素控制感染。如果频繁抽搐，出现脑水肿，应用甘露醇、呋塞米脱水及降低颅内压。

4．内分泌及代谢相关疾病　纠正各种低血糖、内分泌危象、肝性脑病及尿毒素脑病等。另外，须排查有无中毒相关抽搐或破伤风的可能。

5．假性癫痫发作　如为癔症，可进行心理暗示和精神专科诊治。

（李　硕、陈玉娇）

第十九章　过敏性休克

过敏性休克的诊疗流程见图 19-1。

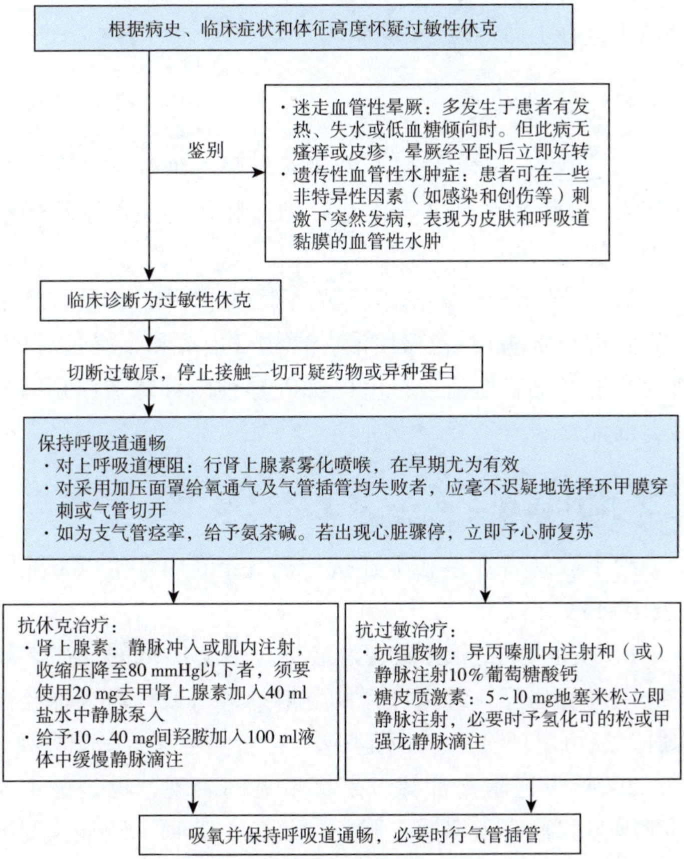

图 19-1　过敏性休克的诊疗流程

过敏性休克是外界某些抗原性物质进入已致敏的机体后，通过免疫机制在短时间内发生的一种强烈的多脏器累及症候群。过敏性休克患者的临床表现、累及的系统和严重程度与机体对抗原的反应性、抗原进入机体的量和进入途径等有关。过敏性休克通常突然发生并迅速进展，以循环功能衰竭为核心表现。如果不能及时、正确地救治，患者往往会有生命危险。

一、常见过敏原

1．药物　抗生素类、局部麻醉药、维生素（磺胺和叶酸）、诊断性制剂（碘化造影剂）和化学制剂（乙烯氧化物）等。

2．异种蛋白　内泌素（胰岛素和加压素）、酶（酶蛋白酶和青霉素酶）、花粉浸液、食物（蛋清和牛奶）、抗血清（抗淋巴细胞血清或抗淋巴细胞异种丙种球蛋白）以及蜂类毒素。

二、临床表现

约半数患者在接触上述抗原后 5 min 内发生以下症状（表 19-1）。

1．皮肤和黏膜表现　为最早、最常出现的征兆，如皮肤潮红和瘙痒，继以广泛的荨麻疹和（或）血管神经性水肿，还可出现喷嚏、水样鼻涕、声音嘶哑甚至影响呼吸。

2．呼吸道阻塞症状　是最多见的表现，也是最主要的死因，如喉头阻塞感、胸闷、气急、喘鸣、憋气、发绀甚至窒息。

3．循环衰竭表现　心悸、出汗、面色苍白及脉速而弱，然后发展为肢冷、发绀、血压迅速下降和脉搏消失，最终导致心脏停搏。

表19-1 过敏性休克的临床表现

临床表现	轻度	中度	重度	极重度
意识	焦虑	表情淡漠	意识模糊，反应迟钝	昏迷，呼吸浅而不规则
口渴	口干	非常口渴	极度口渴或无主诉	无反应
皮肤色泽	面色苍白 肢端稍发绀	面色苍白 肢端发绀	皮肤发绀 可有花斑	极度发绀 皮下出血
温度	暖和稍凉	发凉	湿冷	冰冷
血压	收缩压 80 ~ 90 mmHg	收缩压 60 ~ 80 mmHg	收缩压 40 ~ 60 mmHg	收缩压 < 40 mmHg
脉搏	有力，> 100 次 / 分	脉搏细速，100 ~ 120 次 / 分	脉搏细弱无力	脉搏难以触及
体表血管	正常	毛细血管充盈迟缓	毛细血管充盈极度迟缓	毛细血管充盈极度迟缓
尿量	尿量略减少	尿量减少	尿量明显减少或无尿	无尿

4．意识方面的改变　患者常常首先出现恐惧感和烦躁不安，可能伴有头晕。随着休克的加重，脑循环灌注不足，脑缺氧和脑水肿逐渐加重，可能出现不同程度的意识障碍甚至昏迷，还可出现抽搐和肢体强直等。

三、鉴别诊断

本病发生很快，因此必须及时做出诊断。凡患者在接触抗原或某种药物，或蜂类叮咬后立即发生全身反应，而又难以用药品本身的药理作用解释时，应马上考虑到本病的可能，故在诊断上一般困难不大，但应除外如下情况。

1．迷走血管性晕厥　多发生在注射后，尤其是患者有发热、失水或低血糖倾向时。患者常表现为面色苍白、恶心和出冷汗，继而可晕厥，很易被误诊为过敏性休克。但此病无瘙痒或皮疹。晕厥经平卧后立即好转。血压虽低，但脉搏缓慢。这些表现与过敏性休克的表现不同。对迷走血管性晕厥可用阿托品治疗。

2．遗传性血管性水肿　这是一种由常染色体遗传的缺乏补体 C1 酯酶抑制剂的疾病。患者可在一些非特异性因素（如感染或创伤等）刺激下突然发病，表现为皮肤和呼吸道黏膜的血管性水肿。由于气道阻塞，患者也常有呼吸困难等，与过敏性休克相似。但本病起病较慢，不少患者有家族史和反复发病史。发病时通常无血压下降或荨麻疹等。

四、抢救措施

抢救过敏性休克患者时必须迅速及时、分秒必争、就地抢救，以使其转危为安。

1．立即停药、就地抢救　切断过敏原，给予吸氧并保温。在患者脱离危险前不宜搬动，密切观察生命体征的变化。

2．给予抗过敏药物，应根据病情的严重程度选择，极重度者首选肾上腺素。

（1）立即皮下注射 0.5 ～ 1.0 ml 0.1% 肾上腺素，小儿酌减。如症状不缓解，可每 20 ～ 30 min 皮下或静脉注射 0.5 ml，直至患者脱离危险。

（2）5 ～ 10 mg 地塞米松或 200 mg 氢化可的松加 100 ml 50% 葡萄糖液静脉注射或加入 500 ml 5% ～ 10% 葡萄糖液静脉输液。

（3）抗组织胺类药物，选用 25 ～ 50 mg 异丙嗪或 40 mg 本海明肌内注射。

3．抗休克治疗

（1）补充血容量，纠正酸中毒。可给予 500 ～ 1000 ml 晶体液、胶体液或碳酸氢钠静脉输液。

（2）如血压不回升，须立即静脉泵入多巴胺及去甲肾上腺素。

（3）加大地塞米松或氢化可的松的剂量。

4．发生呼吸抑制时，可给予尼可刹米（可拉明）或洛贝林等呼吸兴奋剂肌内注射、静脉冲入或稀释后静脉输液，必要时行人工通气。发生急性喉头水肿窒息时，可行气管切开术。如出现呼吸停止，应立即进行气管插管。

5．发生心脏骤停时，立即施行心肺复苏，静脉注射 1 mg 0.1% 肾上腺素。

6．发生肌肉瘫痪、松弛无力时，皮下注射 0.5 ～ 1.0 ml 新斯的明，但哮喘时禁用。

（沈林霞、廉宏伟、王军红）

第二十章　中　暑

中暑的诊疗流程见图 20-1。

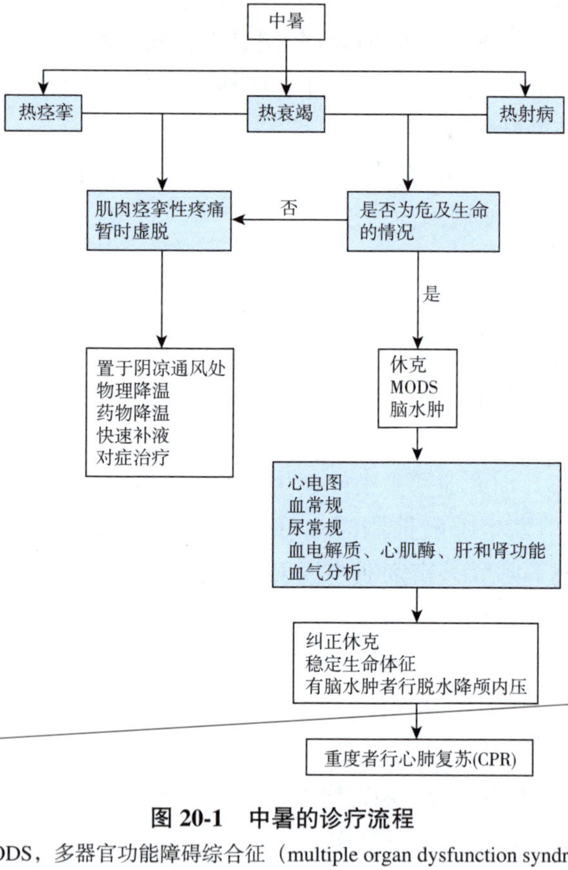

图 20-1　中暑的诊疗流程

注：MODS，多器官功能障碍综合征（multiple organ dysfunction syndrome）

一、中暑的初步诊断

易患人群在暑热季节、高温或高湿环境下，以体温调节中枢功能障碍、汗腺功能衰竭和水、电解质丢失过多为特征的疾病。

1．初步诊断中暑的分期和病情轻重　当深部体温＞41 ℃时，体内蛋白酶发生变性，线粒体功能受损，细胞膜稳定性差，氧依赖代谢途径遭到破坏，常伴随多系统衰竭。根据发病机制和临床表现，中暑分为三型——热痉挛、热衰竭和热射病（日射病）。

2．确定患者是否存在危及生命的迹象　当患者出现以下征象时，提示病情危重，可能随时危及生命，须要立即给予治疗：

（1）高热昏迷。

（2）心力衰竭和代谢性酸中毒。

（3）血流动力学不稳定。

（4）肝、肾衰竭。

（5）弥散性血管内凝血（DIC）。

二、病史采集和体格检查

对高温环境适应不充分是致病的主要原因。在大气温度升高（＞32 ℃）、湿度较大（＞60%）和无风的环境中，当长时间工作或强体力劳动，又无充分的防暑降温措施时，缺乏对高热环境适应者易发生热射病。

易发因素包括：

1．环境温度过高。

2．人体产热增加。

3．散热障碍。

4．汗腺功能障碍。

三、辅助检查

实验室检查可发现高钾、高钙、低钠及低氯。白细胞计数增多，血小板计数减少，肌酐、尿素氮、谷丙转氨酶（GPT）、乳酸脱氢酶（LDH）和肌酸激酶（CK）升高。心电图检查示心律失常和心肌损害。

四、临床表现

前驱症状有头痛、眩晕和疲劳，出汗量并不一定减少。

1. 热痉挛　在高温环境下剧烈运动后出现腓肠肌或腹部肌群痛痒痉挛，休息后缓解，多与体钠过多丢失和通气过度有关。

2. 热衰竭　是热痉挛的继续和发展。脱水后导致血容量不足，出现疲乏、眩晕、恶心、呕吐、头痛、多汗、心动过速、呼吸加快、体温升高、低血压、虚脱或热晕厥和肌痉挛等。

3. 热射病　热射病是一种致命性急症，以高温和意识障碍为特征，往往有头痛、眩晕和乏力。早期受影响的器官依次为脑、肝、肾和心脏。根据发病时患者所处的状态和发病机制，临床上分为两种类型：劳力性热射病和非劳力性热射病。劳力性热射病主要是在高温环境下内源性产热过多，非劳力性主要是在高温环境下体温调节功能障碍而引起散热减少。

（1）劳力性热射病：多为平素健康的年轻人在从事重体力劳动或剧烈运动数小时后发病，约50%的患者有大量出汗，心率可达160～180次/分钟，脉压加大。可发生横纹肌溶解、急性肾衰竭、肝衰竭、DIC或多器官功能衰竭，病死率较高。

（2）非劳力性热射病：在高温环境下，多见于居住在拥挤和通风不良的城市老年体衰居民。表现为皮肤干热和发红，84%～100%的病例无汗，直肠温度常在41℃以上。病初表现为行为异常或癫痫发作，继而出现谵妄、昏迷和瞳孔对称缩小，严重者出现低血压、休克、心律失常、心力衰竭、肺水肿和脑水肿。约 5% 的病例发生急性肾衰竭，可有轻中度 DIC，常在发病后 24 h 左右死亡。

五、诊断和鉴别诊断

1．诊断　在夏季热浪期，如暴露于日光的年轻人出现昏迷、抽搐和高热，或在通风不良、湿度较大的环境发病的老弱病残或孕妇，首先考虑中暑。发病季节、高温和高湿环境及临床表现（高热、昏迷及抽搐）是中暑诊断的关键，非劳力性热射病患者常常无汗。

2．鉴别诊断　对中枢神经系统感染、脑血管意外、中毒性细菌性痢疾、甲状腺危象以及以腹痛为首发症状的热痉挛患者，应注意除外急腹症。

六、依病情轻重采取针对性治疗

应将患者迅速转移到阴凉通风处休息，饮用凉盐水等饮料，以补充盐和水分的丧失。有周围循环衰竭者应静脉补给生理盐水、葡萄糖溶液和氯化钾。热射病患者的预后严重，死亡率高。

1．降温治疗

（1）体外降温：迅速降低深部体温。脱去患者的衣服，吹送凉风，并喷以凉水或以凉湿床单包裹全身。已不再推荐以冰水浸泡治疗，因发生低血压和寒战的并发症较多。但如其他方法无法降温时，亦可考虑此方法，此时须要监测深部体温。一旦低于 38.5 ℃，则须停止冰水降温，以防体温过低。

（2）体内降温：对体外降温无效者，用冰盐水进行胃或直肠灌洗。也可用无菌生理盐水进行腹膜腔灌洗或血液透析，或将自体血液体外冷却后回输体内以降温。

（3）药物降温：氯丙嗪有调节体温中枢的功能，有扩张血管、松弛肌肉和降低氧耗的作用。患者出现寒战时可应用氯丙嗪 25 ~ 30 mg 加入 500 ml 液体中静脉输注，并同时监测血压。不宜使用阿司匹林，因其有抗血小板作用，且对体温过高者亦无效。

2．并发症的治疗

（1）昏迷患者容易发生肺部感染和褥疮，须加强护理。提供必需的热量和营养物质，以促使患者恢复，保持呼吸道畅通，给予吸氧。

（2）积极纠正水和电解质紊乱，维持酸碱平衡。补液速度不宜过快，以免促发心力衰竭。发生心力衰竭时给予快速效应的洋地黄制剂。

（3）应用升压药纠正休克，用甘露醇脱水以防治脑水肿。糖皮质激素对治疗肺水肿和脑水肿等有一定疗效。

3．监测

（1）体温监测：降温期间应每 10 ~ 15 min 检测体温变化。

（2）尿量检测：放置导尿管，监测尿量。应保持尿量 > 30 ml/h。

（3）凝血功能监测：包括凝血酶原时间、部分凝血活酶时间、血小板和纤维蛋白原。

（徐定华、张玉梅）

第二十一章　急性中毒

中毒的诊疗流程见图 21-1。

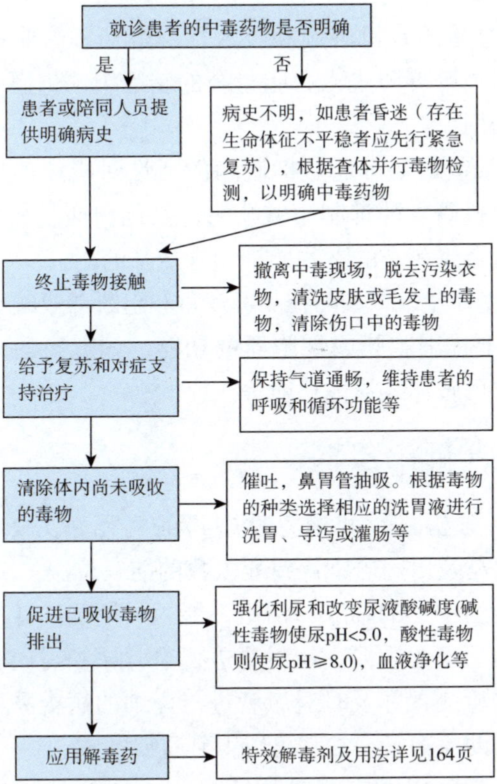

图 21-1　中毒的诊疗流程图

一、发病机制

进入人体的化学物质达到中毒量后产生组织和器官损害引起的全身性疾病称为中毒。

一般情况下，毒物可通过消化道、呼吸道、皮肤和黏膜等途径进入人体而引起中毒。由于可导致中毒的毒物种类繁多，其中毒机制亦多种多样，常见于：

1．强酸或强碱等毒物导致的局部刺激和腐蚀作用。

2．一氧化碳、硫化氢或氰化物等毒物导致的机体组织和器官缺氧。

3．过量的有机溶剂和吸入性麻醉药等亲脂性强的毒物易通过血脑屏障进入含脂量高的脑组织，进而对机体产生麻醉作用。

4．某些毒物可通过抑制酶的活性对机体产生毒害作用，如有机磷农药抑制胆碱酯酶，氰化物抑制细胞色素氧化酶，含金属离子的毒物能抑制含巯基的酶。

5．受体竞争，如阿托品可竞争和阻断毒蕈碱受体等。

6．干扰细胞膜或细胞器的功能，如五氯酚和二硝基酚等酚类可破坏线粒体功能等。

二、诊断和治疗

Meta 分析显示我国急性中毒的病死率为 2.06%，农药、毒蘑菇及鼠药居中毒致死人数的前三位。

在药物中毒的临床诊治中，能否早期确诊并尽早干预对病情预后至关重要。应尽早进行血、尿和胃内容物等标本的毒物检测，并及时对患者进行详细的病史采集及体格检查、辅助检查等，常常可以得到重要线索。

1．常见中毒的特异性体征

（1）皮肤和黏膜

①灼伤：强酸、强碱、甲醛、苯酚以及甲酚皂溶液等。硫酸灼伤的皮肤痂皮呈黑色，盐酸痂皮呈棕色，硝酸痂皮呈黄色。

②发绀：亚硝酸盐、苯胺或硝基苯等。

③黄疸：毒蕈、鱼胆或四氯化碳等。

（2）眼部

①瞳孔缩小：有机磷农药中毒和氨基甲酸酯类杀虫药中毒。

②瞳孔扩大：阿托品和莨菪碱类中毒等。

③视神经炎：甲醇中毒。

（3）神经系统

①昏迷：催眠、镇静或麻醉药中毒，有机溶剂中毒，窒息性毒物中毒，农药中毒，高铁血红蛋白生成性毒物。

②谵妄：阿托品或乙醇中毒。

③瘫痪：可溶性钡盐、蛇毒、箭毒或三氧化二砷。

④惊厥：窒息性毒物、异烟肼、有机磷杀虫剂或拟除虫菊酯杀虫剂等。

⑤精神失常：一氧化碳、二硫化碳或四乙基铅等。

（4）呼吸系统

①呼吸气味：乙醇中毒呈酒味，氰化物中毒呈苦杏仁味，有机磷农药中毒呈大蒜味，苯酚中毒呈来苏-苯酚味等。

②呼吸加快：水杨酸和甲醇等可兴奋呼吸中枢，刺激性气体引起肺水肿，亦可使呼吸加快。

③呼吸减慢：催眠药、安定类药和吗啡中毒，也可见于中毒性脑水肿。

④肺水肿：刺激性气体、安妥、磷化锌和有机磷农药等。

（5）循环系统

①心律失常：阿托品、拟肾上腺素药物、洋地黄、夹竹桃和蟾蜍等。

②心脏骤停：窒息性毒物、洋地黄、奎尼丁、依米丁、砷、锑、河豚中毒和低钾血症等。

（6）泌尿系统

①肾中毒伴肾小管坏死：升汞、苯酚、磺胺、头孢菌素、蛇毒和毒蕈等。

②肾缺血：产生休克的毒素。

③肾小管堵塞：磺胺结晶、毒物致血管内溶血。

（7）血液系统

①溶血性贫血：砷化氢中毒等。

②白细胞减少：氯霉素和抗癌药等。

③出血：阿司匹林、氯霉素和抗癌药等引起的血小板数量异常，由蛇毒、杀虫剂、肝素和水杨酸等引起的血液凝固障碍。

2．治疗原则　在急性中毒的救治中，可遵循以下原则。

（1）终止毒物接触：使患者迅速脱离染毒环境。如为吸入性中毒，应立即将患者撤离中毒现场，保持呼吸道通畅，呼吸新鲜空气，吸氧等。接触性中毒者，应立即脱去污染的衣服，用清水洗净皮肤。若毒物遇水发生反应，应先用干布抹去沾染物，再用水冲洗。

（2）紧急复苏和对症支持治疗：目的是保护和恢复患者的重要器官功能，帮助危重症患者渡过危险期。

（3）清除体内尚未吸收的毒物：如催吐、鼻胃管抽吸、洗胃、导泻和灌肠等。经口中毒者多数可进行此类方法清除未吸收的毒物。洗胃以2 h内最有效，对服毒6 h以上者也不应放弃洗胃。其中腐蚀性毒物（如强酸、强碱）、挥发性烃类化学物（如汽油）口服中毒者禁忌洗胃。洗胃后，灌入泻药以清除肠道内毒物。一般不用油脂类泻药，以免促进脂溶性毒物吸收。导泻常用聚乙二醇、硫酸钠或硫酸镁，口服或由胃管注入。若镁离子吸收过多，对中枢神经系统有抑制作用。肾或呼吸衰竭、昏迷、磷化锌以及有机磷中毒晚期者不宜使用。

（4）促进已经吸收的毒物排出

①补液、强化利尿：可用于毒物以原形由肾排除的毒物中毒。

②改变尿液的酸碱度：如弱酸性毒物（如苯巴比妥或水杨酸类）中毒，静脉应用碳酸氢钠碱化尿液（pH ≥ 8.0），以促进毒物由尿排出。如为碱性毒物（如苯丙胺、士的宁和苯环己哌啶等）中毒时，静脉输注维生素 C（4 ～ 8 g/d）或氯化铵（2.75 mmol/L，q6 h）以酸化尿液（pH ＜ 5.0）。

③供氧：如一氧化碳中毒时，吸氧或高压氧治疗可加速一氧化碳排出。

④血液净化：一般用于血液中毒物浓度明显升高、中毒严重、昏迷时间长、有并发症和经积极支持治疗病情仍逐渐恶化者。

⑤血液透析：用于清除血液中分子量较小和非脂溶性的毒物（如苯巴比妥、水杨酸类、甲醇、茶碱、乙二醇和锂等）。氯酸盐或重铬酸盐中毒能引起急性肾衰竭，应首选血液透析。一般在中毒 12 h 内进行血液透析效果好。如中毒时间过长，毒物与血浆蛋白结合，则不宜透出。

⑥血液灌流：此法能吸附脂溶性或与蛋白质结合的化学物，能清除血液中的巴比妥类（短效、长效）和百草枯等，是目前最常用的中毒抢救措施。

⑦血浆置换：用于清除游离或与蛋白质结合的毒物，尤其适用于生物毒（如蛇毒和蕈中毒）及砷化氢等溶血毒物中毒。一般须在数小时内置换 3 ～ 5 L 血浆。

（5）金属中毒解毒剂多为螯合剂

①铅中毒：依地酸钙钠。将 1 g 依地酸钙钠加于 5% 葡萄糖 250 ml 静脉滴注，qd × 3 d，隔 3 ～ 4 天可重复用药。

②砷中毒：二巯丙醇。2 ~ 3 mmg/kg 肌内注射，第 1 ~ 2 天每 4 ~ 6 h 一次，第 3 ~ 10 天每日 2 次。

③汞中毒：二巯丙磺钠。5% 二巯丙磺钠 5 ml 肌内注射，每日一次，共 3 天，间隔 4 天后可重复用药。

④锑中毒：二巯丁二钠。首剂 2 g，注射用水 10 ~ 20 ml 稀释后静脉注射，之后 1 g，每 1 h 一次，持续 4 ~ 5 h。

⑤亚硝酸盐、苯胺或硝基苯中毒：亚甲蓝（美蓝）。1% 亚甲蓝 5 ~ 10 ml（1 ~ 2 mg/kg）稀释后静脉注射，酌情可重复。

⑥氰化物中毒：吸入亚硝酸异戊酯→ 3% 亚硝酸钠溶液 10 ml 静脉注射→ 50% 硫代硫酸钠 50 ml 静脉注射。

⑦乙二醇、甲醇中毒：甲吡唑。负荷量 15 mg/kg 加入 100 ml 生理盐水或 5% 葡萄糖液中静脉滴注（> 30 min），维持量：10 mg/kg 每 12 h 一次连用 4 次。

⑧ β 受体阻滞剂和钙通道阻滞药中毒：高血糖素。首剂 5 ~ 10 mg 静脉注射，酌情可反复注射，维持量为 1 ~ 10 mg/h 静脉滴注。

⑨磺酰脲类药物中毒：奥曲肽。50 ~ 100 μg 每 8 ~ 12 h 一次静脉注射或皮下注射。

⑩阿片类麻醉药中毒：纳洛酮。0.4 ~ 0.8 mg 静脉注射，酌情可重复。

⑪ 苯二氮䓬类药物中毒：氟马西尼。

⑫ 有机磷农药中毒：阿托品和氯解磷定或碘解磷定。

⑬ 毒蕈中毒：阿托品。0.5 ~ 2 mg 皮下注射，每 0.5 ~ 6 h 一次。有肝损害者应用巯基解毒药如二巯丁二钠或二巯丙磺钠。

2．特殊毒物的解救

（1）苯二氮䓬类药物中毒药物的解救：氟马西尼是苯二氮䓬类受体特异性拮抗剂，能与苯二氮䓬类药物竞争受体结合部位，从而逆转或减轻其中枢抑制作用。昏迷患者可于静脉注射后 1 min 清醒，因而本品适用于可疑苯二氮䓬类药物中毒的诊断和重症苯二氮䓬类中毒的急救。本品对乙醇和阿片类药物中毒无效。用药方法为 0.2 ~ 0.3 mg 静脉注射，继之以 0.2 mg/min 静脉注射，直至有反应或达 2 mg。因氟马西尼的半衰期短（0.7 ~ 1.3 h），故对有效者应每小时重复给药 0.1 ~ 0.4 mg，以防症状复发。既往长期使用苯二氮䓬类药物的患者，如快速注射本品，会出现戒断症状，如焦虑、心悸和恐惧等，故应缓慢注射。戒断症状较重者，可缓慢注射地西泮 5 mg。

（2）有机磷中毒药物的解救：有机磷农药中毒时，在清除毒物的过程中，应同时使用胆碱酯酶（ChE）重活化剂和抗胆碱药治疗。用药原则是：根据病情早期、足量、联合和重复应用解毒药，并且合理停药。我国目前主要应用氯解磷定（首选）和碘解磷定。

① ChE 复能药：氯解磷定（氯磷定）的首次用量为轻度中毒 0.5 ~ 1.0 g，中度中毒 1.0 ~ 2.0 g，重度中毒 2.0 ~ 3.0 g，肌内注射或静脉注射。碘解磷定只可静脉注射，1.5 g 碘解磷定的作用相当于 1 g 氯解磷定。应用 ChE 复能药后，N 样症状消失和全血 ChE 活性恢复至 50% 甚至 60% 以上时，显示 ChE 复能药用药剂量足，可暂停给药。如未出现上述指标，应尽快补充给药，再给首次的半量。如洗胃彻底，轻度中毒者无须重复给药，中度中毒者首次足量给药后一般重复 1 ~ 2 次即可，重度中毒者首次给药后 30 ~ 60 min 未出现药物足量指征时应重复用药。ChE 复能药的给药时间越早越好。一般认为中毒 48 h 后再给活化剂，其疗效较差或无明显的重活化作用。

②抗胆碱药：阿托品为其典型代表。此外，还有山莨菪碱和樟柳碱等。阿托品的首次用量为轻度中毒 2.0 ~

4.0 mg，中度中毒 4.0 ~ 10.0 mg，重度中毒 10.0 ~ 20.0 mg。依病情每 10 ~ 30 min 或 1 ~ 2 h 给药一次，直至 M 样症状消失或出现“阿托品化”。阿托品化的标准为口干、皮肤干燥、心率稍快（90 ~ 100 次 / 分）、瞳孔较前扩大和肺部湿啰音消失。当中毒晚期 ChE 已“老化”或其活性低于 50% 时，应给予适量抗胆碱药维持阿托品化，直至全血 ChE 活性恢复至 50% 甚至 60% 以上为止。如出现瞳孔明显扩大、神志模糊、烦躁不安、抽搐、昏迷和尿潴留等，则为阿托品中毒，应立即停用阿托品。

（怀　伟、胡煦晨）

第二十二章　淹　溺

淹溺的诊疗流程见图 22-1。

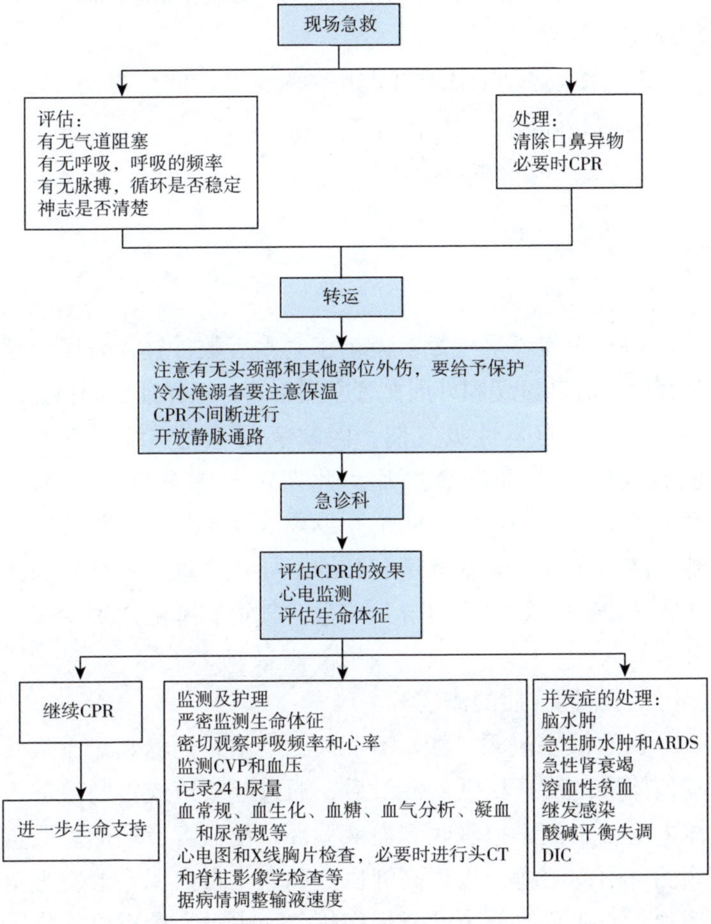

图 22-1　淹溺的诊疗流程

注：CPR，心肺复苏（cardiopulmonary resuscitation）；ARDS, 急性呼吸窘迫综合征（acute respiratory distress syndrome）；CVP，中心静脉压（central venous pressure）；DIC，弥散性血管性凝血（disseminate intravascular coagulation）

一、病因

1．初学游泳或长时间游泳疲劳者。

2．游泳或盆浴时出现心脑血管事件。

3．低血糖或肌肉痉挛发作。

4．水上运动、跳水或潜水时出现颈椎和头部损伤等意外。

5．水上运动前饮酒或滥用影响脑功能的药物。

6．意外落水。

7．水灾或投水自杀。

二、发病机制

1．始发过程

（1）自发性屏气期：发生于溺水后数秒钟，表现为呼吸暂停、心动过缓和外周血管剧烈收缩，以保证心脑供血。

（2）非自发性吸气期：因缺氧而不能继续屏气，出现高碳酸血症和低氧血症。此期可分为湿性淹溺和干性淹溺。湿性淹溺占80%～90%，表现为喉部肌肉松弛，液体误吸、充塞气道和肺泡，导致窒息。干性淹溺占10%～20%，喉痉挛可导致窒息，气道和肺泡内很少或无液体吸入。

2．不同介质的淹溺

（1）淡水淹溺：淡水（江河、湖泊或池塘）比血浆或其他体液的渗透压低。浸没后，通过呼吸道或胃肠道进入体内的淡水被迅速吸收到血液循环，使血容量增加。严重病例可引起溶血，出现高钾血症和血红蛋白尿，继发心室颤动、心搏骤停及急性肾损伤等。淡水吸入最重要的临床意义是肺损伤，即使迅速复苏，仍不能终止急性肺损伤过程，出现广泛肺水肿或微小肺不张。此外，肺泡内液体也妨碍，正常的气体交换，使氧合作用发生障碍，造成全身缺氧。

(2) 海水淹溺：海水的含钠量是血浆的3倍以上，并含有大量钙盐和镁盐。海水对呼吸道及肺泡的作用主要为化学损伤，引起肺水肿。海水中的各种电解质可以进入血液循环。高钙血症可引起心动过缓和各种传导阻滞甚至心搏骤停。高镁血症可抑制中枢神经系统和周围神经系统，出现意识的改变，并使横纹肌收缩力下降，出现肌无力症状，还可能出现血管扩张和血压降低。

(3) 冷水淹溺：在冷水中，体温迅速降低。中心体温下降至30 ~ 34 ℃时，可导致神志丧失，加重误吸窒息。但冷水淹溺可降低身体代谢，对重要器官有保护作用，因此，对于冷水淹溺者，在心脏停搏60 min内不宜轻易放弃复苏。

三、临床表现

淹溺史为最重要的病史。淹溺者的临床表现差异较大，与溺水时间长短、吸入液体量及性质等均相关。须警惕肢体和脊柱等部位外伤。

1. 淹溺发生1 ~ 2 min内　神志多清醒，呛咳，胸闷不适，四肢酸痛乏力，血压升高，呼吸频率加快。

2. 淹溺发生3 ~ 4 min内　可出现神志模糊或烦躁，剧烈咳嗽，呼吸困难，心率减慢，血压降低，皮温低，发绀。喉痉挛期后，水进入呼吸道及消化道，出现颜面水肿，眼部充血，口鼻血性泡沫痰，皮温低，发绀，上腹部膨胀。

3. 淹溺5 min以上　昏迷，口鼻血性分泌物，皮肤发绀重，呼吸困难或呼吸微弱，心音不清，呼吸衰竭、心力衰竭甚至瞳孔散大，呼吸及心跳停止。

四、治疗

有症状者应收住ICU进行24 ~ 48 h监护，预防ARDS。面罩通气及机械通气均无效时可尝试体外膜氧合器（extracorporeal membrane oxygenation，ECMO）。采用亚低温治疗以减轻脑损害。进行高压氧治疗对淹溺造成的组织缺氧及脑水肿疗效较好。对淡水淹溺者可给予高张氯化钠溶液（2% ~ 3%）以纠正低钠血症，但须要监测补液量和补液速度，以避免过快、过多输液而导致容量超负荷。海水淹溺者可静脉滴注碳酸氢钠和5%葡萄糖溶液，纠正电解质紊乱，同时要放宽补液量，以纠正血容量。应尽早应用广谱强效抗生素。对于在浅水中游泳或跳水姿势不当造成的淹溺，须警惕外伤发生的可能。

（王　蒙）

第二十三章　社区获得性肺炎

社区获得性肺炎的诊疗流程见图 23-1。

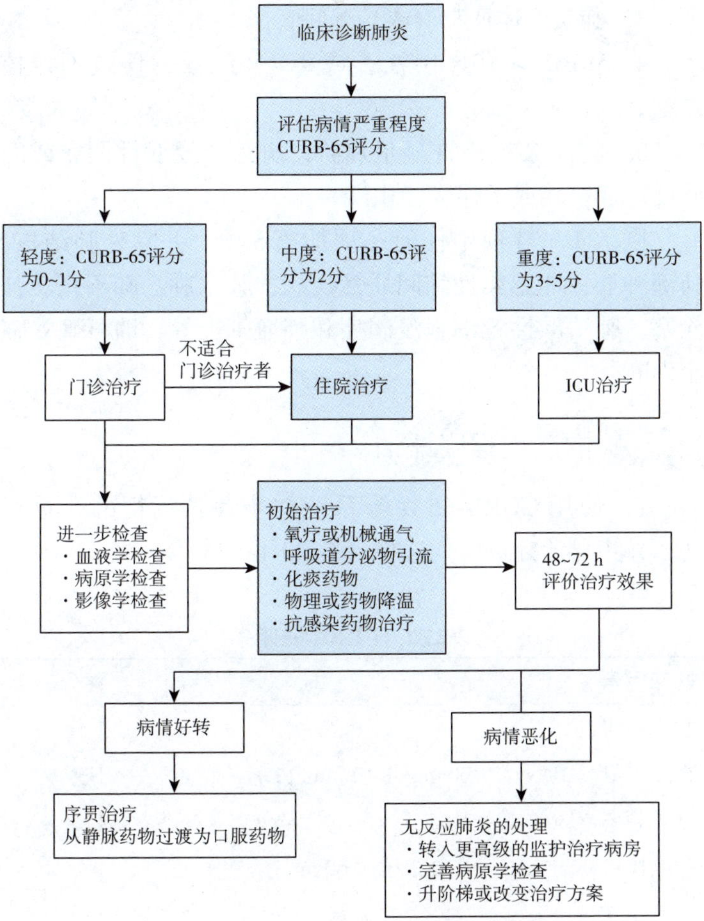

图 23-1　社区获得性肺炎的诊疗流程

一、诊断

社区获得性肺炎的诊断标准为：

1．新近出现的咳嗽和咳痰，或原有呼吸道疾病症状加重，并出现脓性痰，伴或不伴胸痛。

2．发热。

3．肺实变体征和（或）湿啰音。

4．WBC ＞ 10×10^9/L，或＜ 4×10^9/L，伴或不伴核左移。

5．胸部 X 线检查显示片状、斑片状浸润性阴影或间质性改变，伴或不伴胸腔积液。

以上 1 ～ 4 项中任何一项加第 5 项，并除外肺结核、肺部肿瘤、非感染性肺间质性疾病、肺水肿、肺不张、肺栓塞、肺嗜酸性粒细胞浸润症和肺血管炎等，即可确立临床诊断。

二、病情严重程度评估

1．使用 CURB-65 评分系统初步评估病情的严重程度，并指导治疗场所的选择（表 23-1、23-2）。

表23-1　CURB-65评分

临床因素	评分
意识障碍	1 分
血尿素氮（BUN）＞ 20 mg/dl（7 mmol/L）	1 分
呼吸频率≥ 30 次 / 分	1 分
收缩压＜ 90 mmHg，或舒张压＜ 60 mmHg	1 分
年龄＞ 65 岁	1 分

表23-2　CURB-65评分与治疗场所的选择

CURB-65 评分	治疗建议
0 ~ 1 分	门诊治疗
2 分	住院治疗
3 ~ 5 分	住院治疗并考虑收住 ICU

注：合并以下情况的患者不适合门诊治疗：处于虚弱状态；口服药物治疗无效，有严重的社会或精神问题，药物成瘾，生活条件不稳定，以及无家可归者。

2．重症社区获得性肺炎的诊断　获得更多的临床资料后，评估患者是否为重症社区获得性肺炎。

（1）主要标准：需要有创机械通气。脓毒症休克者须要给予血管活性药物。

（2）次要标准：呼吸频率 ≥ 30 次 / 分[a]；FiO_2/PaO_2[a] ≤ 250[a]，多个肺叶浸润，意识障碍或定向力障碍，氮质血症（BUN ≥ 7 mmol/L）；白细胞减少[b]（WBC < 4×10^9/L）；血小板减少（PLT < 100×10^9/L）；低体温（体温 < 36 ℃），需要液体复苏的低血压，低血糖症（非糖尿病患者），急性酒精中毒或酒精戒断，低钠血症，无法解释的代谢性酸中毒或高乳酸血症，肝硬化，无脾。

如具备任何一条主要标准或者至少三条次要标准，则诊断为重症社区获得性肺炎。

注：[a]需要无创机械通气者，标准为呼吸频率 > 30 次 / 分，FiO_2/PaO_2 < 250。[b]仅由感染所致。

三、初步处理

1．初始的辅助检查

（1）常规检查

①血常规。

②肝和肾功能、电解质、心肌酶以及血糖。

③凝血功能。

④血气分析。

⑤降钙素原。

⑥涂片找细菌（痰）。

⑦涂片找真菌（痰）。

⑧军团菌抗体 + 支原体抗体 + 衣原体抗体。

⑨呼吸道病原学检查（甲型及乙型流感）。

⑩ 胸部 X 线和 CT 检查。

（2）其他检查（须要进行鉴别诊断时）

①涂片找结核分枝杆菌（痰）、PPD 及结核抗体。

② G 试验和 GM 试验。G 试验指 1,3-β-D 菌聚糖检测。GM 试验指半乳糖甘露醇聚糖抗原检测。

2．初始的治疗方案

（1）氧疗。

（2）给予抗感染药物治疗（见后）。

（3）体位引流或振动排痰仪辅助排痰。

（4）给予化痰药物（如氨溴索等）。

（5）发热患者给予降温（物理降温和药物降温）。

（6）纠正水、电解质和酸碱平衡紊乱。

（7）治疗其他合并症。

（8）保证足够的热量摄入。

3．特殊情况的处理

（1）脓毒症休克

①液体复苏（晶体液 + 胶体液）。

②必要时加用血管活性药物（多巴胺或去甲肾上腺素）。

③酌情给予糖皮质激素（200 ~ 300 mg 氢化可的松或相应剂量的其他激素）。

（2）对低氧血症或呼吸窘迫患者，尝试给予无创呼吸机辅助通气。

①严重低氧血症（$FiO_2/PaO_2 < 150$）及双侧肺叶浸润患者，考虑给予有创呼吸机辅助通气。

②对双肺弥漫性炎症或 ARDS 患者进行机械通气时，采取小潮气量通气策略（6 ml/kg 理想体重）。

4．抗生素治疗　社区获得性肺炎的经验性抗生素治疗建议见表 23-3。

（1）治疗效果评价：抗生素治疗 48 ～ 72 h 后对治疗效果进行评价，判断临床情况是否稳定。

临床情况稳定的标准：

①体温≤ 37.8 ℃。

②心率≤ 100 次 / 分。

③呼吸频率≤ 24 次 / 分。

④收缩压≥ 90 mmHg。

⑤ $SpO_2 \geq 90\%$ 或 $PaO_2 \geq 60$ mmHg（呼吸空气）。

⑥能经口服药*。

⑦精神状态正常*。

*用于评估能否改为口服给药以及能否出院，与评价病情是否恶化无关。

（2）序贯治疗

①如达到上述标准，胃肠道功能正常者，可以改为口服给药。

②如达到上述标准，无其他合并症，院外能够继续治疗者，可以出院。

③如未能达到上述标准或病情恶化者，见无反应肺炎的处理策略。

（3）抗感染药物的治疗疗程

①抗感染治疗的总疗程至少为 5 天。

②体温正常的时间达到 48 ～ 72 h。

③在临床情况稳定的标准中，未达标项目不超过 1 条。

表23-3　社区获得性肺炎的经验性抗生素治疗建议

患者情况		抗生素治疗建议
门诊治疗患者	既往健康，最近3个月未使用过抗生素，且无耐药性肺炎链球菌（DRSP）感染风险*	大环内酯类 多西环素
	存在合并症：慢性梗阻性肺疾病（COPD）、糖尿病，慢性心脏、肺、肝及肾疾病，恶性肿瘤，酒精中毒，无脾，免疫抑制疾病或接受免疫抑制治疗，最近3个月接受抗生素治疗	呼吸喹诺酮 半合成青霉素＋大环内酯类 头孢菌素（最近3个月使用过大环内酯类或呼吸喹诺酮者）
	所在地区高水平大环内酯耐药肺炎球菌的感染率≥25%，无论有无合并症	呼吸喹诺酮 半合成青霉素＋大环内酯类/多西环素
住院治疗患者	普通病房	呼吸喹诺酮 头孢菌素/厄他培南＋大环内酯类/多西环素
	ICU	半合成青霉素/头孢菌素＋大环内酯类/呼吸喹诺酮 呼吸喹诺酮＋氨曲南（青霉素过敏）
特殊情况	考虑假单胞菌感染，气管插管吸引物、痰及血标本证实存在假单胞菌感染，结构性肺病，反复急性加重的COPD	头孢他定/头孢吡肟/亚胺培南/美罗培南/哌拉西林他唑巴坦/头孢哌酮舒巴坦＋环丙沙星/高剂量左氧氟沙星或氨基糖苷＋大环内酯 （青霉素过敏者以氨曲南替代β-内酰胺）

续表

患者情况	抗生素治疗建议
考虑社区感染的耐甲氧西林金黄色葡萄球菌（CA-MRSA）感染，气管插管吸引物和痰证实耐甲氧金黄色葡萄球菌（MRSA）感染，终末期肾病，静脉药瘾，先前感染流感，先前抗生素治疗（尤其是喹诺酮类）	万古霉素 利奈唑胺

注：感染耐药肺炎球菌（DRSP）的风险为：年龄＜ 2 岁或＞ 65 岁，最近 3 个月使用过 β- 内酰胺类抗生素，酒精中毒，有内科合并症，有免疫抑制疾病或接受免疫抑制治疗，接触幼儿园儿童

符合以上三条指标的患者可以考虑停用抗生素。

注：对于初始抗生素治疗未能覆盖本次致病的病原体或存在肺外并发症者（如脑膜炎和心内膜炎等），应该适当延长治疗疗程。

五、无反应肺炎的处理

1．转入更高级的监护治疗病房。

2．进一步完善病原学检查。

（1）评估患者自身的免疫状态。

（2）重新评估可能存在的病原体。

①重新评估已经获得的微生物学检验结果。

②重新进行微生物学检验（可考虑通过侵袭性手段获得微生物学标本，如经气管插管或支气管镜取得标本，多次血培养）。

③根据危险因素评估特殊病原体感染的可能。

（3）考虑行胸部 CT 检查。

（4）考虑胸腔穿刺（怀疑肺炎旁胸腔积液或脓胸）。

（5）考虑支气管镜检查（肺泡灌洗和肺活检）。

（6）寻找有无肺外感染灶。

（7）评估留置导管感染的可能。

3．升阶梯治疗或改变治疗方案

（1）如未能明确病原体，考虑选择更广谱的抗感染治疗方案。

（2）如已明确病原体，根据病原体调整抗感染治疗方案。

（3）怀疑非典型病原体感染时，喹诺酮的效果优于大环内酯类抗生素。

（4）怀疑药物热时，停用抗生素（尤其是 β- 内酰胺类药物）。

（郑　康、尚　文）

第二十四章　慢性阻塞性肺疾病急性加重期

慢性阻塞性肺疾病急性加重期（acute exacerbation of chronic obstructive pulmonary disease，AECOPD）的诊疗流程见图 24-1。

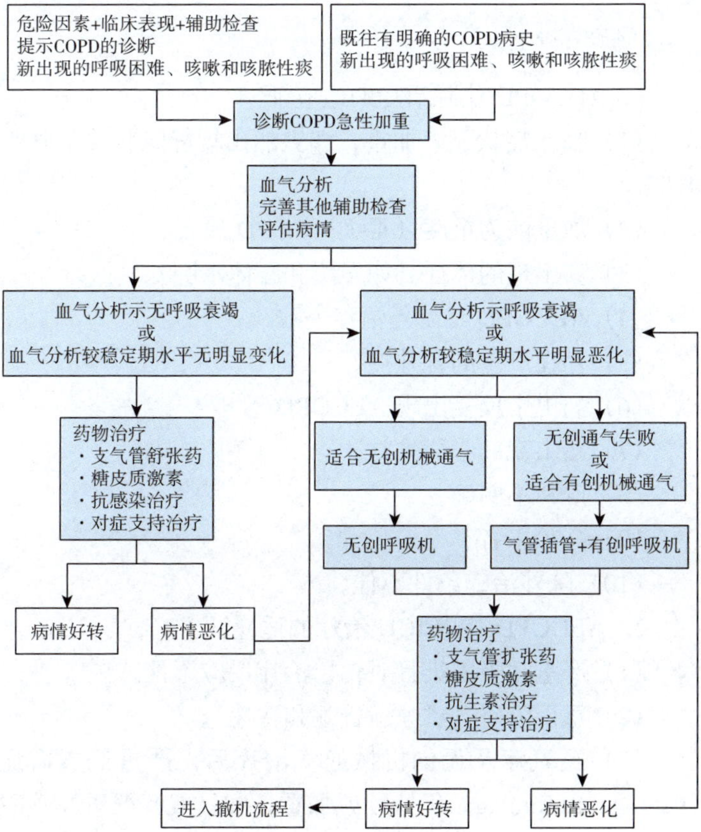

图 24-1　AECOPD 的诊疗流程

一、诊断

患者在慢性病程中，如短期内咳嗽、咳痰、气短和（或）呼吸困难加重，痰量增多，呈脓性或黏液脓性，并伴发热等症状时，应诊断为 AECOPD。

此外，患者亦可出现全身不适、失眠、嗜睡、疲乏、抑郁和精神紊乱等症状。当患者出现运动耐力下降、发热和（或）胸部影像异常时，可能为 AECOPD 的征兆。咳嗽、痰量增多及出现脓性痰常提示细菌感染。

二、病情评估

1．AECOPD 住院治疗的适应证

（1）临床症状显著加重，如突然出现静息状况下呼吸困难。

（2）加重前为重度（Ⅲ级）COPD 患者。

（3）新出现的体征（如发绀和肢体水肿）。

（4）AECOPD 经院外治疗失败。

（5）存在严重的合并症。

（6）病史中反复出现 AECOPD。

（7）新出现的心律失常。

（8）诊断不明确。

（9）高龄患者。

（10）院外治疗条件不佳。

2．AECOPD 住入 ICU 治疗的适应证

（1）严重呼吸困难且对初始治疗反应不佳。

（2）意识障碍（嗜睡、昏睡和昏迷）。

（3）经氧疗及无创机械通气治疗后，严重低氧血症（$PaO_2 < 40$ mmHg）仍持续或加重，和（或）严重高碳酸血症（$PaCO_2 > 60$ mmHg）仍持续或加重，和（或）严重

呼吸性酸中毒（pH < 7.25）仍持续或加重。

（4）须行有创机械通气。

（5）血流动力学不稳定——须使用血管活性药物。

三、院内治疗

1．初始辅助检查

（1）常规检查

①血常规。

②肝和肾功能、电解质、心肌酶及血糖。

③凝血功能。

④血气分析。

⑤降钙素原。

⑥涂片找细菌（痰）。

⑦细菌培养 + 药敏（痰）。

⑧细菌培养 + 药敏（血）。

⑨胸部 X 线或 CT 检查。

（2）其他检查（须要鉴别诊断时）

①涂片找结核分枝杆菌（痰）、PPD 和结核抗体。

② G 试验和 GM 试验。

③呼吸道病原学检查（甲型和乙型流感）。

④军团菌抗体 + 支原体抗体 + 衣原体抗体。

⑤涂片找真菌（痰）。

2．初始治疗方案

（1）控制性氧疗

①氧疗目标：SpO_2 > 90% 或 PaO_2 > 60 mmHg。

②氧疗方式：鼻导管或 Venturi 面罩。

③吸入氧浓度：一般不超过 30%。

（2）基础药物治疗

①吸入支气管扩张药：布地奈德 + 异丙托溴铵雾化

吸入。

②静脉输注茶碱：氨茶碱或多索茶碱。

③糖皮质激素：主要用于须要住院治疗的 AECOPD 的患者：泼尼松龙（或等效剂量其他药物）30 ~ 40 mg/d，口服 7 ~ 10 天；甲泼尼龙 40 mg/d 或氢化可的松 200 mg/d 静脉输注。

3．AECOPD 患者给予抗感染治疗的适应证

（1）具备以下三项基本症状的 AECOPD 患者：呼吸困难加重、痰量增加和痰液变为脓性。

（2）具备上述两项基本症状，且痰液变为脓性为其中一项的 AECOPD 患者。

（3）须要进行机械通气（无创或有创）的 AECOPD 患者。

4．其他治疗

（1）呼吸兴奋剂：不推荐常规使用。

（2）呼吸道分泌物的引流。

①胸部叩击法 + 体位引流（多用于痰量＞ 25 ml/d）。

②氨溴索静脉给药或口服。

（3）容量管理。

（4）营养支持。

（5）深静脉血栓形成的预防：低分子肝素皮下注射（多用于制动、红细胞增多和血容量不足的患者）。

关于 AECOPD 的抗感染治疗建议见表 24-1。

四、机械通气策略

1．无创机械通气的适应证

（1）对于病情较轻（动脉血 pH ＞ 7.35，$PaCO_2$ ＞ 45 mmHg）的 AECOPD 患者，宜早期应用无创机械通气。

表24-1　AECOPD的抗感染治疗建议

患者的病情	可能的病原体	抗感染药物治疗建议
轻度 AECOPD 不伴导致预后差的危险因素[a]	流感嗜血杆菌 肺炎链球菌 卡他莫拉菌 肺炎衣原体 病毒	①仅有一项基本症状[c]者无须抗生素治疗 ②口服抗感染药物（首选）：半合成青霉素、四环素、甲氧苄啶或磺胺甲噁唑 ③口服抗感染药物（次选）：半合成青霉素或酶抑制剂、大环内酯类、头孢菌素（第二代、第三代）及酮内酯
中度 AECOPD 伴有导致预后差的危险因素	轻度 AECOPD 可能的病原体 + 耐药肺炎链球菌 + 肠杆菌（肺炎克雷伯菌、变形杆菌及大肠埃希菌等）	①口服抗感染药物（首选）：半合成青霉素或酶抑制剂 ②口服抗感染药物（次选）：呼吸喹诺酮 ③静脉抗感染药物：半合成青霉素或酶抑制剂、头孢菌素（第二代、第三代）和呼吸喹诺酮
重度 AECOPD 伴有感染铜绿假单胞菌的危险因素[b]	中度 AECOPD 可能的病原体 + 铜绿假单胞菌	①口服抗感染药物（首选）：喹诺酮（环丙沙星或高剂量左氧氟沙星[d]） ②静脉抗感染药物：喹诺酮（环丙沙星或高剂量左氧氟沙星[d]）、头孢他定、头孢吡肟、亚胺培南、美罗培南、哌拉西林、他唑巴坦或头孢哌酮舒巴坦

[a] 导致预后差的危险因素有：伴有合并症，重度 COPD，频繁出现 AECOPD（> 3 次 / 年），以及最近 3 个月曾使用抗生素。

[b] 感染铜绿假单胞菌的危险因素有：近期住院，频繁使用抗菌药物（最近 1 年内 4 次抗生素治疗），重度（Ⅲ级）AECOPD，曾在急性加重期或稳定期分离出铜绿假单胞菌。

[c] 基本症状：呼吸困难加重，痰量增加，痰液变为脓性。

[d] 高剂量左氧氟沙星：750 mg/d 用于针对铜绿假单胞菌感染。

（2）对于出现轻中度呼吸性酸中毒（7.25 < pH < 7.35）以及明显呼吸困难（辅助呼吸肌参与以及呼吸频率> 25 次 / 分）的 AECOPD 患者，推荐应用无创机械通气。

（3）对于出现严重呼吸性酸中毒（pH < 7.25）的 AECOPD 患者，在严密观察的前提下可短时间（1 ～ 2 h）试用无创机械通气。

2．无创机械通气的禁忌证

（1）呼吸抑制或停止。

（2）心血管系统功能不稳定（低血压、心律失常和心肌梗死）。

（3）意识障碍或不能合作的患者。

（4）存在高误吸的风险（吞咽反射异常及严重上消化道出血）。

（5）痰液黏稠或有大量气道分泌物。

（6）有近期面部或胃、食管手术史。

（7）头面部外伤。

（8）固有的鼻咽部结构异常。

（9）烧伤。

（10）过度肥胖。

3．有创机械通气的适应证

（1）不能耐受无创机械通气或无创机械通气失败。

（2）严重呼吸困难（辅助呼吸肌参与呼吸并出现胸腹矛盾运动）。

（3）呼吸频率> 35 次 / 分。

（4）存在危及生命的低氧血症（PaO_2 < 40 mmHg）。

（5）严重酸中毒（pH < 7.25）和（或）高碳酸血症（$PaCO_2$ > 60 mmHg）。

（6）呼吸抑制或停止。

（7）嗜睡和意识障碍。

(8) 心血管并发症（低血压和休克）。

(9) 其他并发症（代谢紊乱、脓毒症、肺炎、肺栓塞、气压伤和大量胸腔积液）。

（郑　康、尚　文）

第二十五章　支气管哮喘急性发作

支气管哮喘急性发作的诊疗流程见图 25-1。

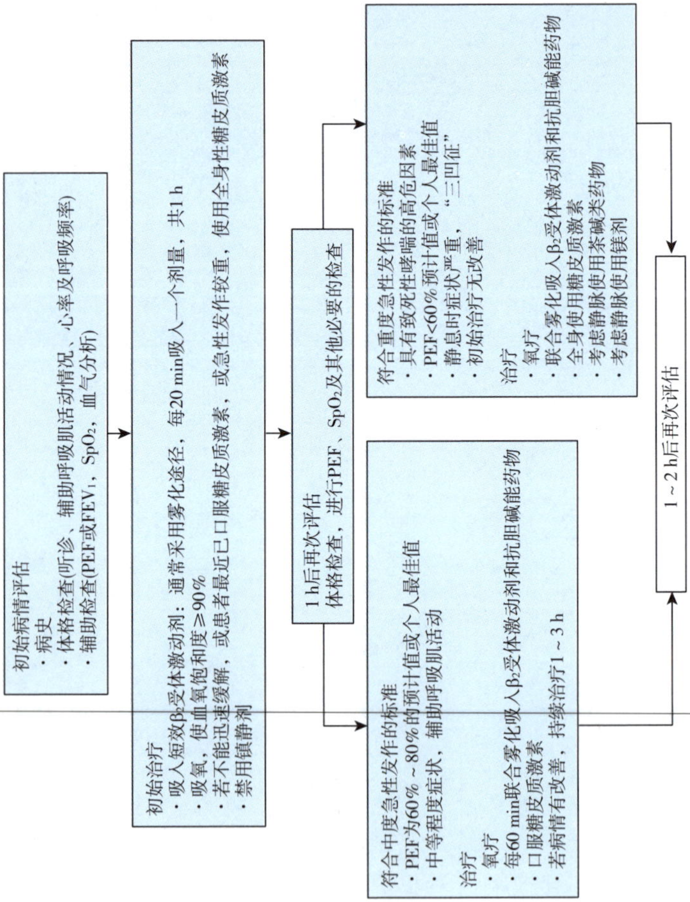

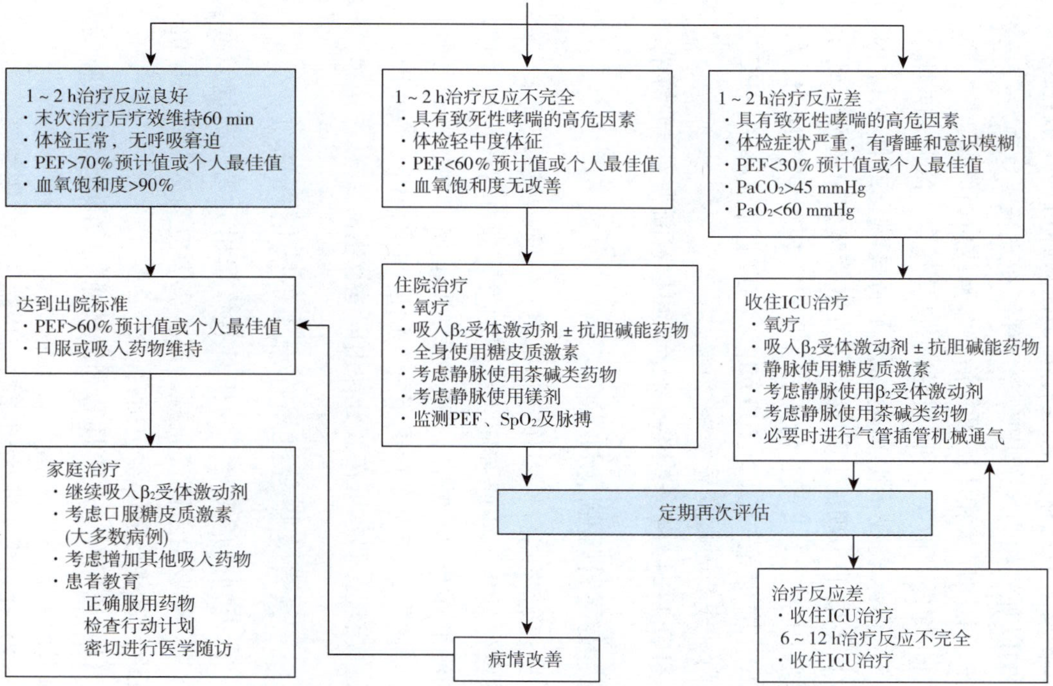

图 25-1　支气管哮喘急性发作的诊疗流程

注：FEV_1，第一秒末用力呼气量（forced expiratory volum）；PEF，呼气流量峰值 (peak expiratory flow)

一、支气管哮喘的诊断标准

1．反复发作喘息、气急、胸闷或咳嗽，多与接触变应原、冷空气、物理或化学性刺激、病毒性上呼吸道感染及运动等有关。

2．支气管哮喘急性发作时，在双肺可闻及散在或弥漫性的以呼气相为主的哮鸣音，呼气相延长。

3．上述症状和体征可经治疗缓解或自行缓解。

4．除外其他疾病所引起的喘息、气急、胸闷和咳嗽。

5．临床表现不典型者（如无明显喘息或体征），应至少具备以下一项试验阳性：①支气管激发试验或运动激发试验阳性。②支气管舒张试验阳性，FEV_1 增加≥ 12%，且 FEV_1 增加绝对值≥ 200 ml。③呼气流量峰值（PEF）1 日内（或 2 周）变异率≥ 20 %。

符合 1+2+3+4 条或 4+5 条者，可以诊断为支气管哮喘。

二、支气管哮喘急性发作

支气管哮喘急性发作是指喘息、气促、咳嗽和胸闷等症状突然发生，或原有症状急剧加重，常有呼吸困难，以呼气流量降低为其特征。常因接触变应原、刺激物或呼吸道感染诱发。其程度轻重不一，病情加重，可在数小时或数天内出现，偶尔可在数分钟内即危及生命。

三、支气管哮喘急性发作患者的病情评估

1．识别高危患者　对于具有哮喘相关死亡高危因素的患者，须要给予高度重视。这些患者应当尽早到医疗机构就诊。这些高危因素包括：

（1）曾经有过气管插管和机械通气的濒于致死性哮喘的病史。

（2）在过去 1 年内因哮喘而住院或到急诊就诊。

（3）正在使用或最近刚刚停用口服糖皮质激素。

（4）目前未使用吸入糖皮质激素。

（5）过分依赖速效 $β_2$ 受体激动剂，特别是每月使用沙丁胺醇（或等效药物）超过 1 支者。

（6）有心理疾病或社会心理问题，包括使用镇静剂。

（7）有对哮喘治疗计划不依从的历史。

2．病情评估　所有支气管哮喘急性发作的患者均应进行病情严重程度评估（表 25-1）。

表25-1　支气管哮喘急性发作时病情严重程度分级

	轻度	中度	重度	危重
呼吸困难	步行时	说话时	休息时	
体位	能够平卧	坐位	端坐呼吸	
讲话方式	成句	单词	单字	
意识状态	安静 可有焦虑	焦虑 烦躁	焦虑 烦躁	嗜睡、意识模糊
呼吸频率	轻度增加	增加	常＞30 次 / 分	
出汗	无	有	大汗淋漓	
辅助呼吸肌运动	常无	可有	常有	胸腹矛盾运动
哮鸣音	散在 呼气末期	响亮 弥漫	响亮 弥漫	减弱或无
脉搏（次 / 分）	＜100	100～120	＞120	减慢 不规则
奇脉	无	可有	常有	无
PaO_2^*	正常	＞60 mmHg	＜60 mmHg	
$PaCO_2^*$	＜45 mmHg	＜45 mmHg	＞45 mmHg	
SaO_2^*	＞95%	91%～95%	＜90%	

* 呼吸空气时。

注：只要符合某一严重程度的某些指标，而无须满足全部指标，即可提示为该级别的急性发作。

四、支气管哮喘急性发作患者的初始治疗

1．常规检查

（1）血常规。

（2）肝和肾功能、电解质、心肌酶及血糖。

（3）凝血功能。

（4）血气分析。

（5）降钙素原。

（6）胸片、胸部 X 线或 CT 检查。

（7）NT-proBNP。

2．院外（家庭或社区医院）治疗　适用于轻度或部分中度急性发作的患者。

吸入 β_2 受体激动剂的用法为 2 ～ 4 喷，第 1 h 内每 20 min 一次。如治疗后反应良好（呼吸困难显著缓解，PEF 超过 80% 预计值或个人最佳值，且疗效维持 3 ～ 4 h），则通常无须使用其他药物。如治疗反应不完全，尤其是在控制性治疗的基础上出现的急性发作，应及时到医院就诊。

3．院内治疗方案

（1）氧疗

①鼻导管、Venturi 面罩或储氧面罩。

②维持 $SpO_2 \geq 90\%$。

③ FiO_2 较高时，在气道梗阻严重的患者可能导致 $PaCO_2$ 升高，应注意监测。

（2）吸入 β_2 受体激动剂 + 抗胆碱能制剂 + 吸入糖皮质激素。

①第 1 h 内每 20 min 一次。

②使用雾化吸入装置时，应合理安装并指导患者正确使用。

（3）茶碱

①静脉滴注或口服茶碱类药物。

②在使用茶碱类药物时，不应过度担心其可能造成的心动过速。大部分重度或危重的患者存在心动过速，此时应积极给予支气管扩张药物以减轻气道痉挛。过度担心茶碱类药物的不良反应反而可能错失治疗的最佳时机，导致病情加重恶化。

（4）全身应用糖皮质激素

①用法和用量：静脉给药为甲泼尼龙 80 ~ 160 mg/d 或氢化可的松 400 ~ 1000 mg/d。口服给药为泼尼松龙或其他等效糖皮质激素 30 ~ 50 mg/d。

②一般静脉应用糖皮质激素 2 ~ 3 天，随后口服激素 3 ~ 5 天。对于无糖皮质激素依赖倾向者，口服糖皮质激素 3 ~ 5 天后可直接停药。对于糖皮质激素依赖倾向者，改为口服糖皮质激素后逐渐减量，可给予维持剂量口服（$\leqslant$ 10 mg/d）。

（5）机械通气治疗（无创或有创）：经过上述药物治疗后，如重度和危重哮喘急性发作患者的临床症状和肺功能无改善甚至继续恶化，应及时给予机械通气治疗。机械通气的适应证主要包括：

①意识改变。

②呼吸肌疲劳。

③ $PaO_2 < 60$ mmHg。

④ $PaCO_2 \geqslant 45$ mmHg。

可先采用经鼻（面）罩无创机械通气。若无效应，及早行气管插管机械通气。

⑤哮喘急性发作机械通气需要较高的吸气压，可使用适当水平的呼气末正压（positive end-expiratory pressure,

PEEP）治疗（一般 3 ~ 5 cm H_2O 即可，过高的 PEEP 将导致肺过度充气，出现气胸等并发症）。

⑥如果需要过高的气道峰压和平台压才能维持正常通气量，可试用允许性高碳酸血症通气策略以减少呼吸机相关肺损伤。

⑦对采取有创机械通气的患者可适当给予镇静剂及肌肉松弛剂以改善通气。

⑧病情好转后尽早脱机。

（6）其他治疗

①慎用镇静剂。

②硫酸镁（2 g 硫酸镁静脉输注 20 min 以上）可选择性用于对初始治疗无效的患者。

五、支气管哮喘急性发作患者的后续治疗

（1）根据初始治疗后的反应决定治疗场所

①初始治疗后症状显著改善，PEF 或 FEV_1 恢复到预计值或个人最佳值 60% 以上者可回家继续治疗。

②初始治疗后 PEF 或 FEV_1 恢复到个人最佳值 40% ~ 60% 者应在监护下回到家庭或社区继续治疗。

③治疗前 PEF 或 FEV_1 低于占预计值百分比或个人最佳值 25%，或初始治疗后低于占预计值百分比或个人最佳值 40% 者，应住院院治疗。

（2）患者离开急诊科的后续治疗

①给予至少 7 天的口服糖皮质激素治疗，同时继续支气管扩张剂的治疗。

②按需吸入支气管扩张剂，直至吸入支气管扩张剂的剂量恢复到急性发作前的水平。

③异丙托溴铵在急性发作期后应迅速停药。

④患者开始或继续吸入糖皮质激素。

⑤再次培训患者的吸入药物使用技巧及PEF的测量技巧。

⑥识别本次急性发作的诱因并避免再次接触。

⑦评估患者的治疗依从性。

（郑　康、尚　文）

第二十六章　肺 栓 塞

肺栓塞的诊疗流程见图 26-1。

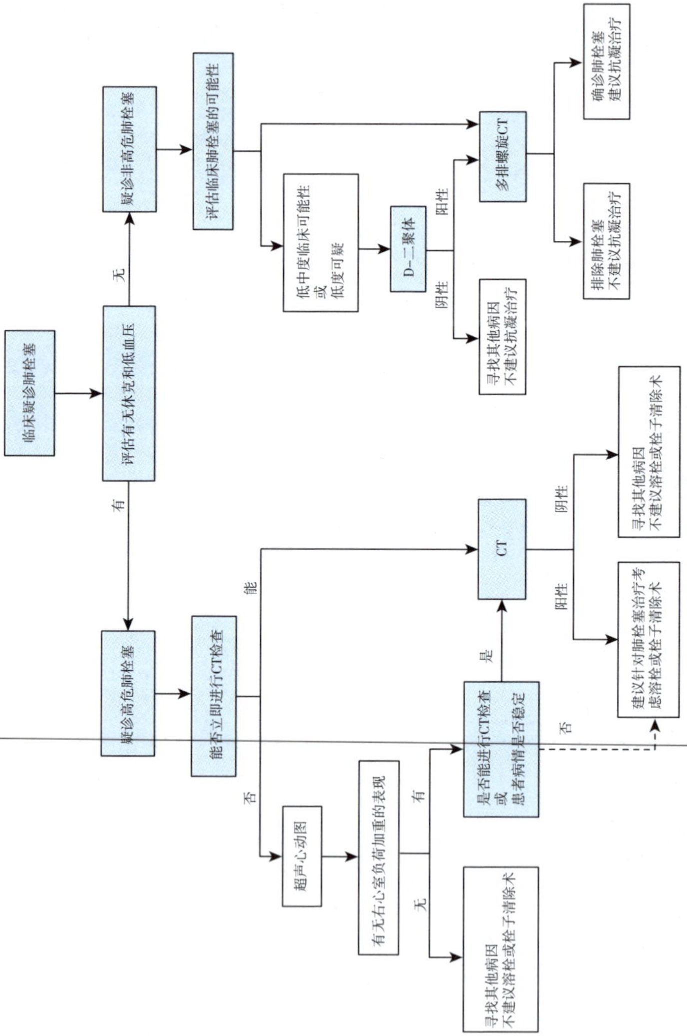

图 26-1　肺栓塞的诊疗流程

一、疑诊肺栓塞患者的评估

所有疑诊肺栓塞的患者应进行病情评估（采用 Geneva 评分或 Wells 评分评估肺栓塞的可能性），见表 26-1。

表26-1 肺栓塞患者的病情评估

Geneva 评分		Wells 评分	
项目	分数	项目	分数
高危因素		高危因素	
年龄 > 65 岁	+1 分	既往 DVT 或 PE 病史	+1.5 分
既往有 DVT 或 PE 病史	+3 分		
1 个月内行外科手术或有骨折	+2 分	近期行外科手术或制动	+1.5 分
恶性肿瘤活动	+2 分	癌症	+1 分
症状		症状	
非对称性下肢疼痛	+3 分	咯血	+1 分
咯血	+2 分		
临床征象		临床征象	
心率		心率	
75 ~ 94 次 / 分	+3 分	> 100 次 / 分	+1.5 分
≥ 95 次 / 分	+5 分		
下肢深静脉走行处压痛或非对称性水肿	+4 分	有 DVT 的症状或体征	+3 分
		临床判断	
		PE 较其他诊断的可能性大	+3 分
临床可能性	总分	临床可能性（3 级）	总分
低	0 ~ 3 分	低	0 ~ 1 分
中	4 ~ 10 分	中	2 ~ 6 分
高	≥ 11 分	高	≥ 7 分

注：DVT，深静脉血栓形成（deep vein thrombosis）；PE，肺栓塞（pulmonary embolism）

二、确诊急性肺栓塞

对疑诊肺栓塞的患者，应根据临床可能性选择辅助检查手段确诊或排除肺栓塞。

1. D- 二聚体　血浆 D- 二聚体是交联纤维蛋白在纤溶系统的作用下产生的可溶性降解产物。在血栓栓塞时，因血栓纤维蛋白溶解，使其血中浓度升高。血浆 D- 二聚体对肺栓塞诊断的敏感度达 92% ~ 100%，但其特异度较低，仅为 40% ~ 43%。在手术、外伤和急性心肌梗死时 D- 二聚体也可升高。血浆 D- 二聚体测定的主要价值在于能排除肺栓塞。其诊断意义为：

(1) 对于有低中度肺栓塞可能性的患者，首选 ELISA 法定量测定血浆 D- 二聚体。若低于 500 μg/L，可排除肺栓塞。

(2) 对于高度肺栓塞可能性的患者，此检查意义不大。因为对于该类患者，无论血浆 D- 二聚体检测结果如何，都不能排除急性肺血栓栓塞症（acute pulmonary thromboembolism，APTE），均须进行影像学检查等手段进行评价。

(3) D- 二聚体也是帮助判断是否发生深静脉血栓复发以及溶栓疗效的生化标志物。

2. 下肢深静脉超声检查　对怀疑肺栓塞患者，应检测有无下肢深静脉血栓形成。除了常规下肢静脉超声外，对可疑患者推荐行加压静脉超声成像检查，即通过探头压迫观察等技术诊断下肢静脉血栓形成。静脉不能被压陷或静脉腔内无血流信号为下肢深静脉血栓形成的特定征象。

3. 肺通气 – 灌注扫描　肺栓塞患者肺通气 – 灌注扫描的典型征象是与通气显像不匹配的肺段分布灌注缺损。

肺通气 – 灌注扫描诊断肺栓塞的灵敏度为 92%，特异度为 87%，并且不受肺动脉直径的影响，尤其在诊断亚段以下的肺动脉血栓栓塞中具有特殊意义。

任何可能可能造成肺血流和（或）通气功能受损的疾病，如肺炎、肺部肿瘤和慢性阻塞性肺疾病等，均可造成肺局部的通气 / 血流比例失调，因此，单凭肺通气 – 灌注扫描检查可能造成误诊，使其临床应用价值受到一定的限制。部分有基础心肺疾病的患者和老年患者由于不耐受等因素也使其临床应用受限。其诊断意义为：

（1）肺通气 – 灌注扫描正常，可以排除肺栓塞。

（2）肺通气 – 灌注提示无诊断意义的肺通气 – 灌注不匹配，且肺栓塞的临床可能性低者，可以排除肺栓塞。

（3）肺通气 – 灌注提示高度肺栓塞可能，且肺栓塞的临床可能性高者，可以确诊肺栓塞。

（4）肺通气 – 灌注提示高度肺栓塞可能，但肺栓塞的临床可能性低者，应进行进一步的检查。

（5）其他情况的患者，也应进行进一步的检查。

4．肺动脉计算机体层血管成像（computed tomographic angiography，CTA）　肺动脉 CTA 是诊断肺栓塞重要的无创检查技术，灵敏度为 90%，特异度为 78% ~ 100%。其局限性主要在于对亚段及以远端肺动脉内血栓的敏感性较差。其诊断意义为：

（1）肺动脉 CTA 显示肺段或肺段以上的栓塞，可以确诊肺栓塞。

（2）肺动脉 CTA 阴性，且肺栓塞的临床可能性低者，可以排除肺栓塞。

（3）对其他情况的患者，应进行进一步的检查。

5．肺动脉造影　是诊断肺栓塞的“金标准”。在其他检查难以肯定诊断时，如无禁忌证，应果断进行造影检查。

在进行肺动脉造影时，应同时进行血流动力学监测。

6．超声心动图　在提示诊断、预后评估及除外其他心血管疾病方面有重要价值。对于疑诊肺栓塞且临床情况不稳定的患者，床边超声心动图检查有助于制订治疗策略。其诊断意义为：

（1）对于休克或低血压的患者，如果超声心动图未见右心室负荷加重或功能障碍的表现，可以除外高危肺栓塞的可能。

（2）对于非高危的肺栓塞患者，超声心电图有助于进一步的危险分层。

三、确诊急性肺栓塞后的病情评估

见表 26-2。

表26-2　急性肺血栓栓塞患者的危险分层

早期死亡风险		风险指标		
		休克或低血压[1]	右心室功能障碍[2]	心肌损伤标志物
高危		+[3]	+	+
中危	中高危	−	+	+
	中低危	−	±	±
低危		−	−	−

说明：

1．对于收缩压＜ 90 mmHg 或收缩压下降≥ 40 mmHg 持续超过 15 min 者，应除外由新发心律失常、低血容量和脓毒症所致。

2．超声心动图见右心室扩张和（或）舒张末期右心室内径或左心室内径增加；右心室游离壁运动减少；三尖瓣反流速率加快。CT 肺动脉造影检查见舒张末期右心室内径或左心室内径增加。

3．如患者存在低血压或休克，无论是否合并其他风险指标，均属于高危。

四、急性肺栓塞的初步处理

1．常规检查

（1）血常规。

（2）肝和肾功能、电解质、心肌酶及血糖。

（3）凝血功能。

（4）血气分析。

2．初始治疗

（1）氧疗，必要时给予无创或有创呼吸支持。

（2）适当使用镇静药物。

（3）卧床休息，保持大便通畅，避免用力。

（4）血流动力学支持：补液扩容（晶体液 + 胶体液），并给予血管活性药物（去甲肾上腺素或多巴胺）。

（5）纠正水、电解质和酸碱平衡紊乱。

（6）治疗其他合并症。

（7）保证足够的热量摄入。

五、急性肺栓塞的针对性治疗

1．静脉溶栓流程　见第 61 章。

2．介入及外科治疗

（1）外科肺动脉血栓摘除术或经皮介入治疗：适用于危及生命伴休克的急性大块肺栓塞，或肺动脉主干、主要分支完全堵塞，且有溶栓治疗禁忌证或溶栓等内科治疗无效的患者。

（2）腔静脉滤器：主要用于以下情况。

①下肢近端静脉血栓，但存在抗凝治疗禁忌或抗凝治疗出现并发症者。

②下肢近端静脉大块血栓溶栓治疗前。

③经充分抗凝治疗后肺栓塞复发者。
④伴有血流动力学不稳定的大块肺栓塞。
⑤行导管介入治疗或肺动脉血栓剥脱术者。
⑥伴严重肺动脉高压或肺源性心脏病患者。

（郑　康、尚　文）

第二十七章　急性心力衰竭

急性心力衰竭的诊治流程见图 27-1。

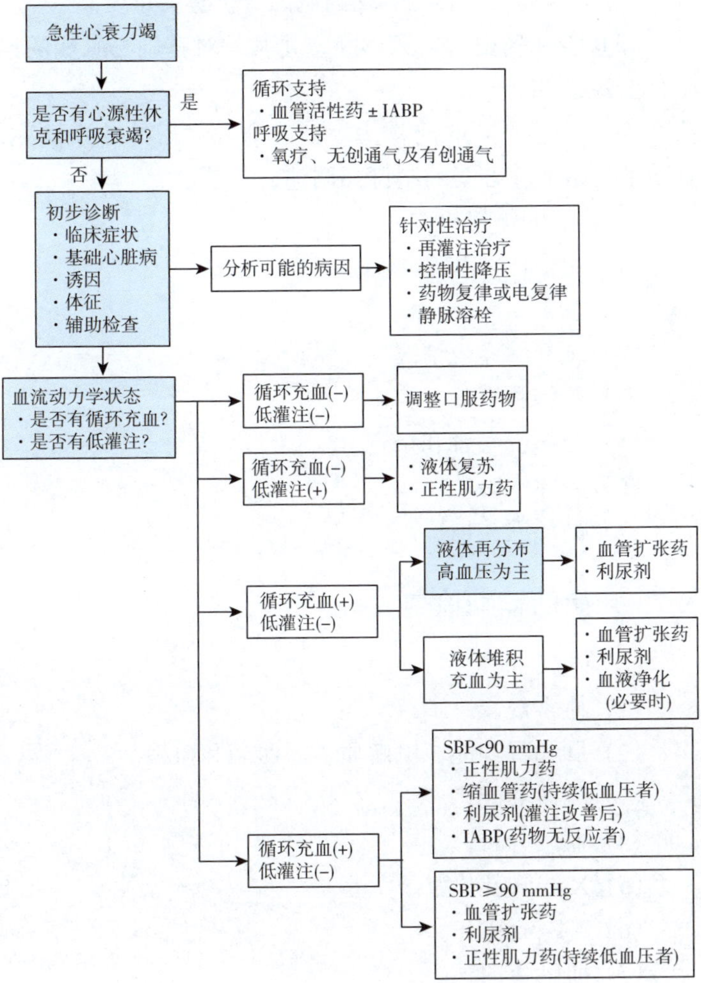

图 27-1　急性心力衰竭的诊治流程

注：IABP，主动脉内球囊泵（intra-aortic balloon pump）

一、初步诊断

1．病史　病史采集是急性心力衰竭患者诊断的关键。

（1）呼吸困难往往是最常见、也是最突出的临床表现。

（2）重视伴随的其他临床症状（如缺血性胸痛和心悸），对于本次急性心力衰竭的诱因分析至关重要。

（3）既往病史对临床诊断，尤其是对基础心脏病的诊断有重要意义。

（4）了解平素的药物治疗情况和发病后的治疗情况，有助于初始治疗方案的制订和调整。

2．重点的体格检查

（1）生命体征和 SpO_2。

（2）意识状态。

（3）颈静脉充盈情况。

（4）双肺啰音。

（5）心律、心音和杂音。

（6）肢体水肿。

（7）循环灌注情况。

二、初始的辅助检查

1．常规检查

（1）血常规。

（2）肝和肾功能、电解质、心肌酶和血糖。

（3）凝血功能。

（4）血气分析。

（5）X 线胸部检查。

（6）NT-proBNP。

（7）肌钙蛋白。

（8）12 导联心电图（必要时加做 18 导联）。

2．针对性检查

（1）超声心动图。

（2）甲状腺功能。

三、紧急治疗

急性心力衰竭患者可能临床症状非常严重，而且可能在短时间内迅速加重恶化而导致死亡。

1．危重患者的识别　具备以下情况者，应在抢救室、ICU 或 CCU 等内进行救治。

（1）需要气管插管或已经插管。

（2）低灌注的症状或体征。

（3）$SpO_2 < 90\%$（吸氧状态下）。

（4）辅助呼吸肌参与呼吸运动，呼吸频率＞ 25 次 / 分。

（5）心率＜ 40 次 / 分或＞ 130 次 / 分，SBP ＜ 90 mmHg。

2．紧急处理

（1）循环支持

①对于存在低血容量的患者，应给予液体复苏。对于无明显液体负荷的患者，可尝试“补液试验”：0.9% 氯化钠＞ 200 ml，15 ～ 30 min 静脉输注。

②给予血管活性药物。

③主动脉内球囊泵（IABP）：不推荐常规应用。适用于急性心肌梗死、严重心肌缺血、心肌炎合并低血压或心源性休克的患者。

（2）呼吸支持

①氧疗（储氧面罩）。

②无创机械通气：尽早开始无创通气有助于缓解临床症状，并降低气管插管的比例，推荐连续气道正压通气（CPAP）或双相气道正压（bi-level positive airway pressure，BiPAP）（PS-PEEP）模式。

③气管插管有创机械通气。

四、血流动力学状态评估

根据患者有无循环充血和有无低灌注，在血流动力学上可分为四种（图 27-2）。

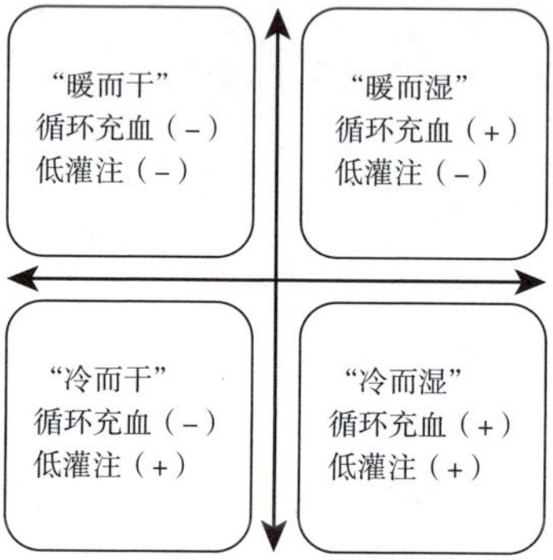

图 27-2　血流动力学的四种分型

1．循环充血表现为

（1）肺淤血。

（2）端坐呼吸或夜间阵发性呼吸困难。

（3）肢体水肿（双侧）。

（4）颈静脉怒张。

（5）血性泡沫痰。

（6）肠道淤血和腹腔积液。

（7）肝颈静脉反流。

2．低灌注表现为

（1）四肢湿冷。

（2）少尿。

（3）烦躁不安。

（4）头晕。

（5）脉压减小。

五、药物治疗

1．利尿剂

（1）对于存在容量负荷过重的患者，首选静脉给予袢利尿剂。

（2）对于平素未服利尿剂的新发生的急性心力衰竭或慢性心力衰竭急性失代偿的患者，首剂给予呋塞米 20 ~ 40 mg（或等效剂量的其他利尿剂）。

（3）根据患者的临床症状、尿量、肾功能和电解质的情况调整利尿剂的剂量。

2．血管扩张药

（1）推荐使用硝酸甘油、硝酸异山梨酯、硝普钠和重组人脑钠肽（表 27-1）。

表27-1　常用的静脉扩血管药物

药物	常用剂量	不良反应
硝酸甘油	10 ~ 20 μg/min 静脉泵入开始 逐步调至 200 μg/min	低血压及头痛
硝酸异山梨酯	1 mg/h 静脉泵入开始 逐步调至 10 mg/h	低血压及头痛
硝普钠	0.3 μg/（kg · min）静脉泵入开始 逐步调至 5 μg/（kg · min）	低血压及氰化物中毒
重组人脑钠肽	2 μg/kg 静脉注射 0.01 μg/（kg · min）静脉泵入	低血压

（2）从小剂量开始，根据临床症状和血压逐渐上调剂量，直至临床症状改善。

（3）避免 SBP < 90 mmHg。

（4）对于由于血容量不足或其他可纠正的导致低血压的原因，在给予缩血管药物之前须纠正上述情况。对于在纠正上述情况后仍存在低血压的患者，可以考虑同时使用缩血管药物。

注意：临床上常见急性心力衰竭合并血容量不足的患者，此类患者不一定都合并低血压。此时应避免过度限制液体摄入，必要时可经胃肠道或静脉补液。只有在维持足够的血管内容量后，利尿剂和血管扩张药才能充分发挥作用。否则一味地增加药物剂量并不能改善临床症状，反而可能出现肾功能恶化。

3．缩血管药物和正性肌力药物　见表 27-2。

表27-2　常用静脉缩血管药物和正性肌力药物

药物	负荷剂量	维持剂量
多巴酚丁胺	无	2 ～ 20 μg/（kg · min）
多巴胺	无	3 ～ 5 μg/（kg · min），正性肌力作用 ＞ 5 μg/（kg · min），缩血管作用
米力农	25 ～ 75 μg/kg，10 ～ 20 min	0.375 ～ 0.75 μg/（kg · min）
左西孟旦	12 μg/kg，10 min	0.1 μg/（kg · min） （0.05 ～ 0.2 μg/（kg · min）
去甲肾上腺素	无	0.2 ～ 1.0 μg/（kg · min）
肾上腺素	无	0.05 ～ 0.5 μg/（kg · min）

4．洋地黄类药物

（1）在急性心力衰竭患者，心房颤动伴快速心室率是使用洋地黄的最佳适应证。

（2）对于中老年患者，尤其是同时服用可能影响洋地黄代谢的药物时，使用时应谨慎。

5．阿片类药物（吗啡）

（1）阿片类药物有助于缓解呼吸困难和焦虑症状。

（2）不推荐常规应用，适用于严重呼吸困难和急性肺水肿的患者。

（3）5 ~ 10 mg 静脉注射，必要时 15 min 后可重复。老年患者应酌情减量。

6．肾替代治疗　难治性容量负荷过重合并以下情况时应考虑肾替代治疗：

（1）液体复苏后仍少尿。

（2）严重高钾血症（$[K^+] > 6.5$ mmol/L）。

（3）严重酸中毒（pH < 7.2）。

（4）BUN > 25 mmol/L。

（5）Cr > 300 μmol/L。

六、病因治疗

对急性心力衰竭患者，应强调在缓解心力衰竭临床症状的同时，积极治疗基础心脏病因和诱因（表 27-3）。

表27-3　急性心力衰竭的病因治疗

常见病因	处理策略
急性冠脉综合征	予抗血小板药物 抗凝治疗 早期再灌注治疗
高血压急症	控制性降压
快速心律失常	予抗心律失常药物 直流电复律
急性肺栓塞	抗凝治疗 静脉溶栓 导管介入溶栓 ± 取栓

（郑　康、尚　文）

第二十八章　快速型和缓慢型心律失常

本章重点介绍快速型心律失常和缓慢型心律失常的急诊处理。

一、紧急处理的总体原则

1．首先应识别和纠正血流动力学障碍　根据血流动力学来决定处理原则。对血流动力学不稳定的快速型心律失常尽早采用电复律终止，对血流动力学不稳定的缓慢型心律失常尽快采用临时起搏治疗。

血流动力学稳定者，根据病史、体格检查及心电图特点进行诊断，选择相应的治疗措施。

2．治疗基础疾病和诱因　在救治紧急心律失常的同时，不可忽略基础疾病的治疗和相关病因的纠正。

3．急性期抗心律失常药物的应用原则

（1）根据基础疾病、心功能状态和心律失常的性质选择药物。

（2）不主张联合或序贯应用静脉抗心律失常药物。如使用一种药物无效，应考虑采用非药物方法，如电复律或食管调搏。

（3）只有对室性心动过速（简称室速）或心室颤动（简称室颤）风暴状态或其他顽固性心律失常才考虑序贯或联合静脉抗心律失常药物。

二、快速型心律失常

1．概述　心率＞100 次 / 分，根据 QRS 波群的宽度分成窄 QRS 波心动过速和宽 QRS 波心动过速。在快速心房颤动（简称房颤）、预激综合征伴室上性心动过速（简称室上速）等，由于所致心室率过快，可使心脏有效射血功能不全，血流动力学不稳定而导致生命危险。室速、室颤及频发室性期前收缩可转变为室速或室颤，而致患者死亡，应尽快纠正。快速型心律失常的判断流程见图 28-1。

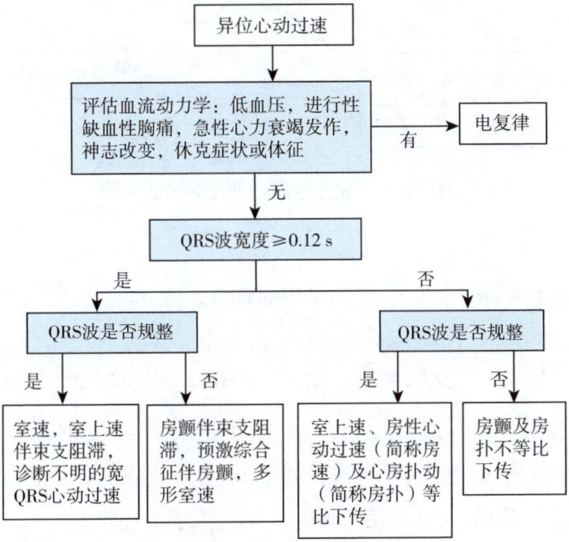

图 28-1　快速型心律失常的判断流程

2．室上速的处理流程　见图 28-2。

（1）首先采用刺激迷走神经的方法。Valsalva 法的做法为嘱患者吸气后屏住气，同时向下用力做类似做排便的动作，并保持这个动作 20 ~ 30 s；或者嘱患者吸气后屏住气，同时通过一只吸管用力吹气，保持尽量长的时间（至少 20 s）。压迫眼球或按摩颈动脉窦的方法现已很少用，但是刺激迷走神经方法只在发作早期效果较好。

（2）药物治疗

①腺苷：具有起效快、作用消除迅速的特点，对窦房

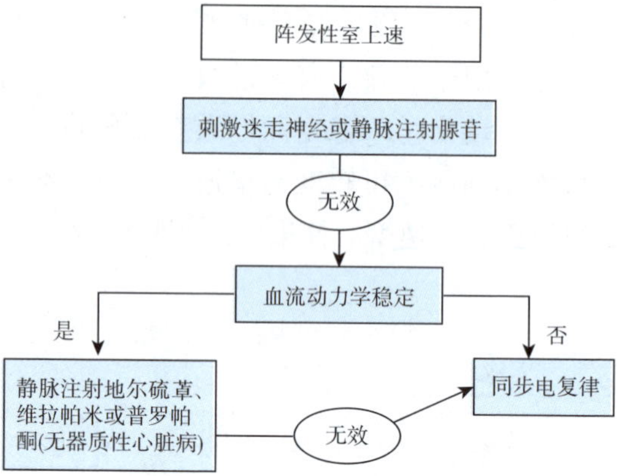

图 28-2　阵发性室上速的处理流程

结和房室结传导有很强的抑制作用。对有冠心病、严重支气管哮喘以及预激综合征的患者不宜选用。

● 用法：起始 6 mg 稀释后快速静脉注射。如无效，间隔 2 min 后可再给予 6 ～ 12 mg 快速静脉注射。

● 注意：支气管哮喘、预激综合征及冠心病患者禁用。严重窦房结及房室传导功能障碍的患者不适用。

②钙通道阻滞药和普罗帕酮：终止室上速的疗效很好，推荐首选。室上速终止后应即刻停止注射，并注意避免低血压和心动过缓。

● 用法：普罗帕酮的用法为1 ～ 2 mg/kg（一般用 70 mg），10 min 内缓慢静脉注射。单次最大剂量不超过 140 mg。无效者 10 ～ 15 min 后可重复一次，24 h 总量不宜超过 210 mg。维拉帕米的用法为 2.5 ～ 5.0 mg 稀释后＞2 min 缓慢静脉注射。无效者每隔 15 ～ 30 min 后可再注射 5 ～ 10 mg。累积剂量可用至 20 ～ 30 mg。地尔硫䓬的用法为 10 mg 稀释后 3 min 缓慢静注。

● 注意：器质性心脏病、心功能不全、心肌缺血、低血压、室内传导障碍及肝、肾功能不全者相对禁用。

③其他药物：在上述方法无效或伴有器质性心脏病，尤其是存在心力衰竭时，或存在上述药物禁忌时可应用胺碘酮和洋地黄类药物。

（3）食管心房调搏：可用于所有的室上速患者，特别是由于各种原因无法用药者，如孕妇合并室上速，首先宜刺激迷走神经或采用食管心房调搏，血流动力学不稳定时可电转复。

3．房颤及房扑的急诊处理流程见图 28-3。

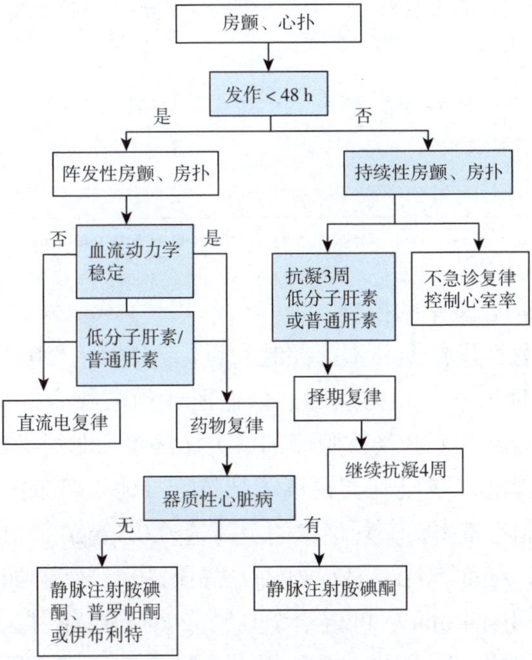

图 28-3　房颤及房扑的急诊处理流程

（1）房颤急性发作期的治疗目的为

①维持血流动力学稳定。

②评价血栓栓塞的风险并确定是否给予抗凝治疗。

③减轻房颤所致的症状。

（2）急性期抗凝治疗指征（预防血栓）：准备进行药物或电复律；具有血栓栓塞危险因素的非瓣膜病患者（CHADS 2 评分≥1 分，表 28-1）；瓣膜病伴房颤；有其他抗凝指征的房颤患者，如合并体循环栓塞、肺栓塞或机械瓣置换术后等。

表28-1 血栓栓塞危险因素评分（CHADS 2评分）

危险因素	评分
慢性心力衰竭	1 分
高血压	1 分
年龄＞75 岁	1 分
糖尿病	1 分
既往有过卒中或 TIA	2 分

注：TIA，短暂性脑缺血发作（transient ischemic attack）

（3）心室率的控制

①急性发作期心室率控制的目标为 80 ～ 100 次 / 分。

②对于不伴心力衰竭、低血压或预激综合征的患者，可选择静脉注射 β 受体阻滞剂（美托洛尔和艾司洛尔），也可以选择非二氢吡啶类钙离子拮抗剂（地尔硫䓬或维拉帕米）控制心室率。艾司洛尔的负荷量为 0.5 mg/kg，1 min 静脉注射，继而 50 μg/（kg · min）静脉注射维持。如疗效不满意，间隔 4 min 后可再给予 0.5 mg/kg 静脉注射。静脉维持剂量可以 50 ～ 100 μg/（kg · min）逐渐递增，最大静脉维持剂量可至 300 μg/（kg · min）。

③对于合并心功能不全和低血压者，应给予胺碘酮或洋地黄类药物，并注意血电解质。胺碘酮 10 min 内静脉注射 150 mg，然后按照 1 mg/min 静脉滴注 6 h，之后减量为

0.5 mg/min。毛花苷（西地兰）在未口服用洋地黄者首剂为 0.4 ～ 0.6 mg，稀释后缓慢注射。无效者可 20 ～ 30 min 后再给予 0.2 ～ 0.4 mg，最大 1.2 mg。若已经口服地高辛，第 1 剂给予 0.2 mg，此后酌情追加。

④对于合并急性冠脉综合征的房颤患者，控制心室率时首选静脉胺碘酮或 β 受体阻滞剂，如不伴心力衰竭，也可考虑非二氢吡啶类钙拮抗剂。

⑤在静脉用药的同时可开始口服控制心室率的药物，并适时停用静脉药物。

4．宽 QRS 波心动过速

（1）室颤：室颤是心室静止前的心电图征象，心脏出现多灶性心电兴奋，导致完全失去射血功能。临床表现为意识丧失、颜面苍白、青紫、抽搐及呼吸停止，甚至死亡。听诊心音消失，脉搏触不到，血压测不出。

（2）室速：最常见的病因为冠心病（尤其是急性冠脉综合征）、扩张型心肌病、肥厚型心肌病、心脏瓣膜病及 QT 间期延长综合征等，其他病因包括代谢障碍和药物中毒，偶尔可发生于无心脏器质性病变者。临床表现除了原有心脏病的表现外，还可有低血压、晕厥和心悸等。症状与发作持续时间、是否伴有血流动力学变化有关。根据形态可分为单形性室速和多形性室速。

（3）尖端扭转型室速：为多形性室速的一个特殊类型，QT 间期常超过 0.5 s，U 波显著，可发展为室颤。

注意：宽 QRS 心动过速可能为室速、预激合并房颤或室上速。

对于宽 QRS 波心动过速，首先考虑室速。

Brugada 标准：

①若所有胸前导联均无 RS 波，诊断为室速。②若任一胸前导联 RS 间期（CR 波起点至 S 波波谷）时限＞

100 ms，诊断为室速。③若存在房室分离，诊断为室速。④若呈束支阻滞型，诊断为室速。如以上均为否，诊断为室上速。

心电轴左偏有利于室速诊断，不偏有利于室上速诊断，右偏对鉴别诊断意义不大。

既往有预激，存在心动过速且节律不齐者，首先考虑预激合并房颤的可能。

宽 QRS 波室速及多形性室速的诊治流程分别见图 28-4 和图 28-5。

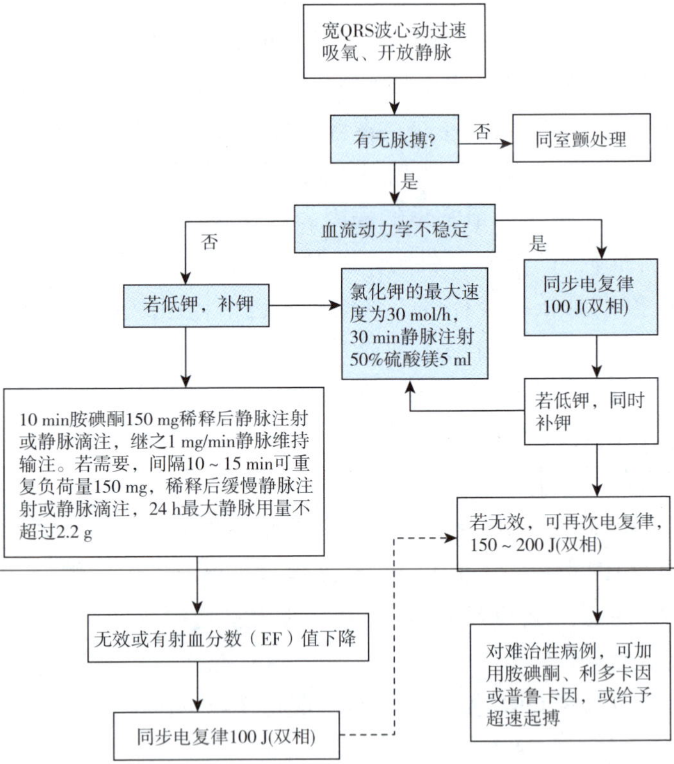

图 28-4　宽 QRS 波心动过速的诊治流程

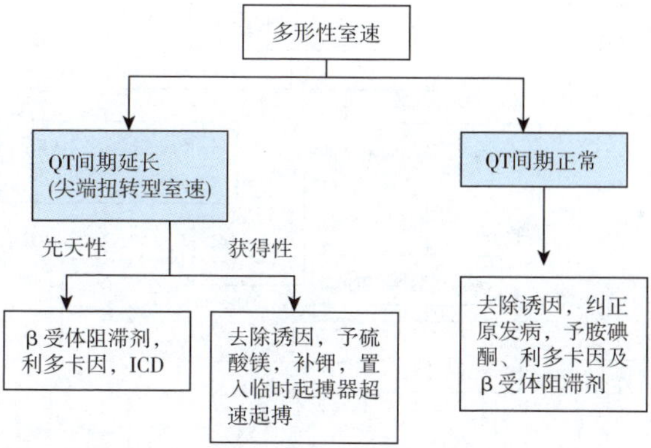

图 28-5　多形性室速的诊治流程

注：ICD，植入式心脏除颤器（implantable cardioverter defibrillator）

对于发生室颤者，须立即开始心肺复苏，尽早除颤，对无脉性室速或多形性室速，视同室颤，行 1 次非同步电除颤。能量选择为单相波 360 J，双相波 200 J。

如除颤 3 次仍无效，可应用胺碘酮 300 mg 静脉注射后再次重复电除颤，能量同前。

室颤或室速转复成功后应纠正水、电解质平衡紊乱，维持 $[K^+] > 4.0$ mmol/L，$[Mg^{2+}] > 2.0$ mmol/L。

三、缓慢型心律失常

缓慢型心律失常指窦性心动过缓、窦性静止及传导阻滞（窦房传导阻滞和房室传导阻滞）等以心率减慢为表现的疾病。缓慢型心律失常的诊治流程见图 28-6。

1．积极寻找可能的病因或诱因，尽快去除原发病因。

2．对轻度心动过缓或无症状者可观察，无须紧急处理。

3．对症状性心动过缓者可先予药物治疗。

（1）阿托品可用于窦性心动过缓、窦性静止、二度Ⅰ型房室传导阻滞，不宜用于二度Ⅱ型房室传导阻滞及三度

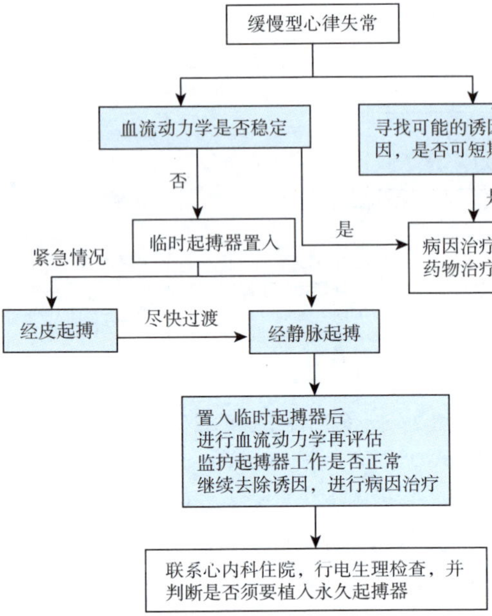

图 28-6 缓慢型心律失常的诊治流程

房室传导阻滞伴室性逸搏心律的患者。老年前列腺肥大者也不宜用。

用法：起始剂量 0.5 mg 静脉注射，必要时重复，总量不超过 3 mg。

（2）多巴胺、肾上腺素及异丙肾上腺素可用于阿托品无效或不适用的患者，用于起搏治疗前的过渡。这些药物可导致心肌耗氧量增加，加重心肌缺血，因此在合并急性冠脉综合征者应慎用。

用法：多巴胺 2 ~ 10 μg/（kg · min）静脉泵入，异丙肾上腺素或肾上腺素 2 ~ 10 μg/min 静脉输注，根据反应调整剂量。

（3）对症状性心动过缓应尽早起搏治疗。

（梁　杨、杜兰芳）

第二十九章　脓毒症休克

一、概述

脓毒症休克是在脓毒症的基础上不仅出现了循环衰竭，还出现了细胞代谢方面的异常。

脓毒症休克的诊断标准为：在脓毒症和充分液体复苏的基础上，使用血管升压药才能使平均动脉压（MAP）维持在 65 mmHg 以上，并且血乳酸水平＞ 2 mmol/L（图 29-1）。

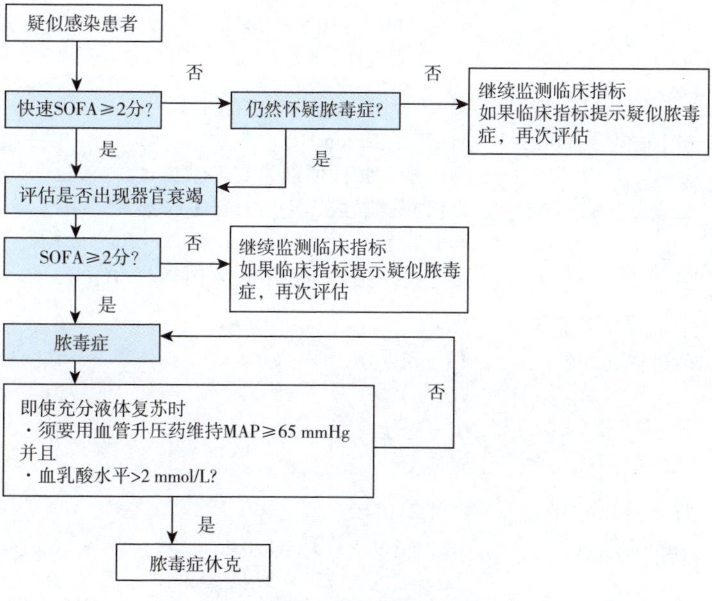

图 29-1　脓毒症休克的诊治流程

注：SOFA，序贯性器官衰竭评分（sequential organ failure assessment）

表29-1　序贯性器官衰竭评分（SOFA）

器官或系统	指标	得分
呼吸系统 PaO_2/FiO_2（mmHg）	≥ 400	0
	＜ 400	1
	＜ 300	2
	＜ 200+ 机械通气	3
	＜ 100+ 机械通气	4
凝血系统血小板计数（$\times 10^9$/L）	≥ 150	0
	＜ 150	1
	＜ 100	2
	＜ 50	3
	＜ 20	4
肝胆红素 [mg/dl（μmol/L）]	＜ 1.2（20）	0
	1.3 ～ 1.9（21 ～ 32）	1
	2.0 ～ 5.9（33 ～ 101）	2
	6.0 ～ 11.9（102 ～ 204）	3
	＞ 12（205）	4
心血管系统药物剂量 [μg/（kg · min）]	MAP ≥ 70 mmHg	0
	MAP ＜ 70 mmHg	1
	多巴酚丁胺任何剂量或多巴胺≤ 5	2
	多巴胺＞ 5 或（去甲）肾上腺素 ≤ 0.1	3
	多巴胺＞ 15 或（去甲）肾上腺素＞ 0.1	4
中枢神经系统格拉斯哥昏迷评分	15 分	0
	13 ～ 14 分	1
	10 ～ 12 分	2
	6 ～ 9 分	3
	＜ 6 分	4
肾肌酐 [mg/dl（μmol/L）]	＜ 1.2（110）	0
	1.2 ～ 1.9（110 ～ 170）	1
	2.0 ～ 3.4（171 ～ 299）	2
	3.5 ～ 4.9（300 ～ 440）或尿量 ＜ 500 ml/d	3
	＞ 5.0（441）或尿量＜ 200 ml/d	4

二、临床表现

1. 原发感染灶的症状与体征

（1）重症肺炎：发热、咳嗽、咳痰及呼吸困难。

（2）中枢神经系统感染：高热、谵妄、颈项强直及呕吐。

（3）泌尿系统感染：尿频、尿急、尿痛及肋腹痛。

（4）腹腔感染：多有腹部手术或急性腹痛病史，表现为腹痛、腹胀及板状腹。

（5）皮肤及软组织感染：常有局部明显红、肿、痛表现。

（6）管道相关感染都有深静脉或动脉置管史。

（7）老年或免疫功能缺陷患者可能症状不典型。

2. 组织低灌注表现　低血压，神志改变，尿量减少，皮肤温度降低或花斑，MAP 降低，血清乳酸水平升高。MAP 低于 65 mmHg 被认为是组织灌注不足的指标。

三、感染灶的定位和定性

1. 血培养，引流液涂片和培养，尿培养，体液和分泌物培养，腹水、痰及大便培养等。

2. 下列症状和体征可作为查找感染灶的线索

（1）头颈部感染：耳痛，鼓膜脓性分泌物，声嘶，鼻窦痛、压痛或充血，鼻充血，颈部淋巴结肿大。

（2）肺部或胸膜腔感染：咳嗽，胸膜性胸痛，呼吸困难，固定啰音，肺实变体征。

（3）腹部及胃肠道感染：腹痛、恶心、呕吐、腹泻、腹部固定压痛、肌紧张、反跳痛、直肠触痛及会阴肿胀。

（4）盆腔和泌尿生殖系统感染：盆腔及肋腹痛、压痛、子宫颈举痛、附件触痛或包块、子宫颈阴道及尿道分泌物、排尿异常、尿频和尿急。

（5）骨骼及软组织感染：局限疼痛及压痛，局限性充血、水肿和皮温升高。

（6）中枢神经系统感染：精神异常及脑膜刺激征。

（7）心脏感染：新近改变的心脏反流性杂音。

四、严重脓毒症和脓毒症休克的治疗

常规治疗见休克概述部分。

1．液体复苏

（1）应在第一时间确定存在低灌注，而不是延迟到患者入住 ICU 后才实施液体复苏。6 h 复苏目标为：

①中心静脉压（CVP）为 8 ～ 12 mmHg。

② MAP ≥ 65 mmHg。

③尿量≥ 0.5 ml/（kg・h）。

④中心静脉（上腔静脉）血氧饱和度（$ScvO_2$）≥ 70%，混合静脉血氧饱和度（SvO_2）≥ 65%。

（2）严重脓毒症或脓毒性休克在最初 6 h 复苏过程中，尽管 CVP 已达到目标，但对应的 $ScvO_2$ 与 SvO_2 未达到 70% 或 65% 时，可输入浓缩红细胞，以使红细胞压积≥ 30%，同时或者输入多巴酚丁胺 [最大剂量为 20 μg/（kg・min）] 来达到目标。

（3）在严重脓毒症和脓毒性休克早期复苏阶段，如果缺乏监测中心静脉血氧饱和度的设施，对于乳酸水平升高的患者，应尽快使乳酸水平降至正常。

（4）对于早期液体复苏推荐使用晶体液，还可以使用白蛋白，但不建议使用羟乙基淀粉等分子量大于 200 D 的液体。

（5）推荐采用液体冲击疗法持续补液，直到血流动力学（如动脉压、心率和尿量）得到改善。

（6）对怀疑有血容量不足的患者进行液体冲击时，在开始 4 ～ 6 h 内至少要用 1000 ml 晶体液。对脓毒症导致器官灌注不足的患者，须给予更快速度、更大剂量的液体治疗，至少达 30 ml/kg。采用液体冲击疗法时，可根据动态（如脉搏）或静态（如动脉压）的变化，推荐采用增量补液，直到血流动力学得到改善。

2．控制感染

（1）使用抗生素

①推荐在确认脓毒性休克或严重脓毒症尚未出现脓毒性休克时，在 1 h 内尽早静脉使用抗生素治疗。

②在应用抗生素之前留取适合的标本，但不能因为留取标本而延误抗生素的使用。

③抗生素的选择：推荐最初的经验性治疗选择可覆盖所有可疑病原微生物 [细菌和（或）真菌] 的一种或多种药物，并且渗透到导致脓毒症的感染病灶中的药物浓度要足够高。

④每天评价抗生素治疗方案，以达到理想的临床治疗效果，防止细菌耐药的产生，并降低毒性及费用。

⑤对已知或怀疑为假单胞菌属感染引起的严重脓毒症患者，建议采取联合治疗。

⑥对中性粒细胞减少症患者进行经验性的联合治疗。

⑦对于严重脓毒症患者，在应用经验性治疗时，建议联合治疗不超过 3 ～ 5 天。一旦找到病原，应选择最恰当的单一治疗。

⑧推荐疗程 7 ～ 10 天，但对于临床治疗反应慢、感染病灶没有完全清除或存在免疫缺陷（包括中性粒细胞减少症）的患者，应适当延长疗程。

⑨如果患者现有的临床症状被确定由非感染因素引起，推荐迅速停止抗生素治疗，以降低耐药细菌引起的感

染以及药物相关副作用的风险。

（2）控制感染源

①对一些须紧急处理的特定感染，如坏死性筋膜炎、弥漫性腹膜炎、胆管炎和肠梗死等，须要尽快寻找病因并确定或排除诊断，在症状出现 6 h 以内完成。

②控制手段包括引流脓肿或局部感染灶，清创感染后坏死组织，摘除可引起感染的医疗器具，或对仍存在微生物感染的源头进行控制。

③对确定为胰腺周围坏死并可能成为潜在感染灶者，最好待明确划分有活力组织和坏死组织之后，再进行干预。

④在须要进行病原学治疗时，推荐采用对生理损伤最小的有效干预措施，如对脓肿进行经皮引流而不是外科引流。

⑤在建立其他血管通路后，应立即去除那些可能成为严重脓毒症或脓毒性休克感染灶的血管内器具。

3．使用血管活性药

（1）将去甲肾上腺素作为首选。如果去甲肾上腺素的效果不明显，可联合或首选肾上腺素。抗利尿激素可以联合或代替去甲肾上腺素。

（2）多巴胺只用于心律失常发生率低，低心输出量和（或）慢性心率的患者。

（3）对存在心肌功能障碍（充盈压升高及心输出量降低）或持续灌注不足的患者，推荐静脉滴注多巴酚丁胺或联合血管升压素，即使血容量足够及 MAP 压≥ 65 mmHg。

4．使用糖皮质激素

（1）对于成人脓毒性休克患者，如果液体复苏或血管活性药能够恢复血流动力学稳定，不建议使用糖皮质激素。当不能恢复血流动力学稳定性时，可予氢化可的松 200 mg/d 静脉注射。每日糖皮质激素量不大于氢化可的松

300 mg 当量。

（2）当患者不再需要血管升压药时，建议停用糖皮质激素治疗。

（3）对于无休克的脓毒症患者，不推荐应用糖皮质激素。

（4）在患者存在内分泌疾病或须要糖皮质激素治疗的情况下，糖皮质激素维持治疗或使用应激剂量激素没有禁忌证。

5．使用血液制品

（1）对于成人患者，一旦组织低灌注缓解，并且不存在心肌缺血、严重低氧血症、急性出血、发绀型心脏病或乳酸酸中毒等情况，推荐在血红蛋白低于 70g/L 时输注红细胞，使血红蛋白维持在 70 ~ 90 g/L。

（2）在临床无出血，也不计划进行有创性操作时，不建议用新鲜冰冻血浆纠正实验室凝血异常。

（3）在严重脓毒症患者，当血小板计数 $< 5 \times 10^9/L$ 时，无论是否有出血，都建议输注血小板。当血小板计数为（5 ~ 30）$\times 10^9/L$ 且有明显的出血危险时，可考虑输注血小板。须进行外科手术或有创性操作时，血小板计数应 $\geq 50 \times 10^9/L$。

6．支持治疗

（1）机械通气

①对脓毒症所致的急性肺损伤（ALI）/ 急性呼吸窘迫综合征（ARDS）患者，推荐将机械通气潮气量设定为按预测体重 6 ml/kg。

②推荐监测 ALI/ARDS 患者的吸气末平台压，并将最初平台压高限设置为 $\leq 30\ cmH_2O$。

③为了尽可能降低平台压和潮气量，允许 ALI/ARDS 患者存在高碳酸血症（$PaCO_2$ 高于正常，称“允许性高碳

酸血症”）。

④推荐设定 PEEP 以防止呼气末肺泡萎陷。对于严重难治性低氧血症患者（$PaO_2/FiO_2 \leqslant 100$ mmHg），建议采用肺复张手法。

⑤在有经验的单位，可采取俯卧位通气。

⑥如无禁忌证，推荐机械通气患者保持半卧位，以防止误吸和发生呼吸机相关肺炎（ventilator-associated pneumonia，VAP）。

⑦仅对符合下述条件的少数 ALI/ARDS 患者建议使用无创通气：轻度呼吸衰竭（相对较低的压力支持和 PEEP 有效），血流动力学稳定，较舒适且易唤醒，能自主咳痰和保护气道，主观期望早日康复。

⑧推荐制订一套适当的脱机计划，为机械通气患者施行自主呼吸试验，以评估脱离机械通气的能力。患者还须要满足以下条件：

- 可唤醒。
- 血流动力学稳定（不用升压药）。
- 没有新的潜在严重疾病。
- 只需要低通气量和低 PEEP。
- 面罩或鼻导管给氧可满足吸氧浓度的要求。应选择低水平压力支持、持续气道正压（CPAP ≈ 5 cmH_2O）或 T 形管进行自主呼吸试验。

（2）镇静、麻醉和神经肌肉阻断：详见第五十六章章。

（3）血糖控制

①对进入 ICU 后已初步稳定的重症脓毒症合并高血糖患者，推荐使用静脉胰岛素治疗控制血糖。

②推荐所有接受静脉胰岛素治疗的患者用葡萄糖作为热量来源，并且每 1 ~ 2 h 监测一次血糖。血糖和胰岛素

用量稳定后，可每 4 h 监测一次。

（4）肾替代治疗：详见第六十章。

（5）碳酸氢盐治疗：对于低灌注致高乳酸血症、pH ≥ 7.15 的患者，不宜使用碳酸氢钠改善血流动力学或减少升压药的使用。

（6）预防深静脉血栓形成

①对于严重脓毒症患者，推荐用小剂量普通肝素（UFH）每日 2 ~ 3 次或每日低分子量肝素（low molecular weight heparin，LMWH）预防深静脉血栓形成，除非有禁忌证，如血小板减少、严重凝血功能障碍、活动性出血及近期脑出血等。

②对有肝素禁忌证者，推荐使用器械预防措施如分级加压长筒袜（graded compression stocking，GCS）或间歇压迫器，除非有禁忌证。

③对于非常高危的患者，如严重脓毒症合并 DVT 史、创伤或整形外科手术者，建议联合药物和机械预防，除非有禁忌证或无法实施。

（7）预防应激性溃疡

①对存在较高的出血危险因素的严重脓毒症或脓毒症休克患者，推荐使用质子泵抑制剂以预防应激性溃疡。

②建议没有危险因素的患者不做预防。

（8）选择性肠道净化：选择性肠道净化的主要作用为预防呼吸机相关肺炎，尽管包括肠内万古霉素的研究表明了其安全性，但仍有出现耐药革兰氏阳性菌感染的可能。

（刘韶瑜）

第三十章　心源性休克

1．概述　心源性休克（cardiogenic shock，CS）指心脏原因引起心输出量显著下降，导致组织低灌注，从而发生临床和生化改变的一种状态。

2．病因　急性心肌梗死、急性失代偿性心力衰竭、心包切开术后、心室流出道梗阻、心搏骤停后顿抑、脓毒症休克或 SIRS 时心肌抑制，以及心肌挫伤、瓣膜病、电活动原因或心外原因等，其中急性心肌梗死是最重要的病因。

3．诊断　见图 30-1。

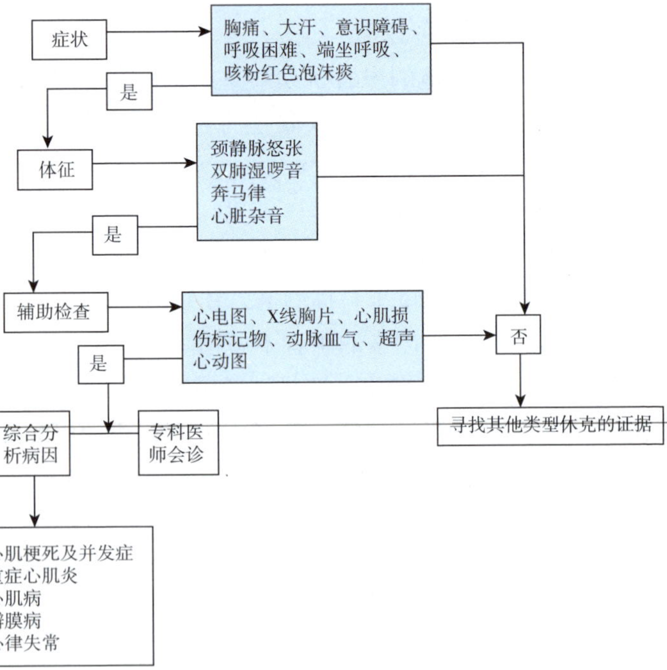

图 30-1　心源性休克的诊断流程

4．监测

（1）无创监测：对生命体征连续监测，及早发现心律失常、呼吸障碍和肺水肿。

（2）有创监测

①动脉血压监测：连续监测，至停用血管活性药后 12 ~ 24 h。

②中心静脉压：连续监测。

③中心静脉血氧饱和度：每 4 h 一次，其变化趋势可以用来帮助监测心输出量趋势。

④尿量：每小时 1 次。尿量是评估肾灌注和急性肾损伤的重要指标。

⑤肺动脉漂浮导管或脉搏指示剂连续心排血量监测（pulse indicator continuous cardiac output）：选择性应用。对初始治疗无反应的患者，或诊断及治疗存在不确定性的患者可考虑早期使用。

（3）辅助检查

①血常规：每 12 ~ 24 h 复查。合并出血或出血风险高者可缩短复查间隔。

②电解质：每 6 ~ 12 h 复查。可根据是否存在肾衰竭或电解质紊乱等调整频率。

③血肌酐：每 12 ~ 24 h 复查。血肌酐是肾灌注和急性肾损伤的重要标志物。

④动脉血乳酸：每 1 ~ 4 h 复查。乳酸清除率是终末器官灌注不足改善的标志物。乳酸清除率低与高死亡风险相关。

⑤凝血功能：接受抗凝治疗者每 4 ~ 6 h 复查，直到治疗稳定。未接受抗凝者每 24 h 复查。

5．治疗（一般治疗参见休克的常规治疗部分）

（1）药物治疗

①休克期患者禁用非正性肌力药[肾素 - 血管紧张素 - 醛固酮系统（renin-angiotension-aldosterone system，RAAS）抑制剂和β受体阻滞剂]。渡过休克期后，血流动力学完全稳定并撤除机械装置和药物支持的患者，应尽早恢复使用RAAS抑制剂或β受体阻滞剂。

②重点关注药物对心输出量和外周血管阻力的影响。

（2）机械循环支持和心脏移植

①主动脉内球囊反搏。指南不推荐对心肌梗死患者常规应用主动脉内球囊反搏，急性心肌梗死合并严重二尖瓣关闭不全或室间隔缺损者可使用主动脉内球囊反搏支持。不能得到体外膜肺氧合等其他支持手段时，可考虑使用主动脉内球囊反搏。

②体外膜肺氧合：指南推荐临时机械循环支持手段中体外膜肺氧合为首选。体外膜肺氧合可解决循环的低氧问题，不依赖于心率，对心输出量和肺功能有很好的支持作用。

③长期机械循环支持。

④心脏移植：对于使用上述机械循环支持方法都不能恢复的所有患者，均应评估进行心脏移植的可能性。

（刘韶瑜）

第三十一章　心包压塞

心包压塞是一种由于渗出性液体、脓肿、血液、血凝块及气体等物质在心包内缓慢或急性积累，导致心室收缩和舒张功能障碍所致的危重症。其临床症状取决于心包积液的总量和液体聚积的速度。

1．典型的心脏压塞三联征　低血压、颈静脉怒张及心音遥远。

2．鉴别　充血性心力衰竭、缩窄性心包炎和肝硬化。

3．诊断要点　见图 31-1，常见疾病引起心包压塞的风险见图 31-2。

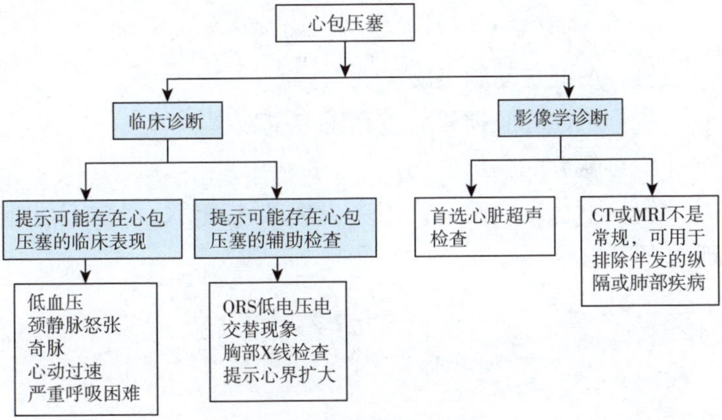

图 31-1　心包压塞的诊断流程

4．治疗　可行超声引导下心包穿刺。复发者可行心包腔置管引流或心包开窗术。

5．采用分段式评分决定治疗策略　见图 31-3。

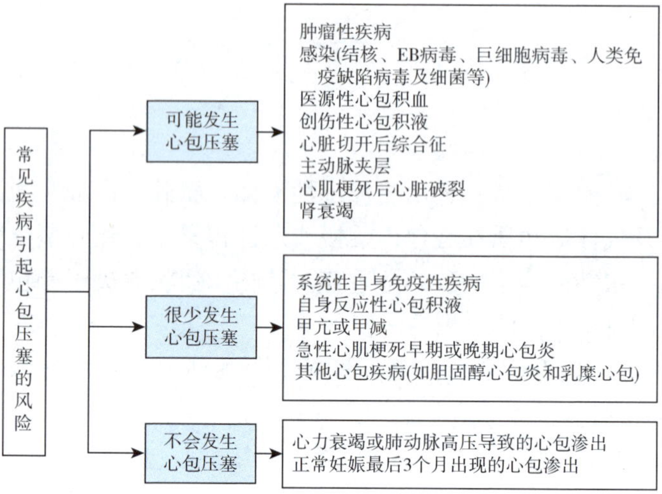

图 31-2 常见疾病引起心包压塞的风险

6．下列情况无须考虑得分，应紧急手术处理

（1）A 型主动脉夹层。

（2）急性心肌梗死后左室游离壁破裂。

（3）新近的胸部创伤。

（4）不稳定的败血症患者出现脓性积液，经皮不能处理的多房积液。

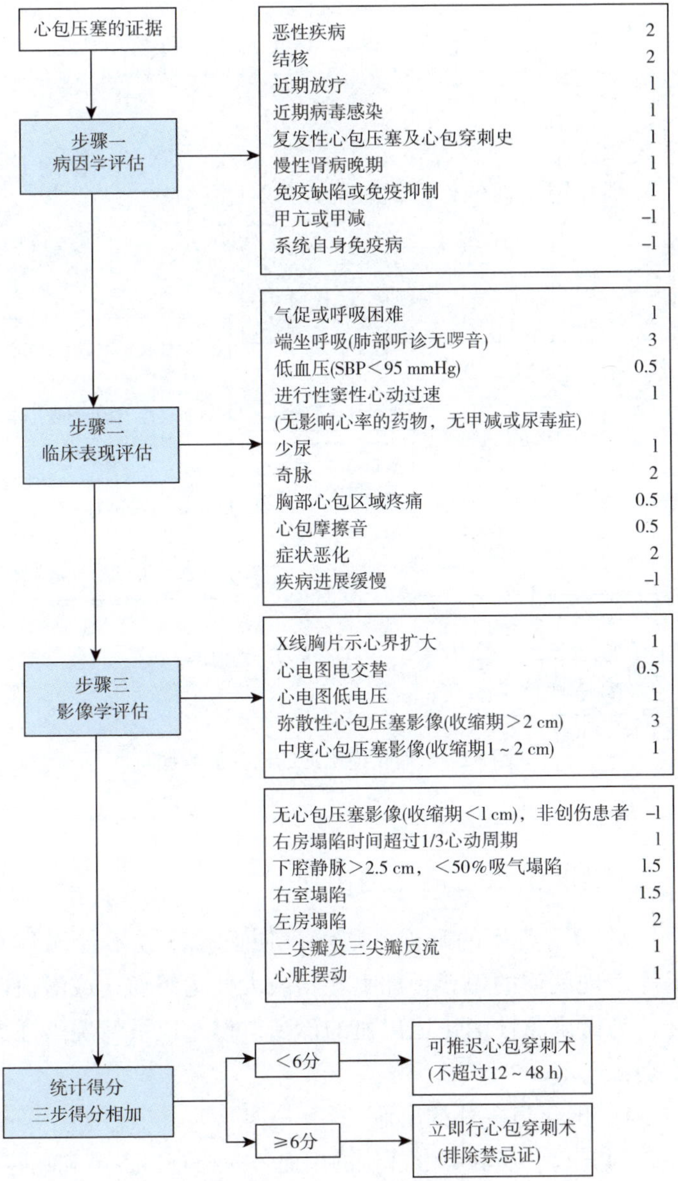

图 31-3　心包压塞的治疗策略

第三十二章　消化道出血

消化道出血的诊疗流程见图 32-1。

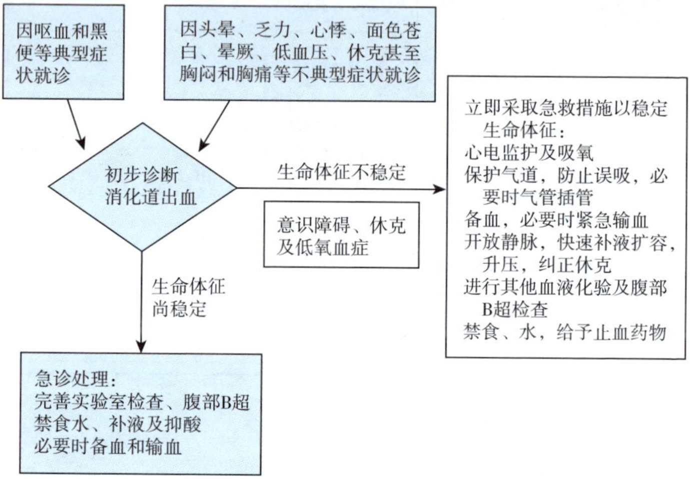

图 32-1　消化道出血的诊疗流程图

一、判断是否是消化道出血

对于以典型的呕血、黑便、便血、伴或不伴循环衰竭等表现就诊的患者，如呕吐物或大便为鲜血，或潜血阳性，易做出急性消化道出血的诊断。但对以下情况须注意鉴别：

1．消化道以外的出血

（1）口、鼻和咽喉部位的出血——检查口、鼻和咽腔。

（2）咯血：见表 32-1。

表32-1　呕血与咯血的鉴别

	咯血	呕血
病因	肺结核、肺炎、支气管扩张、肺脓肿、肺癌及心脏病	消化性溃疡、肝硬化、急性糜烂出血性胃炎及胆道疾病
出血前的症状	咽痒、胸闷和咳嗽	上腹不适、恶心和呕吐
出血方式	咯出	呕出，可呈喷射状
颜色	多为鲜红	咖啡渣样，暗红，有时呈鲜红
混有物	痰和泡沫	食物残渣
酸碱反应	碱性	酸性
大便性状	如果咽下，可有少量	有，可在呕血前或后，可呈柏油便
胸部影像学检查	X线胸片或CT检查可见新发渗出阴影	检查阴性，除非误吸 胃镜检查可见引起出血的病灶

（3）由食物和药物引起的大便发黑，如进食动物血、碳粉、铁剂、铋剂以及中药等。大便隐血检查可以鉴别。

2．如以不典型症状就诊，易忽略消化道出血，甚至误诊。

（1）以头晕、晕厥和乏力等表现就诊，被怀疑为脑血管病。

（2）以面色苍白、发现血红蛋白低或进行性下降等贫血待查就诊。

（3）以意识障碍和循环休克就诊。

（4）以继发心肌缺血而主要表现为胸闷和胸痛等症状者被诊断为急性冠脉综合征，可忽略可能存在的消化道出血。

二、稳定生命体征

1．紧急情况评估　判断生命体征是否稳定，保护气道，维持呼吸和循环的稳定。对意识丧失、呼吸停止及大动脉搏动不能触及的患者，应立即开始心肺复苏。

（1）意识判断：根据格拉斯哥昏迷评分（GCS）可以对患者的意识情况做出判断。对于存在意识障碍、不能配合的患者，须将头偏向一侧，以避免呕血误吸。必要时应对呼吸道采取保护措施。

（2）气道评估：防呕吐误吸，保持气道开放，并给予吸氧。

（3）通过呼吸评估判断患者的通气和换气功能：如果患者呼吸明显加快，存在明显的呼吸困难或呼吸窘迫，外周血氧饱和度明显下降，特别是高浓度氧疗仍不能缓解时，应及时建立人工气道，实施机械通气。

（4）血流动力学状态评估：通过心电监护心率、血压和血氧饱和度，检查有无休克表现，估计失血量，判断患者的血流动力学状态是否稳定。

2．低血容量休克的紧急处理

（1）如出现下述表现，则提示患者的血流动力学状态不稳定，应立即开始液体复苏。

①心率＞100次/分，收缩压＜90 mmHg（或在未使用药物降压的情况下收缩压较平时水平下降＞30 mmHg）。

②烦躁、谵妄、肢端湿冷、皮肤花斑、反复晕厥或其他休克的表现。

③持续呕血或便血。

（2）紧急处置

①抽血：配血试验，并检查血常规、凝血功能、肝功能、肾功能及电解质。

②建立静脉通路，快速补液：通常先输入晶体液。对严重出血的患者，应当开放两条甚至两条以上的通畅静脉通路，必要时建立中心静脉通路。对大量出血应予以输血。

③尿管：意识障碍、排尿困难及所有休克患者均须留置尿管，记录每小时尿量。

④留置胃管对判断活动性出血可有帮助，但对静脉曲张破裂出血及配合度差的患者，留置胃管会加重出血，对意识清醒者也可引起明显不适，故不建议常规留置。

（3）紧急输血的指征

①改变体位时出现晕厥。

②血压下降和心率加快（收缩压＜ 90 mmHg 或较基础收缩压下降＞ 30 mmHg，心率＞ 120 次 / 分）。

③血红蛋白低于 70 g/L 或血细胞比容低于 25%。

（4）输血的注意事项

①对肝硬化或急性胃黏膜损伤的患者，尽可能采用新鲜血液。

②输注库存血较多时，每输 600 ml 血时应静脉补充葡萄糖酸钙 10 ml。

③对活动性出血和血小板计数＜ 50×10^9/L 的患者输注血小板。

④对纤维蛋白原浓度＜ 1 g/L 或活化部分凝血酶原时间（国际标准化比值）＞ 1.5 倍正常值的患者，给予新鲜冰冻血浆。

（5）血容量充足的判定及输血目标：进行液体复苏及输血治疗时须要达到以下目标：

①收缩压 90 ～ 120 mmHg。

②脉搏＜ 100 次 / 分。

③尿量＞ 40 ml/h。

④意识清楚或好转。

⑤无显著脱水貌。

⑥对大量失血的患者，以输血达到血红蛋白 80 g/L，血细胞比容 25% ~ 30% 为宜。

⑦血乳酸恢复正常。

（6）血管活性药物的使用：在积极补液的前提下，如果患者的血压仍然不能提升到正常水平，为了保证重要脏器的血液灌注，可以适当地选用血管活性药物，以改善重要脏器的血液灌注。

三、全面评估病情

1．详细询问病史

（1）发病前是否有上腹痛、反酸及烧心病史，是否有剧烈呕吐。须要了解发病时间、出血的性状和量、次数、治疗情况以及其他合并症状。

（2）既往是否有溃疡、肝病、血液病、结缔组织病以及服用非甾体抗炎药、抗血小板药物或抗凝药物的病史，是否有酗酒等不良习惯，是否存在近期体重下降。

（3）是否有脑梗死、烧伤或外伤手术史。

2．全面查体

（1）生命体征和意识状态。

（2）血流动力学状态。

（3）腹部查体：肝和脾触诊、移动性浊音和肠鸣音。

（4）腹壁静脉曲张、肝掌及蜘蛛痣。

（5）直肠指诊。

3．实验室和影像学检查

（1）血常规。

（2）肝功能、白蛋白和血氨。

（3）肾功能和电解质。

（4）凝血。

（5）大便或呕吐物的隐血试验。

（6）肿瘤标志物。

（7）心电图，必要时查心肌酶和超声心动描记术（ultrasound cardiography，UCG）。

（8）腹部超声和 CT。

（9）X 线胸片。

4．重要监测指标的意义

（1）血尿素氮

①出血后数小时血尿素氮开始上升，24 ～ 48 h 达高峰，大多不超出 14.3 mmol/L，3 ～ 4 天后降至正常。

②出血后循环衰竭：肾前性氮质血症。

③持久和严重的休克造成急性肾衰竭：肾性氮质血症。

（2）血常规

①一般须经 3 ～ 4 h 以上才出现血红蛋白、红细胞和红细胞压积下降，出血后 24 ～ 72 h 血液稀释到最大限度。

② 出血 24h 内网织红细胞即见升高，出血停止后逐渐降至正常。

③上消化道大量出血 2 ～ 5 h 后，白细胞计数轻至中度升高，血止后 2 ～ 3 天才恢复正常。但在肝硬化患者，如同时有脾功能亢进，则白细胞计数可不升高。

（3）血氨：肝硬化患者在消化道出血后，血红蛋白在肠道内吸收，导致血氨升高，可诱发肝性脑病。

四、判断是上消化道出血还是下消化道出血

1．排出物的性状　如为呕血、胃管内抽出咖啡色的液体潜血阳性或抽出暗红色的血液，为上消化道出血。黑便大多来自上消化道出血，而血便大多来自下消化道出血。当上消化道出血量大且出血迅速时，也可以排鲜血便。如为高位小肠乃至右半结肠出血，若血液在肠腔停

留时间较长，亦可表现为黑便。小肠出血常为暗红果酱样便，亦可为黑便，偶有血水样便。结直肠出血常表现为鲜血便或暗红的血便，血液与大便相混，可有便后滴血，亦可表现为脓血便。

2．合并症状　下消化道出血病史中多伴有下腹疼痛或腹部有包块，排便异常伴便血史，出血前常有中下腹不适、下坠感或便意。大肠出血常伴下腹疼痛、腹泻和里急后重等症状，而小肠出血常表现为脐周疼痛。

3．血尿素氮　上消化道出血时尿素氮升高较下消化道出血明显，高位小肠的出血可能有血尿素氮升高，而结肠出血时常不升高。

4．特殊检查方法

（1）内镜检查：能明确出血的部位和病因，并可根据病灶情况进行相应的止血治疗。必要时可先做胃镜，以明确有无上消化道出血。应注意仔细检查贲门、胃底部、胃体小弯、十二指肠球后壁、球后以及乳头内容易遗漏的病变区域。如果除外上消化道出血，再做肠镜以除外结肠回肠末端出血。

（2）选择性动脉造影：如患者处于消化道持续活动性大出血紧急状态，而内镜检查无法安全进行，或因积血影响视野而无法判断出血灶，此时行选择性肠系膜动脉造影。如出血量＞ 0.5 ml/min，可以发现造影剂在出血部位溢出，可以判断出血部位，并进行栓塞治疗。

（3）放射性核素扫描：对于经内镜及 X 线检查阴性的病例可做放射性核素扫描。其方法是采用核素（如 ^{99m}锝）标记患者的红细胞后，再从静脉注入患者体内。如有活动性出血，且出血速度＞ 0.1 ml/min，核素便可以显示出血部位。

（4）小肠钡剂造影、CT 成像、胶囊内镜或单（双）

气囊小肠镜：一些肠道的解剖部位不能被一般的内镜窥见，有时会遗漏病变，这些都可以通过 X 线钡剂检查得以补救。但在活动性出血后不宜过早地进行钡剂造影，否则会因按压腹部而引起再出血或加重出血。一般主张在出血停止、病情稳定 3 天后谨慎操作。

5．剖腹探查和术中内镜检查　如各种检查呈阴性，临床上仍有明显出血，危及生命，可行剖腹探查。术中内镜检查可使诊断率提高 50% ～ 100%。

（赵静静、张莉萍）

第三十三章　上消化道出血

一、病因

上消化道出血最常见的病因为消化性溃疡、食管或胃底静脉曲张破裂、急性糜烂性出血性胃炎和胃癌。这些病因占上消化道出血的 80% ~ 90%（框 33-1）。

框33-1　上消化道出血的病因

消化系统疾病	食管	食管静脉曲张破裂、食管炎、食管憩室、食管癌、食管异物、食管黏膜撕裂症（Mallory-Weiss 综合征）、食管裂孔疝、食管主动脉瘘、纵隔肿瘤侵蚀或纵隔脓肿破入食管等
	胃及十二指肠疾病	最常见的是胃消化性溃疡，其次为慢性胃炎及非甾体抗炎药（NSAIDs）相关胃黏膜损伤及应激性溃疡。其他原因还有胃癌、恒径动脉破裂（Dieulafoy 综合征）、胃平滑肌瘤、胃肠吻合术后吻合口溃疡和空肠溃疡、胃黏膜脱垂、胃扭转及憩室炎
	肝、胆及胰腺疾病	肝硬化或门脉高压引起的食管 - 胃底静脉曲张破裂出血（esophageal and gastric variceal bleeding，EGVB）以及门脉高压性胃病。另外，肝癌、肝脓肿及肝动脉瘤破裂也可造成上消化道出血。胆囊和胆道结石、胆道寄生虫、胆囊癌、胆管癌及壶腹癌均可引起胆道出血。胰腺炎、胰腺癌及胰腺脓肿等累及十二指肠，可造成呕血或黑便
血液系统疾病	白血病、淋巴瘤、再生障碍性贫血、血友病及原发性血小板减少性紫癜等	
急性传染病	流行性出血热及钩端螺旋体病等	
其他	尿毒症、肝衰竭、败血症及血管炎等	

二、临床表现

对出血量的估计见表 33-1。

表33-1　出血量的估计

呕血量	临床表现
5 ~ 10 ml	大便隐血试验阳性
50 ~ 100 ml	黑便
胃内积血 250 ~ 300 ml	呕血
一次出血＞ 400 ml	出现全身症状，如头晕、心悸及乏力
一次出血＞ 700 ml	出汗、肢冷、苍白、血压下降及晕厥
短时间出血＞ 1000 ml	循环休克及意识模糊

三、出血严重程度评估

在对周围循环状态的评估中血压和心率是关键指标，可综合其他相关指标进行动态观察。如果患者由平卧位改为坐位时出现血压下降（下降幅度＞ 15 ~ 20 mmHg）、心率加快（上升幅度＞ 10 次 / 分），已提示血容量明显不足，是紧急输血的指征。

如收缩压＜ 90 mmHg，心率＞ 120 次 / 分，并伴有面色苍白、四肢湿冷、烦躁不安或意识障碍等，提示患者已经陷入休克状态，而且属于严重大量出血，须积极抢救。急性上消化道患者的 Blatchford 评分见表 33-2。

表33-2 急性上消化道出血患者的Blatchford评分

项目	检测结果		评分
收缩压（mmHg）	100 ~ 109		1
	90 ~ 99		2
	< 90		3
血尿素氮（mmol/L）	6.5 ~ 7.9		2
	8.0 ~ 9.9		3
	10.0 ~ 24.9		4
	≥ 25.0		6
血红蛋白（g/L）	男性	120 ~ 129	1
		100 ~ 119	3
		< 100	6
	女性	100 ~ 119	1
		< 100	6
其他表现	脉搏≥ 100 次 / 分		1
	黑便		1
	晕厥		2
	肝疾病		2
	心力衰竭		2

* 评分≥ 6 分为中高危，< 6 分为低危

四、治疗

1．一般措施

（1）卧位休息，保持呼吸道通畅，必要时吸氧。

（2）活动性出血期间禁食、水。

（3）严密监测患者的生命体征，如心率、血压、呼吸、尿量及神志变化。

2．止血措施　对上消化道出血，根据出血的病因，一般分为静脉曲张性出血和非静脉曲张性出血。

（1）食管胃底静脉曲张破裂出血

①降低门脉压的药物：见表33-3。

表33-3　降低门脉压的药物

常用药物	推荐用法和剂量	不良反应和注意事项
血管升压素（目前国内所用的垂体后叶素含有等量的血管升压术与催产素）	推荐疗法是：0.2 ~ 0.4 U/min 静脉持续滴注，视治疗反应，最大剂量可至 0.8 U/min。一般最多持续 24 h	常见的有腹痛、血压升高、心律失常及心绞痛，严重者可发生心肌梗死（可同时使用硝酸甘油，以减少血管升压素引起的不良反应。同时，硝酸甘油还有协同降低门静脉压的作用。用法为硝酸甘油静脉滴注，根据患者的血压来调整剂量。也可舌下含服硝酸甘油 0.5 ~ 0.6 mg，每 30 min 一次） 有冠心病及原发性高血压者忌用
三甘氨酰赖氨酸升压素（又名特利加压素）	每次 2 mg，4 ~ 6 h 一次，静脉推注。当出血得以控制后，可减量至每 4 h 1 mg	由于价格昂贵，目前国内未广泛使用

续表

常用药物	推荐用法和剂量	不良反应和注意事项
生长抑素及其拟似物	①14肽天然生长抑素，用法为首剂250 μg静脉缓注，继以250～500 μg/h持续静脉滴注，疗程5天。由于本品的半衰期极短，应注意滴注过程中不能中断。若中断超过5 min，应重新注射首剂。对于难以控制的急性上消化道出血，可根据病情重复250 μg冲击剂量快速静脉滴注，最多可达3次。②奥曲肽：是8肽的生长抑素拟似物。该药半衰期较长，可静脉注射，亦可皮下注射。在急性出血期应静脉给药。常用量为首剂100 μg静脉缓注，继以25～50 μg/h持续静脉滴注。稳定期可皮下注射，100 μg tid	不良反应少，可以连续使用5天或更长时间

为了预防出血而应用的β受体阻滞剂不应用于急性出血，因为其会降低血压，并且会降低与出血有关的心率加快。

②气囊压迫止血

• 作用机制：通过充气的气囊对破裂的曲张静脉进行压迫止血，对于食管静脉曲张出血多数有效。但鉴于近年来药物治疗和内镜治疗的进步，目前已不推荐将气囊压迫作为首选止血措施，仅在药物不能控制出血时可作为暂时止血用，以赢得时间去准备其他更有效的治疗措施。

● 使用方法：经鼻腔或经口插入三腔双囊管，向胃囊注入气体（囊内压为 50 ~ 70 mmHg），向外加压牵引，用以压迫胃底。若未能止血，再向食管囊注入气体（囊内压为 35 ~ 45 mmHg），并悬挂 500 g 重物，以压迫食管曲张静脉。用气囊压迫过久会导致黏膜糜烂，故持续压迫时间最长不应超过 24 h。一般每隔 12 h 解除压迫 20 ~ 30 min 后再恢复牵引。

● 不良反应：患者痛苦大，并发症多（如吸入性肺炎、窒息、食管炎、食管胃底黏膜缺血坏死、糜烂溃疡甚至穿孔、胸骨后压榨样疼痛及心律失常等）。由于不能长期压迫，停用后早期再出血率高。

③内镜治疗

● 内镜治疗时机：对怀疑肝硬化静脉曲张出血的患者，应在出现症状 48 h 内行急诊内镜检查。一般经药物治疗（必要时加气囊压迫）大出血基本控制，患者的基本情况稳定，在进行急诊内镜检查的同时进行治疗。

● 方法：内镜直视下套扎曲张静脉，或者注射硬化剂（食管曲张静脉）或组织黏合剂（胃底曲张静脉）。

● 并发症：主要并发症有局部溃疡、出血、穿孔及瘢痕狭窄等，注意操作及术后处理可使这些并发症大为减少。

④外科手术或介入手术：消化道出血须进行紧急急诊外科手术者，往往病情危重，一般情况差，可能合并单个或多个系统或器官的功能障碍。因此，手术并发症多，死亡率高，故不应盲目选择外科手术。但在大量出血患者，如果上述非手术方法治疗无效，紧急外科手术可能是挽救患者生命的唯一方法。

采用经颈静脉肝内门体静脉分流术（transjugular intrahepatic portosystemic shunt，TIPS），术后患者再出血率降低，但肝性脑病的发生率明显增加，与内镜疗法相比并不降低死亡率，可以作为药物加内镜治疗失败的补救疗法。该法尤其适用于准备做肝移植的患者。

⑤预防性应用广谱抗生素 7 天。首选喹诺酮类，也可选用头孢曲松钠（头孢三嗪）。

⑥发生急性静脉曲张性消化道出血后，存活的患者发生再出血和死亡的风险很高。如果患者在最近的 24 h 没有再出血的证据，就应该考虑择期开始预防再出血的治疗。非选择性 β 受体阻滞剂加内镜直视下套扎曲张静脉联合治疗是静脉曲张出血二级预防的最佳选择。内镜直视下套扎曲张静脉须在 7 ～ 14 天重复进行，直到静脉曲张消失，通常需要 2 ～ 4 次。内镜直视下套扎曲张静脉后 10 天结扎处易出现浅溃疡，并可能出血，故应联合应用质子泵抑制剂。静脉闭塞后 1 ～ 3 个月复查胃镜，之后每 6 ～ 12 个月复查静脉曲张有无复发。分流手术 /TIPS 控制急性出血的患者无须进一步的预防措施。如 Child-Pugh 分数≥ 7 分或 MELD 分数≥ 15 分，可进行肝移植。

（2）非曲张静脉上消化道大出血：除食管胃底静脉曲张破裂出血之外的其他病因引起的上消化道大出血，习惯上称为非曲张静脉上消化道大出血，其中以消化性溃疡所致出血最为常见。其止血措施主要有：

1）抑制胃酸分泌的药物：血小板聚集及血浆凝血功能所诱导的止血作用须在 pH ＞ 6.0 时才能有效，因此，提高胃内 pH 具有止血作用。临床上常用 H_2 受体拮抗剂或质子泵抑制剂（表 33-4、33-5）。

表33-4 质子泵抑制剂的使用方法

常用药物	用法和用量	不良反应和注意事项
埃索美拉唑、泮托拉唑及奥美拉唑	急性上消化道大出血： 80 mg 静脉推注后，以 8 mg/h 的速度持续静脉泵入 一般剂量： 40 mg 静脉滴注，q12 h。 序贯口服： 20 ～ 40 mg，qd 至 bid	消化道反应 严重肝、肾功能不全者须减量

表33-5 H_2受体拮抗剂的使用方法

常用药物	用法和用量	不良反应和注意事项
法莫替丁	20 mg，q12 h，静脉滴注或缓慢静注	胃肠道反应 中枢神经系统反应 皮疹 肝、肾功能不全者慎用 西咪替丁与抗凝药物、苯妥英及茶碱合用时须监测血液浓度
雷尼替丁	50 mg，q6 ～ 8 h，静脉滴注或缓慢静注	
西咪替丁	200 mg，q4 ～ 6 h，静脉滴注或缓慢静脉注射，剂量 2 g/d	

2）胃镜治疗

①推荐使用 Blatchford 评分评估是否须要胃镜诊治。Blatchford 评分为 0 分的患者无须接受胃镜检查和内镜下干预，而 Blatchford 评分≥ 1 分的患者则须接受胃镜检查和内镜下干预。

②须接受内镜诊治的患者应在 24 h 内完成急诊胃镜。对处于循环衰竭状态的患者，应迅速纠正循环衰竭后再做胃镜较为安全。

③推荐进行内镜下 Forrest 分级，评估是否需要胃镜下治疗。

④胃镜检查前应予质子泵抑制剂治疗，以降低出血病灶的 Forrest 分级及减少需要内镜干预的比例。内镜下如见活动性出血或暴露血管的溃疡，应进行内镜下止血。

⑤消化性溃疡出血的镜下 Forrest 分级及对应的再出血概率及推荐治疗见表 33-6。

表33-6 Forrest分级、镜下表现及推荐的治疗

Forrest 分级	溃疡病变的内镜下表现	再出血概率（%）	推荐的治疗
Ⅰa	喷射样出血	55	有活动性出血及血管裸露均为高危征象，建议行内镜止血
Ⅰb	活动性出血	55	
Ⅱa	血管显露	43	
Ⅱb	附着血凝块	22	是否需要内镜治疗存在争议，建议冲洗，尽量使血凝块脱落，并对病灶行内镜下治疗
Ⅱc	黑色基底	10	低危，不推荐行内镜止血
Ⅲ	基底洁净	5	

⑥常用的内镜止血方法包括药物局部注射、热凝止血和机械止血三种。

- 药物局部注射：可选用 1 ∶ 10 000 肾上腺素氯化钠溶液及高渗钠 - 肾上腺素溶液等，其优点为简便易行。
- 热凝止血：包括高频电凝、氩离子凝固术、热探头、微波和激光等方法，止血效果可靠，但需要一定的设备与技术经验。
- 机械止血：主要采用各种止血夹，尤其适用于活动性出血。

对于其他原因引起的出血，也可视情况选择上述方法进行内镜下止血。

3）手术治疗

①在内科积极补液、输血及给予止血药物治疗后，如患者仍大量出血不止，血压不能维持，血红蛋白不升反降等，应尽早外科会诊，必要时采取手术干预。

②对于在药物基础上配合内镜以及介入治疗失败者，紧急情况下可考虑剖腹探查。可在术中结合内镜检查，明确出血部位后进行治疗。

③并发溃疡穿孔、幽门梗阻或怀疑有溃疡恶变者，明确诊断后宜及时手术。

4）介入治疗：对于严重消化道大出血患者，在不明确病因及出血部位时，或存在基础疾病而无法进行内镜治疗，患者又不能耐受手术，或因积血影响视野而无法判断出血灶时，可考虑在选择性肠系膜动脉造影找到出血灶的同时进行血管栓塞治疗。

（3）改善凝血治疗

①使用抗凝血药物者，应停用抗凝和抗血小板药物。

②凝血功能障碍者：

• 输注新鲜冰冻血浆、凝血酶原复合物及人血纤维蛋白原等改善凝血，或血栓弹力图监测引导下的成分输血。

• 对肝硬化以及维生素 K 缺乏者，由于凝血酶原和维生素 K 依赖凝血因子缺乏，可静脉注射维生素 K。

• 酚磺乙胺（止血敏）可增加血小板的数量和活性，同时减少毛细血管的通透性。

• 氨甲苯酸（止血芳酸）和氨基己酸可抑制纤溶酶，防止继发性纤溶亢进，从而止血。

• 云南白药和蛇毒因子提取物等也有一定的疗效。

（4）保护胃黏膜及止血治疗：可口服或经胃管鼻饲硫糖铝混悬液、凝血酶或 8% 去甲肾上腺素冰盐水（8 mg 去甲

肾上腺素 +100 ml 冰生理盐水）。

上消化道出血的治疗流程见图 33-1。

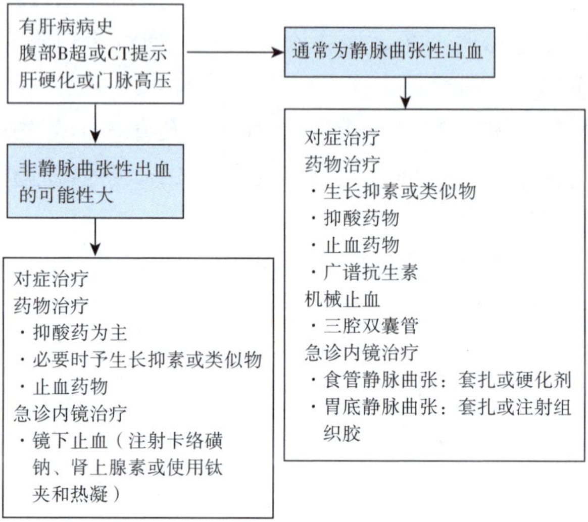

图 33-1　上消化道出血的治疗流程图

五、治疗后评估

1．是否存在活动性出血的评估　由于肠道内积血须经数日（一般约 3 天）才能排尽，故不能以黑便作为继续出血的指标。临床上如出现下列情况应考虑有活动性出血：

（1）呕血或黑便次数增多，呕吐物由咖啡色转为鲜红色，或排出的大便由黑色干便转为稀便或暗红血便，或伴有肠鸣音活跃。

（2）经快速输液、输血，周围循环衰竭的表现未见显著改善，或虽暂时好转而又再恶化，中心静脉压仍有波动，稍稳定后又再下降。

（3）红细胞计数、血红蛋白与血细胞比容继续下降，网织红细胞计数持续升高。

（4）在补液与尿量足够的情况下，血尿素氮持续或再次升高。

（5）胃管抽出物有较多新鲜血。

（6）内镜下止血后再次出血的预测指标包括：血流动力学不稳定，胃镜检查有活动性出血，溃疡直径＞ 2 cm，溃疡位于胃小弯或十二指肠后壁，血红蛋白＜ 100 g/L，须输血。

Rockall 再出血和死亡危险性评分系统见表 33-7。

2．转诊专科病房治疗原发病或随访　待患者病情稳定、出血控制后，可根据其原发疾病情况转诊专科病房继续治疗或出院随访。对于高龄且合并多种慢性疾病或者有肝硬化病史的患者，应住院做进一步检查评估和治疗。

六、预后估计

提示预后不良危险升高的主要因素有：

1．高龄患者（＞ 65 岁）。

2．有严重伴随病（心、肺、肝及肾功能不全或者脑血管意外等）。

3．本次出血量大或短期内反复出血。

4．特殊病因和部位的出血（如食管 - 胃底静脉曲张破裂出血）。

5．消化性溃疡伴有内镜下活动性出血，或近期出血征象如暴露血管或溃疡面上有血痂。

表33-7 Rockall再出血和死亡危险性评分系统

变量	评分			
	0 分	1 分	2 分	3 分
年龄（岁）	< 60	60 ~ 79	≥ 80	–
休克状况 收缩压（mmHg） 心率（次 / 分）	无休克 > 100 < 100	心动过速 > 100 > 100	低血压 < 100 > 100	–
伴发疾病	无	–	心力衰竭、缺血性心脏病和其他重要伴发疾病	肝衰竭、肾衰竭和癌肿播散
内镜诊断	无病变，食管黏膜撕裂症	溃疡等其他病变	上消化道恶性疾病	–
内镜下出血征象	无或有黑斑	–	上消化道血液潴留，黏附血凝块，血管显露或喷血	–

注：积分≥ 5 分为高危，3 ~ 4 分为中危，0 ~ 2 分为低危

（赵静静、张莉萍）

第三十四章　下消化道出血

下消化道出血是指十二指肠与空肠移行部十二指肠悬韧带（Treitz 韧带）以下的空肠、回肠、结肠及直肠疾病引起的肠道出血。本病分为慢性隐性出血、慢性少量显性出血和急性大出血三种类型。多数下消化道出血相对缓慢，或呈间歇型，约 80% 的出血能自行停止。在治疗上除了止血及补充血容量以外，寻找下消化道出血部位及确认疾病的性质，并治疗原发病病因最为重要。

一、常见病因

1．痔疮等肛门疾病的出血率最高。

2．各种炎症性的病变，包括特异性和非特异性疾病。特异性炎症如痢疾和结核，非特异性炎症如克罗恩病及溃疡性结肠炎等。

3．恶性肿瘤，如癌、淋巴瘤和肉瘤等。

4．各种类型的息肉。

5．各类血管疾病。

6．小肠的出血病因中占前五位的依次为恶性肿瘤、血管疾病、各种炎症、小肠憩室和良性肿瘤。

二、诊断流程

根据以下症状和体征进行诊断。

1．显性出血表现　肉眼血便，呈鲜红或暗红色的血便以及果酱样大便。

2．黑便　如果病变位于小肠或者右半结肠，在出血量比较少、出血速度比较慢、停留时间比较长的情况下，出血中的红细胞破坏形成的血红蛋白与硫化物结合形成硫化亚铁，出现黑便。

3．失血性周围循环衰竭　其程度轻重与出血量及速度有关。少量出血可因机体的自我代偿而不出现临床症状。中等量以上的出血常表现为头晕、心悸、冷汗、恶心和口渴，体检可发现面色苍白、皮肤湿冷、心率加快及血压下降。大量出血可出现黑矇和晕厥，甚至休克。

4．隐性出血　无血便或黑便，但是大便潜血呈阳性或出现缺铁性贫血

5．原发病的临床症状及体征　原发病的种类繁多，常见的是各种特异性肠道感染、炎症性肠病、下消化道憩室、息肉、肿瘤、痔、肛裂等以及出血性疾病、结核病和系统性红斑狼疮等各种特殊的临床表现和体征。

三、可选择的辅助检查

实验室检查包括血、尿及大便常规。根据原发病的不同，可以进行大便细菌培养和寄生虫检测。生化学检查包括肝和肾功能、电解质、血糖、血脂、凝血功能及肿瘤标志物等。

1．结肠镜检查　为所有的下消化道出血的初始治疗手段，要在患者充分结肠准备后 24 h 内开展。如出现血流动力学不稳定，不能除外上消化道出血，可先行胃镜检查或经胃管抽吸胃液检查。

2．血管造影　一般在活动性出血的情况下阳性率比较高。

3．核素扫描　在有活动性出血的情况下检查才有意义。

4．小肠气钡双重造影　阳性率为 50% ～ 80%，但对血管疾病无法做出明确诊断。

5．推进式的小肠镜　技术难度较大，患者较痛苦，费用较高，一般难以接受。

6．胶囊内镜　有一定的盲区，不能取活检。

7．剖腹探查及术中肠镜检查。

四、治疗方案及原则

1．补充血容量，纠正贫血。

2．传统的止血药物对消化道出血的患者效果有限，目前临床常用的主要是巴曲酶和生长抑素。

3．对严重出血以及须要内镜下止血治疗的患者，须维持 PLT $> 5 \times 10^9$/L。口服抗凝药物的患者，如 INR < 2.5，可考虑行内镜下治疗；如 INR > 2.5，应先给予纠正。

4．内镜介入治疗　镜下注射止血剂、血管收缩剂或硬化剂，还可以电凝或激光止血。对于憩室出血，用金属钛夹止血较接触性电凝止血更为安全，特别是对于右半结肠病变，钛夹止血较套扎更易实施。对于血管扩张出血，推荐应用氩离子凝固的非接触式热疗法。对于息肉摘除后出血，推荐钛夹或接触性电凝止血，联合或不联合肾上腺素注射。

5．血管介入治疗发现病变时，可采取栓塞或注射止血剂以达到止血的目的。

6．血管畸形干预性治疗措施（如内镜下治疗、放射介入治疗或手术治疗）对部分伴活动性出血的胃肠道血管畸形患者可暂时起到止血作用。但因病灶通常为多发、隐匿，且易于再生，因此，物理干预性方法根本无法对病灶彻底根治，术后复发率很高。生长抑素类似物具有一定的疗效。抗血管生成药物沙利度胺对胃肠道血管病变所致反复出血患者有长期疗效，其作用机制可能与抑制血管内皮生长因子相关。

7. 手术治疗适用于保守治疗无效或有些疾病必须手术治疗时。

8. 对严重性出血患者或因脏器低灌注而引起相应并发症的患者，积极抗休克及尽快补充血容量是最主要的措施，应尽快收入 ICU 病房行加强监护治疗。

9. 对出血量较大的下消化道大出血患者，经积极抢救且生命体征稳定后住院治疗。

10. 对反复发作的小肠出血患者，具体的内镜下治疗应根据患者的临床病程及治疗应答情况综合决定。

11. 双重抗血小板一般在 7 天内恢复，但对既往 90 天内急性冠脉综合征和既往 30 天内心脏支架植入术患者不应该中断双重抗血小板治疗。应该避免将阿司匹林用于心血管病的一级预防。NSAIDs 也应避免应用。

（赵静静、张莉萍）

第三十五章　脑 梗 死

按 TOAST 病因，脑梗死可分为大动脉粥样硬化型、心源性栓塞型、小动脉闭塞型、其他明确病因型和不明原因型五型。

一、识别及诊断标准

1．若患者突然出现以下症状应考虑脑梗死的可能（图 35-1）。

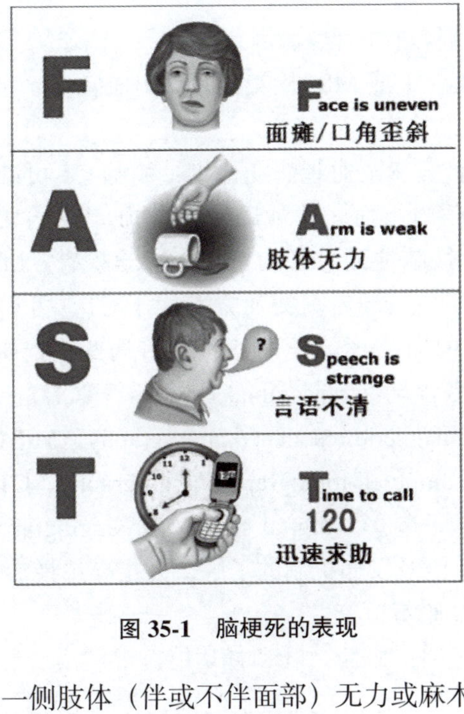

图 35-1　脑梗死的表现

（1）一侧肢体（伴或不伴面部）无力或麻木。

（2）一侧面部麻木或口角歪斜。

（3）说话不清或理解语言困难。

（4）双眼向一侧凝视。

（5）一侧或双眼视力丧失或模糊。

（6）眩晕伴呕吐。

（7）既往少见的严重头痛、呕吐、意识障碍或抽搐。

2．急性脑梗死的诊断标准

（1）急性起病。

（2）局灶神经功能缺损（一侧面部或肢体无力或麻木，语言障碍等），少数为全面神经功能缺损。

（3）症状或体征持续时间不限（当影像学检查显示有责任缺血性病灶时），或持续 24 h 以上（当缺乏影像学责任病灶时）。

（4）排除非血管性病因。

（5）脑 CT 或 MRI 检查排除脑出血。

3．辅助检查

（1）脑病变及血管病变检查：颅脑 CT 可准确地识别绝大多数颅内出血，并帮助鉴别非血管性病变（如肿瘤等），是急性脑梗死患者的首选影像学检查。MRI 在识别急性小梗死灶及颅后窝梗死方面优于 CT，可识别亚临床缺血灶，并具有无辐射等优点。血管病变检查如颈动脉超声、经颅多普勒（transcranial Doppler，TCD）、磁共振血管成像（magnetic resonance angiography，MRA）、CT 血管成像（computed tomographic angiography，CTA）及数字减影血管造影（digital subtraction angiography，DSA）有助于对病因及发病机制的了解，并指导选择治疗方法。

（2）实验室检查

①必选项：血糖、肝和肾功能、电解质、心电图、心肌缺血标志物、血常规、凝血功能、头颅 CT 或 MRI。

②附加项：毒物检测、血酒精水平测定、血气分析、

腰椎穿刺、胸部 X 线、腹部超声和脑电图。

脑梗死严重程度评估请参见 NIHSS 卒中量表。

二、一般支持治疗和并发症的处理

1．吸氧，保持气道通畅。

2．补液，营养支持。

3．血糖、血压控制。

4．控制脑水肿，降颅内压。

5．防治心血管并发症。

6．防治感染（呼吸道或泌尿系统等）。

7．防治深静脉血栓形成（DVT）和肺栓塞（PE）。

8．防治上消化道出血。

三、特异性治疗

1．静脉溶栓　目前认为有效抢救缺血半暗带组织的时间窗为 4.5 h（rt-PA）或 6 h（尿激酶）。

（1）适应证

①年龄 18 ~ 80 岁。

②发病在 4.5 h 内或 6 h 内。

③脑功能损害的体征持续存在超过 1 h，且比较严重。

④脑 CT 检查排除颅内出血，且无早期大面积脑梗死影像学改变。

⑤患者或家属签署知情同意书。

（2）禁忌证

①既往有颅内出血，包括可疑蛛网膜下腔出血；近 3 个月有头颅外伤史；近 3 周有消化道及泌尿道出血；近 2 周接受过较大的外科手术；近 1 周内有在不易止血压迫处的动脉穿刺。

②近 3 个月有脑梗死或心肌梗死，但不包括陈旧小腔

隙梗死而未遗留神经功能体征。

③严重心、肝、肾功能不全或严重糖尿病患者。

④体检发现有活动性出血或外伤（如骨折）的证据。

⑤口服抗凝药治疗且 INR > 1.5；48 h 内接受抗凝治疗且 APTT 超出正常上限。

⑥血小板计数< 10×10^9/L，血糖< 2.7 mmol/L。

⑦收缩压> 180 mmHg，或舒张压> 100 mmHg。

⑧妊娠。

⑨不合作。

（3）用法

① rt-PA 0.9 mg/kg（最大剂量 90 mg）静脉滴注，其中 10% 在 1 min 内静脉推注，其余持续滴注 1 h；或总量为 50 mg，首先 5 mg 静脉注射，之后 45 mg 持续滴注 1 h。

②尿激酶 100 万～150 万 IU，溶于生理盐水 100～200 ml，持续静脉滴注 30 min。

（4）溶栓过程的监护及处理

①在溶栓过程中及结束后的 2 h 内，每 15 min 进行一次血压和神经功能检查。然后每 30 min 一次，持续 6 h。以后每小时一次，直至治疗后 24 h。

②如出现严重头痛、高血压、恶心或呕吐，应立即停用溶栓药物，并行脑 CT 检查，必要时复查凝血功能。

③如出现以下情况，应停用溶栓药物

- 过敏反应、低血压，或舌、唇血管源性水肿。
- 神经功能恶化：意识水平下降或病情加重。
- 血压升高> 185/110 mmHg，血压升高持续存在或伴神经功能恶化。
- 严重的全身出血和消化道出血等。
- 静脉溶栓并发症。
- 梗死灶继发性出血或身体其他部位出血。

- 致命性再灌注损伤和脑水肿。
- 溶栓后再闭塞。

2．血管内介入治疗

（1）适应证

①年龄在 18 岁以上。

②如前循环闭塞发病在 6 h 内，推荐血管介入治疗。如前循环闭塞发病在 6 ~ 24 h，经严格的影像学筛选，推荐血管介入治疗。如后循环大血管闭塞发病 24 h 内，可行血管介入治疗。

③通过 CT 排除颅内出血和蛛网膜下腔出血。

④急性缺血性脑卒中，影像学检查证实为大血管闭塞。

⑤患者或法定代理人签署知情同意书。

（2）禁忌证

①若进行动脉溶栓，则禁忌证同静脉溶栓。

②活动性出血或已知有明显出血倾向者。

③严重的心、肝和肾功能不全。

④血糖＜ 2.7 mmol/L 或＞ 22.2 mmol/L。

⑤药物无法控制的严重高血压。

（3）血管内机械取栓

①对于急性缺血性脑卒中患者，如满足以下条件，可采用血管内介入治疗：

- 发病前改良 Rankin 评分（Modified Rankin Scale）为 0 分或 1 分。
- 明确病因为颈内动脉或大脑中动脉 M1 段闭塞。
- 年龄≥ 18 岁。
- 美国国立卫生研究院卒中评分（NIH Stroke Scale，NIHSS）≥ 6 分。
- 动脉穿刺时间控制在发病 6 h 内。

②对于大脑中动脉 M1 段及颈动脉闭塞患者，若发病

前改良 Rankin 评分＞ 1 分、Alberta 卒中计划早期 CT 评分（the Albeota Stroke Program Early CT Score，ASPECTS）＜ 6 分或 NIHSS 评分＜ 6 分，在仔细分析风险获益后，可考虑对筛选后的患者进行动脉取栓。

③若患者同时满足静脉溶栓与动脉取栓，推荐行静脉溶栓 - 动脉取栓桥接治疗模式。

④对大脑前动脉、椎基底动脉或大脑中动脉 M2 段闭塞患者，在仔细分析风险获益后，可考虑对筛选后的患者进行动脉取栓治疗。

⑤对发病 6 ～ 16 h 内，影像学明确为前循环大血管闭塞，且符合 DAWN 或 DEFUSE-3 标准的急性缺血性脑卒中患者，推荐血管内介入治疗。

⑥对发病 16 ～ 24 h 内，影像学检查明确为前循环大血管闭塞，且符合 DAWN 标准的急性缺血性脑卒中患者，可采用血管内介入治疗。

注：（1）DAWN 临床影响不匹配标准

① 年 龄 ≥ 80 岁，NIHSS 评 分 ≥ 10 分， 梗 死 体 积＜ 21 ml。

②年龄 18 ～ 79 岁，NIHSS 评分≥ 10 分，梗死体积＜ 31 ml。

③年龄 18 ～ 79 岁，NIHSS 评分≥ 20 分，梗死体积 31 ～ 51ml。

（2）DEFUSE-3 灌注 - 梗死核心不匹配标准：核心缺血＜ 70 ml，低灌注区与坏死区体积比值＞ 1.8，且不匹配区域＞ 15 ml。

（4）动脉溶栓

①适用于发病 6 h 内的大脑中动脉供血区急性缺血性脑卒中患者。

②在适宜使用机械取栓的情况下，不应优先使用动脉

溶栓。

③对具有静脉溶栓治疗禁忌证的急性缺血性脑卒中患者，经严格选择，可考虑在发病 6 h 内使用动脉溶栓，但获益不明确。

④对取栓手术未达到完全再通，而患者仍处在 6 h 动脉溶栓时间窗内的患者，动脉给予补救性 rt-PA 治疗可能合理，但获益不明确。

（5）急性期血管成形术及支架置入术

①急性期颅内动脉血管成形或支架置入术常用于大血管闭塞卒中取栓失败的补救治疗。

②颅外段颈动脉或椎动脉血管成形术和（或）支架置入术可用于急性缺血性脑卒中的血流重建，如治疗颈动脉重度狭窄或夹层导致的急性缺血性脑卒中。

3．抗血小板治疗

（1）对于不符合静脉溶栓或血管内取栓适应证。且无禁忌证的缺血性脑卒中患者，应在发病后尽早口服阿司匹林 150 ~ 300 mg/d。急性期过后改为预防剂量 50 ~ 300 mg/d。

（2）溶栓患者，应在溶栓后 24 h 开始使用阿司匹林等抗血小板药物，除非合并有其他疾病等特殊情况，须评估获益及风险。

（3）对于未接受静脉溶栓的轻型卒中患者（NIHSS 评分 ≥ 3 分），在发病 24 h 内应尽早启动双重抗血小板治疗（阿司匹林和氯吡格雷），并维持 21 天，同时密切观察出血风险。

（4）血管内机械取栓后 24 h 内使用抗血小板药物替罗非班的疗效与安全性有待进一步研究。

4．抗凝治疗

（1）对于大多数急性缺血性脑卒中患者，不推荐无选择地早期抗凝治疗。

（2）对于少数特殊类型的急性缺血性脑卒中患者（如放置心脏机械瓣膜）是否行抗凝治疗，须综合评估。

（3）对于特殊情况下溶栓后还须抗凝治疗的患者，应在溶栓 24 h 后使用抗凝剂。

5．降纤及扩容治疗

（1）降纤

①降纤制剂（如降纤酶和巴曲酶等）可显著降低血浆纤维蛋白原，并具有轻度溶栓和抑制血栓形成作用。

②对不适合溶栓，并经过严格筛选的脑梗死患者，特别是高纤维蛋白原血症患者，可选用降纤治疗。

（2）扩容

①对于大多数缺血性脑卒中患者，不推荐扩容治疗。

②对于低血压或脑血流低灌注所致的急性分水岭脑梗死，可考虑扩容治疗，但须注意可能加重脑水肿和心力衰竭等并发症。

（3）他汀类药物

①对于急性缺血性脑卒中患者，若发病前服用他汀类药物，可继续使用。

②他汀类药物的种类及治疗强度须个体化决定。

6．其他药物治疗　如神经保护剂依达拉奉和胞磷胆碱，以及中成药和针剂等，对于急性缺血性脑卒中的疗效仍须进一步证实。

第三十六章　脑 出 血

一、识别和诊断

1. 如出现以下情况，须警惕有无发生脑出血：

（1）头痛和头晕。

（2）恶心和呕吐。

（3）意识障碍。

（4）血压升高。

（5）瞳孔改变。

（6）其他：如眼底检查可见动脉硬化、视网膜出血及视盘水肿，并可有脑膜刺激征、偏瘫和失语等。

2. 脑出血的诊断

（1）急性起病。

（2）局灶性神经功能缺损症状（少数为全面神经功能缺损），常伴有头痛、呕吐、血压升高及不同程度的意识障碍。

（3）头颅 CT 或 MRI 检查显示出血灶。

（4）排除非血管性脑部病因。

二、病情分级

Ⅰ级：神志清或嗜睡、不同程度的失语和偏瘫。

Ⅱ级：神志蒙眬或嗜睡、偏瘫、失语及瞳孔散大。

Ⅲ级：昏迷、瞳孔不等大及偏瘫。

Ⅳ级：昏迷、瞳孔不等大、偏瘫、单侧或双侧病理反射阳性。

Ⅴ级：昏迷、单侧或双侧病理反射阳性、去大脑强直、双侧病理反射阳性。

三、影像学检查

尽快完善 CT 平扫检查，必要时完善增强 CT 和灌注 CT，以完成对脑出血灶的检查。CTA 和 MRA 可快速、无创性地评价脑内外血管，用于筛查可能存在的脑血管畸形或动脉瘤，但阴性结果不能完全排除病变是否存在。出血量的计算方法为：

（1）多田公式计算法（单位 ml）：π/6× 血肿长 × 血肿宽 × 血肿层面数。

（2）简易计算法（单位 ml）：1/2× 血肿长 × 血肿宽 × 血肿层面数。

四、治疗

治疗流程见图 36-1。

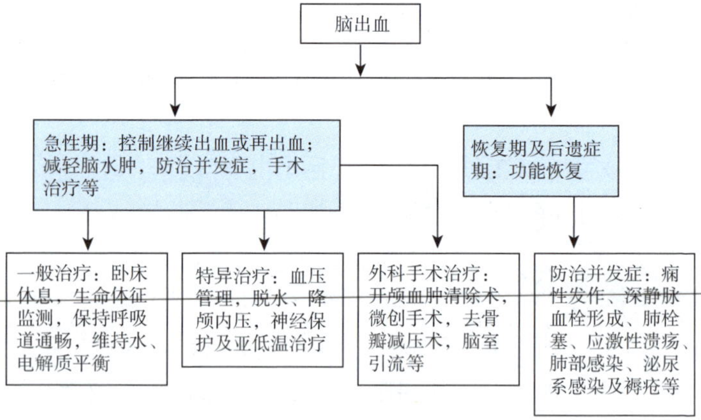

图 36-1　脑出血的治疗流程

1．一般治疗　进行生命体征监测和神经系统评估。

2．特异性治疗

（1）血压管理：当收缩压＞ 220 mmHg 时，应积极使用静脉降压药物降低血压；当收缩压＞ 180 mmHg 时，可使用静脉降压药物控制血压。根据患者的临床表现调整降压速度，降压目标值为 160/90 mmHg 或平均动脉压 110 mmHg。降压期间应严密观察血压水平，可每隔 5 ～ 15 min 进行一次血压监测。

（2）控制脑水肿及降低颅内压：应立即使用脱水剂如甘露醇、呋塞米、甘油果糖和白蛋白等。常用 20% 甘露醇 125 ～ 250 ml 静脉滴注，每 6 ～ 8 h 一次，疗程 7 ～ 10 天。脑疝患者可快速加压静脉滴注或静脉静推。冠心病、心肌梗死、心力衰竭和肾功能不全患者应慎用。

（3）脑保护和低温治疗：常用的脑保护剂有尼莫地平、维生素 E 和维生素 C 等，应用冰帽、冰袋、冰毯或配合冬眠疗法，使体温控制在 35 ℃，可起到脑保护作用。

3．外科手术治疗

（1）目前尚无统一标准，总体上根据以下原则选择治疗方法：

①根据出血量判断：如壳核出血＞ 30 ml，丘脑出血＞ 15 ml，小脑出血＞ 10 ml，应进行手术治疗。

②根据 CT 出血范围判断：壳核出血发展到内囊后肢破入或不破入脑室，壳核出血发展到内囊前后肢，丘脑出血量＞ 15 ml，累及丘脑或丘脑下部，破入或不破入脑室，小脑出血伴神经功能恶化，脑干受压和（或）脑室梗阻导致脑积水者，应考虑手术治疗。

③从意识障碍程度及临床症状轻重来看，若患者处于昏睡、浅昏迷但无脑疝，或脑疝早期和意识障碍进行性加重，内科治疗无好转，应考虑手术。

（2）具体手术方式有以下几种

①开颅血肿清除术。

②微创技术：如定向软管血肿吸收术等。

③去骨瓣减压术。

④神经内镜：经颅骨钻孔送入颅内镜，直达血肿部位，可同时给予局部止血以及吸出血凝块等。

4．并发症的治疗

（1）癫痫发作

①脑出血后痫性发作与较高的 NIHSS 评分、较大的脑出血体积、既往癫痫病史及中线移位等有关。

②有癫痫发作者应给予抗癫痫药物治疗。可静脉注射地西泮 10 ～ 20 mg，或苯妥英钠 15 ～ 20 mg/kg 缓慢静注以控制发作。疑似癫痫发作者，应进行持续脑电图监测。当发现痫样放电时给予抗癫痫药物。不推荐预防性应用抗癫痫药物。

（2）深静脉血栓形成和肺栓塞的防治：脑出血患者发生深静脉血栓形成和肺栓塞的风险很高，在出血停止后预防性给予普通肝素 100 mg/d 静脉滴注，或低分子肝素 4000 U 皮下注射，每天 2 次。对于高龄和卧床患者应预防性治疗，可联合使用弹力袜加间歇性空气压缩装置以预防深静脉。

（3）应激性溃疡：对重症或高龄患者，应预防性应用质子泵抑制剂或 H_2 受体阻滞剂。一旦出血，按消化道出血的治疗常规进行。

第三十七章　蛛网膜下腔出血

蛛网膜下腔出血的诊疗流程见图 37-1。

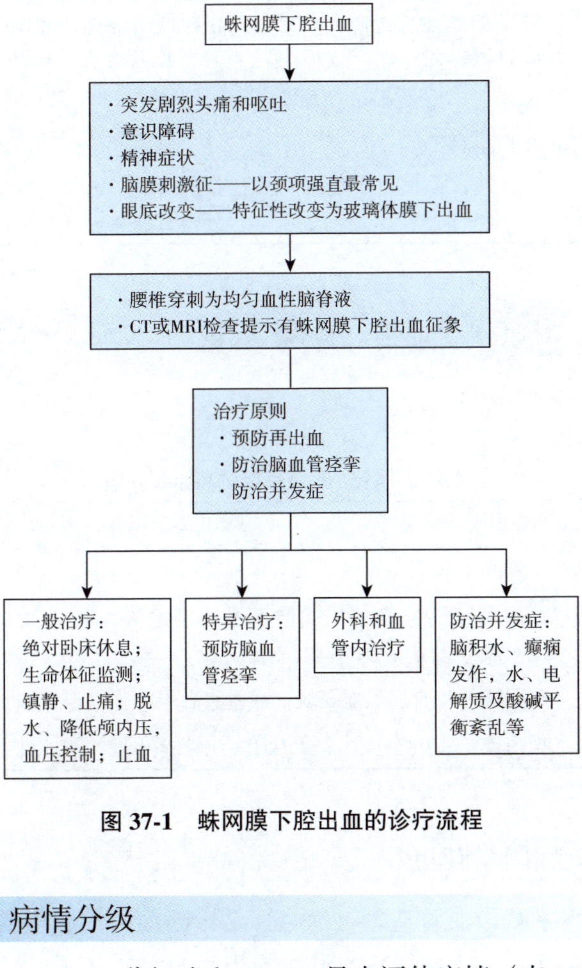

图 37-1　蛛网膜下腔出血的诊疗流程

一、病情分级

Hunt-Hess 分级法和 WFNS 量表评估病情（表 37-1）。

表37-1 Hunt-Hess分级法和WFNS量表

分级	Hunt-Hess 分级法	WFNS 量表
Ⅰ级	无症状或有轻度头痛、颈项强直	格拉斯哥昏迷评分 15 分，无运动功能障碍
Ⅱ级	中度至重度头痛和颈项强直，脑神经麻痹	格拉斯哥昏迷评分 13 ~ 14 分，无运动功能障碍
Ⅲ级	轻度局灶性神经障碍，嗜睡或意识错乱	格拉斯哥昏迷评分 13 ~ 14 分，有运动功能障碍
Ⅳ级	昏迷，中度至中度偏瘫，去大脑强直早期	格拉斯哥昏迷评分 7 ~ 12 分，有或无运动功能障碍
Ⅴ级	深昏迷，去大脑强直，濒死	格拉斯哥昏迷评分 3 ~ 6 分，有或无运动功能障碍

二、出血程度评估——CT 表现的 Fisher 分级

见表 37-2。

表37-2 评估出血程度的Fisher分级

分级	CT 表现
Ⅰ级	蛛网膜下腔未见血液
Ⅱ级	纵裂和脑岛池等各扫描层面有薄层血液，厚度 < 1 mm，或血液弥漫分布于蛛网膜下腔
Ⅲ级	蛛网膜下腔有局限血凝块，或垂直各层面血块厚度 ≥ 1 mm
Ⅳ级	脑内或脑室内有血块，无或有弥漫性蛛网膜下腔出血

三、病因学诊断

数字减影血管造影（DSA）是诊断颅内动脉瘤的金标准。对于首次检查 DSA 阴性的患者，建议发病后 2 ~ 4 周内复查。

CT 血管成像（CTA）对颅内动脉瘤的诊断价值已得到肯定，除了对微小动脉瘤（≤ 3 mm）的检出率尚不及三维 DSA 外，大多数情况下可替代 DSA。脑血栓形成、脑栓塞、脑出血及蛛网膜下脑出血的病因及临床表现见表 37-3。

四、特异性治疗

1．动脉瘤的治疗包括外科开颅夹闭和血管内介入栓塞两种方法，可根据患者的病情以及动脉瘤的部位、形态特点等多因素考虑后决定。

（1）对于技术上同时适合开颅夹闭和血管内介入治疗的患者，推荐进行血管内介入。

（2）对于后循环动脉瘤、高龄（＞ 70 岁）、蛛网膜下腔出血 Hunt-Hess 分级为 IV ～ V 级以及处于脑血管痉挛期的患者，应优先考虑介入治疗。

（3）对于脑实质内血肿量大（＞ 30 ml）、严重颅内压增高及大脑中动脉瘤患者，优先考虑手术夹闭清除血肿，同时根据手术情况判断是否行去骨瓣减压手术。

2．血压控制　分为动脉瘤处理前和处理后两个阶段。

（1）动脉瘤处理前的血压控制目的是降低高血压相关的再出血风险，减轻低血压造成的缺血性损害。一般可将收缩压控制在 140 ～ 160 mmHg。

（2）处理动脉瘤后，发生再破裂出血的风险显著降低。此时脑水肿、颅内压增高和脑血管痉挛为临床上的主要问题，血压管理的目标为保持脑组织灌注，防止缺血性损伤。

3．预防脑血管痉挛　所有蛛网膜下腔出血的患者均应口服尼莫地平，每次 40 ～ 60 mg，4 ～ 6 次 / 天，连用 21 天，可改善神经功能转归。3H 疗法，即扩血容量（hypervolemia）、血液稀释（hemodilution）和升高血压疗法（hypertension）预防血管痉挛，应在排除脑梗死和颅内压增高，并已夹闭动脉瘤之后进行。

五、防治并发症

1．癫痫的预防与控制

（1）动脉瘤后蛛网膜下腔出血早期癫痫发作的危险因素包括大脑中动脉瘤、蛛网膜下腔出血厚度、合并颅内出血、再出血、脑梗死、神经功能分级差以及有高血压病史等。

（2）关于是否预防性应用抗癫痫药物，尚有不同的观点。美国心脏病协会（American Heart Association，ASA）/美国卒中协会（American Stroke Association，AHA）2012版指南推荐出血后可立即预防性应用抗癫痫药物，但不推荐长期使用。而欧洲卒中组织（European Stroke Organization，ESO）2013版指南推荐仅对有癫痫发作者使用抗癫痫药物，不必常规进行预防应用。目前我国2015重症蛛网膜下腔出血专家共识认为对于动脉瘤破裂出现明确癫痫发作的患者，应给予抗癫痫治疗。若无复发，应在3～6个月后停用。

2．颅内压增高的防治　适当限制入液量，防治低钠血症及过度换气等有助于降低颅内压。常用20%甘露醇、呋塞米和白蛋白等脱水降颅压治疗。当颅内压增高伴有明显脑疝形成时，可行脑室引流术等。

3．脑积水和脑室积血的治疗

（1）放脑脊液法：主要用于蛛网膜下腔出血后脑室积血扩张或形成铸型出现急性脑积水，经内科保守治疗症状加剧，伴有意识障碍，或老年患者伴有严重心、肺及肾等器官功能不全无法耐受手术者。应小心谨慎进行，每次放液时宜缓慢少量（≤5～10 ml）。若放出少量脑脊液后症

表37-3 脑血栓形成、脑出血及蛛网膜下腔出血的病因及临床表现

项目	脑血栓形成	脑栓塞	脑出血	蛛网膜下腔出血
发病年龄	老年人多见	青壮年多见	中老年人多见	青壮年多见
常见病因	脑动脉硬化及脑动脉内膜炎	风湿性心脏病及感染性心内膜炎	脑动脉硬化及高血压	脑动脉硬化、动脉瘤及脑血管畸形
有无 TIA 史	常有	可有	多无	无
发病方式	缓慢（小时、天）	急骤（秒、分）	急（分、小时）	急骤（分）
发病时情况	多在睡眠、安静时	常在心房颤动、心内膜炎及急性心肌梗死等情况下发生	情绪激动或用力时发生	常与活动有关
头痛及呕吐	少见	少见	常见	剧烈难忍
昏迷	少见	少见	常见	可有短暂昏迷
血压	正常或升高	正常	常显著升高	正常或升高
瘫痪	常见	常见	最常见	少见
脑膜刺激征	无	无	可有	明显
眼底改变	动脉硬化	正常	高血压眼底	可有眼底出血
颅内压增高	少见	少见	多有、严重	多有

续表

项目	脑血栓形成	脑栓塞	脑出血	蛛网膜下腔出血
脑脊液	正常	正常	可为血性	可为血性
脑血管造影	动脉阻塞或狭窄	动脉梗死	出血部位可见周围血管移位	可见动脉瘤或血管畸形
脑 CT 检查	多为低密度灶	多为低密度灶	脑内有高密度区	蛛网膜下腔或脑室内高密度

状有所缓解，则可每 2 ~ 4 天重复一次，可加速蛛网膜下腔内血液的清除。注意，当颅内压很高且确实需要腰椎穿刺时，可在穿刺前先进行 20% 甘露醇 250 ml 脱水，且放液量应更少（≤ 5 ml）。

（2）当发生脑室积血时，应尽早行脑室穿刺引流术，可单侧或同时双侧引流，以迅速清除积血，降低颅内压。

（李　硕、陈玉娇）

第三十八章　电　击　伤

电击伤的诊疗流程见图 38-1。

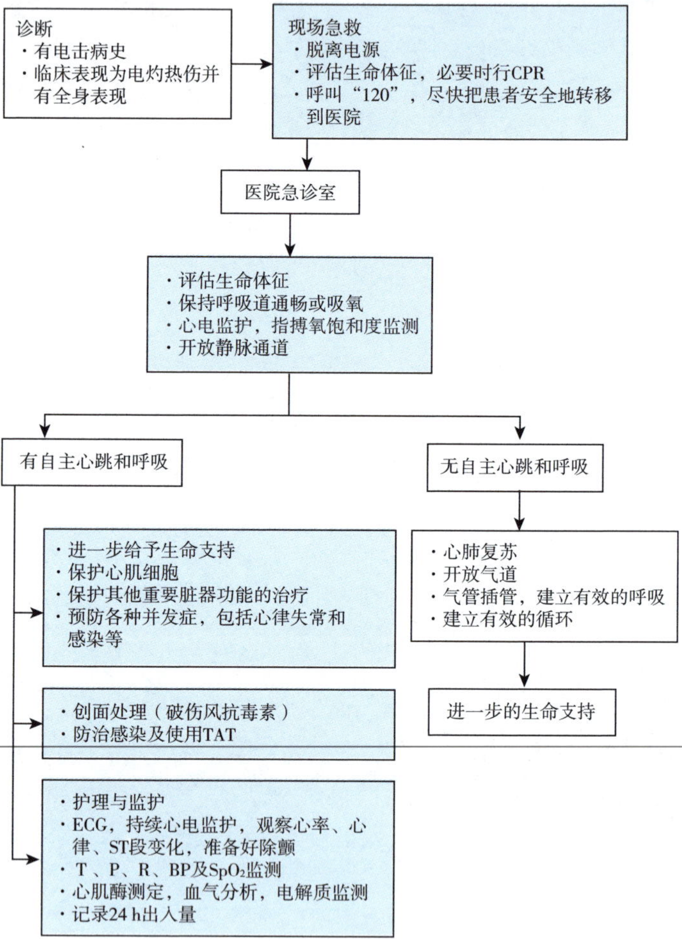

图 40-1　电击伤的诊疗流程图

注：CPR，心肺复苏（cardiopulmonary resuscitation）

电击包括低压电（≤ 380 V）、高压电（> 1000 V）和超高压或雷击（10 000 万 V 以上）三种电击类型。

一、病史

有明确的触电或被雷、电击伤史。

二、临床表现

1．全身表现

（1）轻度：头晕、心悸、面色苍白、口唇发绀及四肢乏力，可能有肌肉疼痛，稍事休息即可以恢复。

（2）中度：惊恐、面色苍白、表情呆滞，触电肢体有麻木感，暂时意识障碍，但瞳孔和血压无明显变化，呼吸浅而速，可出现偶发或频发期前收缩和心动过速。如及时处理，大多数患者可以恢复。

（3）重度：立即昏迷和抽搐。

由低电压电流引起心室颤动时，皮肤苍白，不能闻及心音，不能触及脉搏，开始尚有呼吸，数分钟后呼吸停止。

由高电压电流引起呼吸中枢麻痹时，患者昏迷，呼吸停止，但心搏仍存在。

如电压高、电流强，心脏与呼吸中枢同时受累，患者立即死亡。

假死状态，即心跳和呼吸处在极微弱的状态（主要由延髓受抑制或呼吸肌痉挛所致）。

2．局部表现　因电压高低不同，可造成局部不同程度的烧伤。

（1）一般低电压电流的烧伤面积小，直径一般为 0.5 ~ 2 cm，呈圆形、椭圆形或蚕豆状，边缘规则整齐，与健康皮肤分界清楚。一般无痛，呈焦黄色、褐色或灰色干燥创面，多见于电流的进出口处。

（2）高压电流的灼伤面积较大，损伤的深度大，甚至深达肌肉和骨骼。

少数患者体表烧伤并不严重，电流更多地通过血管、淋巴管、肌肉和神经等，早期难以从外表确定损伤的范围和程度。随着病程进展，由于肌肉、神经或血管的凝固或断裂，可在1周或数周后逐渐表现为坏死、感染和出血等，甚至发生脓毒症。

腹部电热灼伤可导致胆囊坏死、肠穿孔、胰腺炎、肠麻痹、肝和肾损伤。

3．并发症

（1）受电击的肌肉与肾组织发生细胞溶解坏死后可产生大量肌红蛋白尿，出现急性肾衰竭。

（2）血管内膜受损可形成血栓，继发组织坏死和出血，甚至肢体广泛坏死。

（3）可伴有外伤，如脑外伤、胸腹部外伤或肢体骨折及关节脱位骨折等。

4．闪电损伤　当人被闪电击中时，心跳和呼吸常立即停止。皮肤可有羽毛状或分支装的较小烧伤。皮肤血管收缩，呈网状图案，被认为是闪电损伤的特征。

三、辅助检查

1．心肌和血管伤势评估

（1）心电图检查可见心动过缓、心动过速、ST段下移、T波倒置及急性心肌梗死样变化。重症者出现心室颤动和心搏骤停。

（2）肌钙蛋白和肌酸激酶同工酶（CK-MB）定量。

（3）心脏超声检查。

2．肌肉和肾伤势评估

（1）肌酸激酶（CK）测量。

（2）检查是否有肌红蛋白尿。

（3）肾功能检查。

3．神经伤势评估

（1）头部和脊椎影像学检查。

（2）肌电图检查。

4．寻找相关外伤

（1）骨骼 X 线片有无骨折和脱臼。

（2）X 线胸片有无气胸、纵隔积气及吸入损伤。

（3）腹部平片有无腹部空腔脏器穿孔。

5．寻找感觉损伤

（1）眼科检查。

（2）骨膜和内耳检查。

四、治疗

1．脱离电源　现场救治应争分夺秒，首要任务是切断电源。

根据触电现场的环境和条件，应采取最安全、最迅速的办法切断电源或使触电者脱离电源。

2．现场立即进行心肺复苏　对心跳及呼吸骤停者即刻予以心肺复苏（CPR）。对心室颤动者，有条件时应行非同步直流电除颤。

因为电击后存在"假死状态"，人工呼吸及胸外按压必须坚持不懈地进行，直至患者清醒或者出现尸僵或尸斑为止。

3．对症支持治疗

（1）维持呼吸和血压稳定。

（2）积极防治脑水肿及急性肾衰竭。

（3）纠正水、电解质紊乱。

（4）防治继发感染。

4．外科问题处理　对于广泛组织烧伤、肢体坏死和骨折者，应进行相应的处理。对坏死组织应进行清创术，预防性注射破伤风抗毒素。有继发感染者，给予抗生素治疗。对腔隙综合征者，如果腔隙压力超过 30 ～ 40 mmHg，须行筋膜切开术以减压。

（虞岱斌、苏文亭）

第三十九章　严重多发创伤

严重多发创伤的诊疗流程见图 39-1。

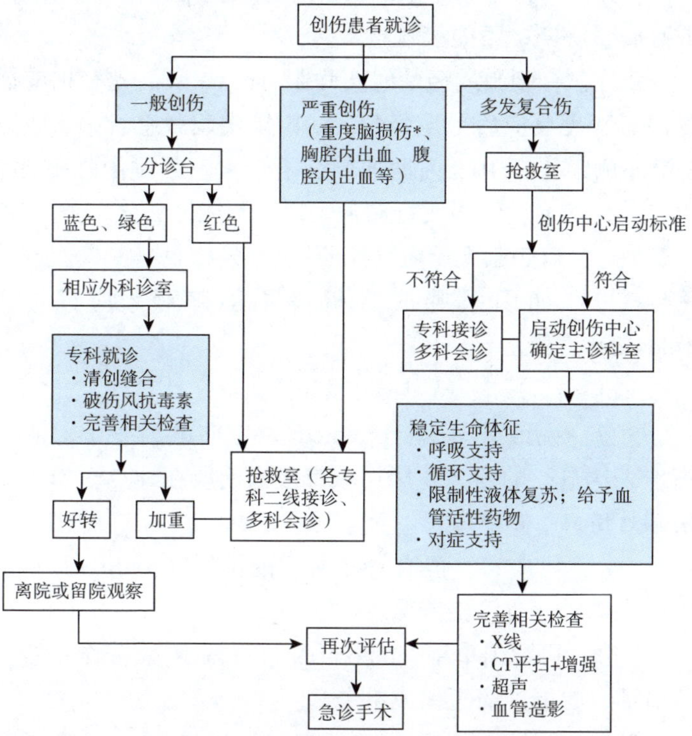

图 39-1　严重多发创伤的诊疗流程

注：重度脑损伤*：有颅脑外伤史，格拉斯哥昏迷评分（GCS）7 分以下（包含 7 分）。

一、格拉斯哥昏迷评分法（GCS）

1．评估方法　GCS 的评估方面有睁眼反应、语言反应和肢体运动三个方面。这三个方面分数的总和即为昏迷指数。

（1）睁眼反应（E，eye opening）

4 分：自然睁眼（spontaneous）。靠近患者时，患者能自主睁眼，术者不应说话，不应接触患者。

3 分：呼唤会睁眼（to speech）。以正常音量呼叫患者，或高音量呼叫，不能接触患者。

2 分：有刺激或痛楚时会睁眼（to pain）。先轻拍或摇晃患者，无反应后予强刺激，如以笔尖刺激患者第 2 或第 3 指外侧，并在 10 s 内增加刺激至最大。强刺激睁眼评 2 分，若仅皱眉、闭眼或有痛苦表情，不能评 2 分。

1 分：对刺激无反应（none）。

C 分：如因眼肿或骨折等不能睁眼，应以“C”（closed）表示。

（2）语言反应（V，verbal response）

5 分：说话有条理（oriented）。定向能力正确，能清晰地表达自己的名字、居住城市或当前所在地点、当年年份和月份。

4 分：可应答，但有答非所问的情形（confused）。定向能力障碍，有答错情况。

3 分：可说出单字（inappropriate words）。完全不能进行对话，只能说简短句或单个字。

2 分：可发出声音（unintelligible sounds）。对疼痛刺激仅能发出无意义的叫声。

1 分：无任何反应（none）。

T 分：因气管插管或切开而无法正常发声，以“T”（tube）表示。

D 分：平素有言语障碍史，以“D”（dysphasic）表示。

（3）肢体运动（M，motor response）

6 分：可依指令动作（obey commands）。按指令完成 2 次不同的动作。

5 分：施以刺激时，可定位出疼痛位置（localize）。给予疼痛刺激时，患者能移动肢体尝试去除刺激。疼痛刺激以压眶上神经为金标准。

4 分：对疼痛刺激有反应，肢体会回缩（withdrawal）。

3 分：对疼痛刺激有反应，肢体会弯曲（decorticate flexion），呈“去皮质强直”姿势。

2 分：对疼痛刺激有反应，肢体会伸直（decerebrate extension），呈“去大脑强直”姿势。

1 分：无任何反应（no response）。

2. 昏迷程度判定　GCS 的最高分为 15 分，表示意识清楚；12 ~ 14 分为轻度意识障碍；9 ~ 11 分为中度意识障碍；8 分以下为昏迷，分数越低，则意识障碍越重。选评判时的最好反应计分。注意运动评分左侧和右侧可能不同，应用较高的分数进行评分。改良的 GCS 评分应记录最好反应和最差反应以及左侧和右侧运动评分。

3. 记录方式　例如，GCS 评分 15 分（4+5+6）。

二、创伤评分

创伤评分是一种相对量化的分类方法，目前常用的创伤评分主要有：院前指数（prehospital index，PHI）、创伤指数（trauma index，TI）、简明损伤定级（abbreviated injury scale，AIS）以及损伤严重度评分（injury severity score，ISS）等，此处不再赘述。

三、创伤的诊断

诊断创伤主要是明确损伤的部位、性质、程度、全身性变化及并发症，特别是原发损伤部位相邻或远处内脏器官是否损伤及其程度。

1．受伤情况　着重了解致伤原因，明确创伤的类型、性质、程度以及创伤发生时的体位等。

（1）刺伤：有无伤及深部血管、神经或内脏器官。

（2）坠落伤：软组织伤情况，有无骨折以及是否为多发骨折，有无内脏损伤，坠落时首先着地部位等。

（3）暴力作用致伤：暴力大小、着力部位、作用方式及作用持续时间等。

（4）枪弹伤：受伤时的体位对判断伤道走行具有重要的参考意义。

2．伤后表现及演变过程　不同部位创伤后的表现不尽相同。

（1）神经系统损伤：是否有意识丧失、持续时间及肢体瘫痪情况等。

（2）胸部损伤：是否有呼吸困难、咳嗽及咯血等。

（3）腹部创伤：最先疼痛部位、疼痛的程度和性质及疼痛范围扩大等情况。疼痛部位有指示受伤部位或继发损伤的诊断意义。

（4）开放性损伤：失血较多者，应询问大致的失血量、失血速度及口渴情况。此外，还应当了解伤后的处理情况，包括现场急救、所用药物及采用的措施等。如使用止血带，应计算使用时间。

3．伤前情况　了解伤前情况对于评估病情有重要意义。

（1）存在意识障碍的伤员是否饮过酒。

（2）患有高血压者，应根据原有血压水平评估伤后的血压变化，以判断有无休克。

（3）若伤员原有糖尿病、肝硬化、慢性尿毒症或血液病等，或长期使用糖皮质激素类药物等，受伤后就较易并发感染及延迟愈合，应作为诊治时的参考。

(4) 对药物过敏史也应当了解。

4．体格检查　首先从整体观察伤员的状态，判断伤员的一般情况，区分伤情轻重。对生命体征平稳者，可进一步仔细检查。对于伤情较重者，尤其是生命体征不平稳者，可先着手急救，在抢救中逐步检查。

进行全身查体时应注意伤员的面容、呼吸、脉搏、血压和体温等生命体征以及意识状态和体位姿势等。如发现任何异常，须进行进一步检查，如体温过低、意识丧失、呼吸急促或困难、脉搏细弱、脉率过快或节律异常、收缩压或脉压低、面色苍白或口唇、肢端发绀等。

重点查体包括以下情况：

(1) 头部伤：检查头皮、颅骨、瞳孔、耳道、鼻腔、神经反射、肢体运动及肌张力等。

(2) 腹部伤：观察触痛、腹肌紧张、反跳痛、移动性浊音、肝区浊音和肠鸣音等。

(3) 胸部伤：检查肋骨叩痛以及双侧呼吸是否对称等。

(4) 四肢伤：检查肿胀、畸形或异常活动、骨擦音或骨导音、肢端脉搏等。

(5) 开放性伤：仔细观察伤口或创面，注意伤口的性状、大小、边缘、深度、污染情况、出血性状、外露组织、异物残留及伤道位置等。对于伤情较重者，应在手术室进行伤口的检查。

5．辅助检查

(1) 实验室检查：首先是常规检查。通过血常规可判断失血或感染情况等；尿常规提示泌尿系损伤和糖尿病等；电解质检查可分析水、电解质和酸碱平衡紊乱情况；如疑有肾血管损伤，可完善肾功能检查；如疑有胰腺损伤，应做尿或血淀粉酶测定等。

（2）穿刺和导管检查：诊断性穿刺是一种简单、安全的辅助检查方法。

①腹腔穿刺或灌洗：可辅助诊断内脏破裂和出血。

②胸腔穿刺：可明确血胸或气胸。

③放置导尿管或灌洗：可诊断尿道或膀胱的损伤。通过留置导尿管可观察每小时尿量，以作为对液体和休克变化情况的参考。

④中心静脉压：可辅助判断血容量和心功能。通过心包穿刺可证实心包积液和积血。

6．影像学检查

（1）X线平片检查：可辅助诊断骨折、气胸、血气胸、肺病变或腹腔积气，还可确定伤处某些异物的大小、性状及位置等。

（2）CT检查：可以诊断脑损伤、腹膜后损伤及腹部某些实质性脏器的损伤等。

（3）超声：可发现胸、腹腔的积血和肝、脾的包膜内破裂等。

（4）选择性血管造影：可帮助确定血管损伤和某些隐蔽器官的损伤。

7．创伤检查的注意事项　在创伤的诊断和救治过程中，尤其是对于重伤患者，应当注意：

（1）接诊批量伤员时，应当注意安静的患者，警惕窒息、休克或昏迷患者。

（2）如发现危重情况，如心搏骤停、大出血及窒息等，须立即抢救。

（3）对于一时难以诊断清楚的损伤，应在对症治疗的过程中密切观察，争取尽早确诊。

（4）重视症状明显的部位，同时亦不能忽略隐蔽部位的损伤，如左下胸部伤有肋骨骨折和脾破裂。故肋骨骨折疼痛明显时，应警惕早期脾破裂的可能。

四、创伤的处理

在创伤的救治过程中，须优先抢救的急症主要包括：心跳或呼吸骤停、窒息、大出血、张力性气胸或休克等。

1．早期处理措施有

（1）复苏：心跳、呼吸骤停时，可现场进行心外按压及口对口人工呼吸。在救援过程中根据可利用资源的情况，必要时采用气管插管接呼吸机辅助通气等。

（2）通气：发生呼吸道阻塞时，如外伤后的血凝块、骨碎片、软组织，昏迷患者舌后坠，口腔分泌物或呕吐物，吸入性损伤致喉或气道黏膜水肿等，均可致气道阻塞。根据情况可用手指掏出、压颌抬颏开放气道，必要时行环甲膜穿刺或切开、气管插管和气管切开等。

（3）止血：可分为指压法、加压包扎、填塞法及止血带等。

（4）包扎：目的是保护伤口、减少污染、压迫止血以及固定骨折、关节和辅料并止痛。掌握三点一走行，即绷带的起点、止点、着力点和走行方向顺序。

（5）固定：发生关节损伤时须行固定，以减轻疼痛，保护骨折端的血管和神经。固定前应尽可能牵引伤肢、校正畸形等。

2．进一步救治时应注意以下情况

（1）伤情分类：对于致命性创伤，如危及生命的大出血、开放性或张力性气胸，紧急复苏后尽早手术治疗。生命体征尚平稳者，可观察复苏 1 ～ 2 h，做好交叉配血及必要的检查，完善术前准备。对于潜在的创伤或性质不明确者，可继续密切观察。

（2）呼吸支持：维持呼吸道通畅，必要时行气管插管或气管切开等。对于张力性气胸行穿刺排气或闭式引流；对开放性气胸，可封闭伤口后闭式引流等。此外，应保持有效供氧。

（3）循环支持：主要是积极抗休克，尽早开放一条以上静脉通路，必要时可中心静脉穿刺置管。

（4）防治感染：对于开放性伤加用破伤风抗毒素。根据情况酌情使用抗菌药物。

（5）密切观察、支持治疗及止痛等。其中，对于批量伤，在救治患者的同时还应当注意向有关部门上报。

3．急救程序　关于急救程序基本上是先救命，后治伤，可分为五个步骤：

（1）评估生命体征如呼吸、血压、心率、意识和瞳孔等。

（2）对生命体征的重要改变迅速做出反应，如心肺复苏、抗休克及外出血的紧急止血等。

（3）重点询问受伤史，分析受伤情况，仔细进行体格检查。

（4）实施各种诊断性穿刺或辅助检查。

（5）进行确定性治疗，如各种手术等。

（怀　伟、胡煦晨）

第二部分　急危重症常用技术

第四十章　急诊分诊

急诊分诊流程见图 40-1。

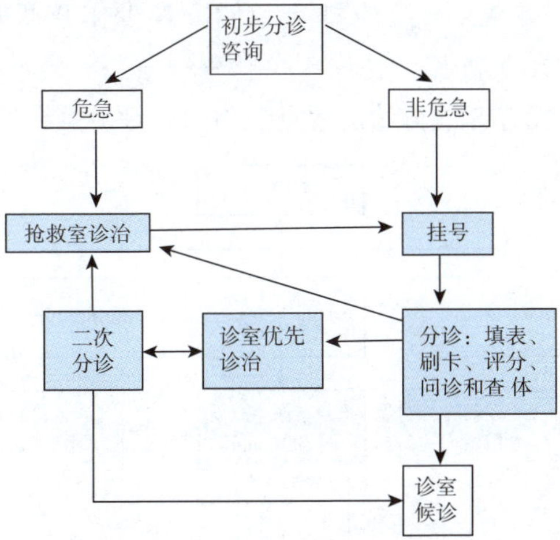

图 40-1　急诊分诊流程图

一、分诊目的

在正确的时间把正确的患者分配到正确的地方，以使其获得正确的资源。

二、三级分区

1. 危急　对于危及生命的急症，须要立即接受紧急救治，应将患者安置在 A 区。

2. 非常紧急　各类急重症，在短时间内不危及生命者，但生命体征不稳定、病情较重或年老体弱者，应优先接诊进入 A 区。

3. 次急症　存在急性症状，但不危及生命。

4．非紧急　一般症状或轻度不适，来诊后经过一般治疗与处理即可离院者

三、英国国家早期预警评分（National Early Warning Scoring，NEWS）与病情分级

应用 NEWS 系统应排除孕妇、青少年及儿童（≤ 16 岁）和 COPD 患者。

基于 NEWS 的分诊流程见图 40-1，评分系统见表 40-1。

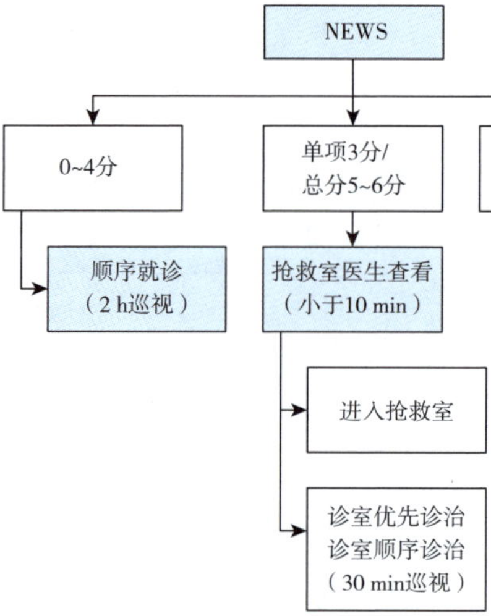

图 40-2　基于 NEWS 的分诊流程

四、紧急事件处理预案

1．如医护人员发现患者的病情突发变化，须保持镇静，坚守在患者的身边，同时派人通知医师或主治医师迅速到场。

2．全面监测患者的所有生命体征并做详细的记录，同时向家属告知病情。

3．根据患者的原发病和突发变化初步判断病情，并

表40-1 NEWS系统

项目	3	2	1	0	1	2	3
呼吸频率（次 / 分）	≤ 8		9 ~ 11	12 ~ 20		21 ~ 24	≥ 25
血氧饱和度（%）	≤ 91	92 ~ 93	94 ~ 95	≥ 96			
有无任何氧气支持		有		无			
体温（℃）	≤ 35		35.1 ~ 36.0	36.1 ~ 38.0	38.1 ~ 39.0	≥ 39.1	
收缩压（mmHg）	≤ 90	91 ~ 100	101 ~ 110	111 ~ 219			≥ 220
心率（次 / 分）	≤ 40		41 ~ 50	51 ~ 90	91 ~ 110	111 ~ 130	≥ 131
意识水平				清醒			仅对声音和疼痛有反应或意识丧失

NEWS	临床风险
0 分	低危
合计 1 ~ 4 分	
任何一项达到 3 分	中危
合计 5 ~ 6 分	
合计 7 分或以上	高危

做出相应的检查和处理。

4．采取一切果断措施维持患者的基本生命体征，为进一步救治赢得宝贵的时间，同时通知上级医师或科主任到场。

5．明确病情突变的大致方向后，立即请相关科室医师会诊，共同商讨救治对策。

6．被邀科室的医师或主治医师须迅速到场，不得延误，同时采取有效的措施控制病情。

7．如病情复杂，科主任请上级医务处同时沟通多科乃至全院急会诊，使救治工作全面、有效。

紧急事件处理流程见图 40-3，突发事件分级及应对见表 40-2。

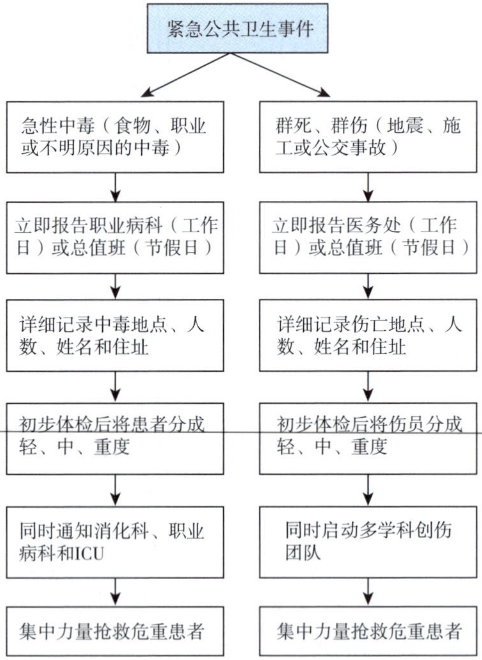

图 40-3　紧急事件处理流程图

表40-2 突发事件分级及应对

		轻度（伤≤5人，亡≤2人）	中度（伤6～19人，亡3～9人）	重度（伤20～49人，亡10～19人）	特重度（伤≥50人，亡≥20人）
项目	应对级别	四级	三级	二级	一级
1	启动（指挥）	急诊科主任或医务处处长	医务处或总值班医疗副院长	医疗院长或助理院长	院长或上级领导
2	地点	抢救室	抢救室	抢救室或病房	抢救室或病房
3	应急人员	急诊科医护	急诊科医护，相关科室二线	急诊科医护，相关科室二三线，病房保留必要的值班员	动员重点科室参与
4	上报	医务处或总值班 医疗院长或院长 市卫生局	同左	同左	同左
5	去向（住院）	急诊科相关科室病房	动员全院空床	可能须动用应急备用床位（100）	动员应急床位，协调转院

五、检伤分类小组

检伤分类小组由接受过急救训练、有分类及检伤经验的有关临床科室技术骨干组成，3 ~ 6 人为一个检伤小组，负责具体指挥、紧急救治操作、信息记录与联络工作。经过初步检伤的患者，采用国际通行的标准按照病情轻、中、重及死亡进行红、黄、绿、黑分类标记。

检伤分类小组分别设置组长、副组长以及各个应急小组成员。

六、检伤分级分区

1．红色等级

（1）非常紧急。

（2）须要立即治疗。

（3）有生命危险。

（4）生命体征明显异常。

①收缩压＜ 90 mm/Hg。

②呼吸频率＜ 10 次 / 分或＞ 30 次 / 分。

③血氧饱和度＜ 93%。

④等待时间“0”。

2．黄色等级

（1）紧急。

（2）保有生命功能，但依旧有危险。

（3）须要密切监控。

（4）生命体征异常。

①收缩压＜ 100 mmHg 或舒张压＞ 110 mmHg。

②脉搏＜ 50 次 / 分，或＞ 120 次 / 分，或不规律。

③血氧饱和度在 94% ~ 97%。

（5）等待时间在 30 min 以内。

3．绿色等级

（1）保有生命功能但不危险。

（2）须要每 30 min 重新检查一次。

（3）生命体征正常。

（4）等待时间在 120 min 以内。

4．黑色等级　已死亡，不再进行救治。

（严　超）

第四十一章　危重患者的转运

危重患者的转运流程见图 41-1。

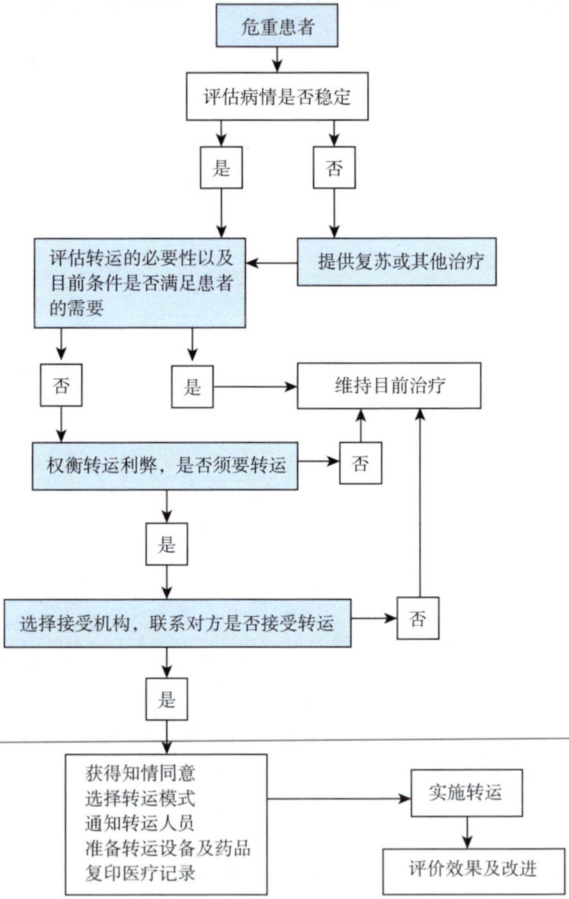

图 41-1　危重患者的转运流程

一、转运决策

1．充分评估和权衡转运的获益及风险。

（1）在现有条件下积极处理后血流动力学不稳定，以及不能维持有效气道开放、通气及氧和的患者不宜转运。

（2）须立即手术干预的急症视情况仍可积极转运。

2．告知转运的必要性及风险，获取知情同意。

（1）患者不具备完全民事行为能力时由其法定代理人签字。

（2）患者因病无法签字时由其授权人员签字。

（3）紧急情况下，在法定代理人或授权人无法签字时可由医疗机构负责人或授权负责人签字。

二、转运人员

1．应由接受过专业训练、具备重症患者转运能力的医务人员实施。

2．至少有 1 名具备重症护理资格的护士，根据病情须要配备医师或其他专业人员。对病情不稳定患者，须由 1 名医师参与转运。

3．指定 1 名转运人员作为负责人。如无医师参加，须指定 1 名医师为紧急情况联系人。

三、转运设备

1．确保所有的设备能够通过转运途中的电梯和门廊等通道，确保所有的设备正常运转并满足转运要求，确保电子设备能电池驱动且电量充足。

2．使用符合要求的重症转运床，能够携带监护仪、呼吸机、输液泵、储氧瓶、负压吸引设备和药品等。将所有的设备固定在与患者同一水平面或低于患者水平面。转

运床与救护车担架系统应相匹配

3．院内转运应配备基本复苏用药，包括肾上腺素和抗心律失常药物。接收科室配备更全面的急救药物和相应药物。院际转运应配备紧急抢救复苏用药、维持生命体征平稳用药及特殊病情的相应药物。

四、转运方式

1．院内转运通常由转运床完成。

2．院际转运须综合考虑疾病特征、转运距离、转运缓急、转运环境、护送人数、携带设备、准备时间、路况、天气以及患者的经济承受能力等。通常包括陆路转运和飞行转运。

五、转运准备

1．评估整体状况，尽可能维持呼吸和循环稳定，处理原发病。

（1）评估气道安全性，对高风险患者积极建立人工气道，不推荐使用喉罩。

对机械通气患者标定、固定气管插管，并适当镇痛、镇静。

连接转运呼吸机，使用与之前相同的呼吸支持条件进行通气，观察是否耐受并维持氧合状态稳定。如不能达到之前条件，应试行替代参数通气，观察能否耐受及维持适当的通气和氧合（动脉血氧分压≥ 60 mmHg，脉搏血氧饱和度≥ 90%）。

（2）保持两条静脉通路通畅

①控制活动性出血等导致低血容量的病因。

②积极进行液体复苏，必要时使用血管活性药物，维持血流动力学基本稳定（收缩压≥ 90 mmHg，平均动脉压

≥ 65 mmHg）。

（3）对原发病进行针对性的处理

①对创伤患者使用颈托等，以保持脊柱固定，对长骨骨折行夹板固定。

②对高热惊厥和癫痫患者控制其发作，预防复发。

③对颅内压增高患者须使颅内压降至正常水平。

④对肠梗阻及机械通气患者须放置鼻胃管。

⑤对转运时间长或使用利尿剂的患者放置尿管。

⑥若有指征，应在转运前完成胸腔闭式引流。

2．联系运输工具，检查转运设备，与接收方充分沟通。接收方保证准备工作就位。

六、监测和治疗

1．确保患者安全，尽可能维持原有的治疗，不随意改变治疗措施。

2．记录一般情况、生命体征、监测指标、接收后的治疗、突发事件及处理，记入病历并提供给接收方。

3．必须监测心电图、脉搏血氧饱和度、无创血压和呼吸频率。如条件许可，尽可能使用有创动脉血压监测。如病情需要，可留置中心静脉导管监测中心静脉压。因转运期间不能监测肺动脉楔压，故要求监护仪可持续显示肺动脉波形，否则须将肺动脉导管退至右心房或上腔静脉内。

4．对机械通气患者记录气道插管的深度，监测呼吸频率、潮气量、气道压力、呼吸比和氧气供应情况。有条件者，监测呼气末二氧化碳分压，应适当镇静、镇痛，但应保留自主呼吸。

5．妥善固定，防止意外事件，特别要关注气管插管的移位或脱出、静脉通道的堵塞和滑脱。部分患者可能须要监测颅内压。

七、转运交接

交接内容包括病史、重要体征、实验室检查、治疗经过及转运中有意义的临床事件。

八、其他

1. 建立审查及不良事件报告制度，并定期更新完善。
2. 参与转运的人员接受相应培训。
3. 转运传染病患者时要遵守相关法规和原则。
4. 确保参与院际转运人员的安全，购买相应保险。

（汪　炀）

第四十二章　气道管理

一、一般患者的气道管理

维持气道通畅是气道管理最重要的措施（图 42-1）。

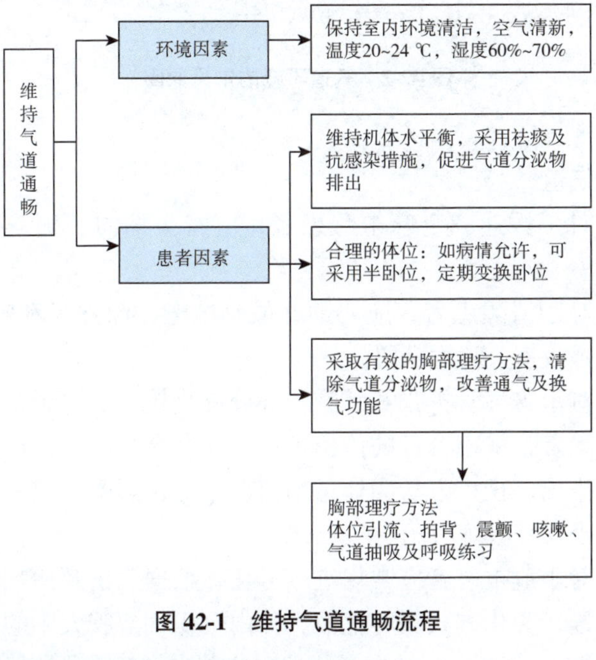

图 42-1　维持气道通畅流程

一、气道不通畅的常见原因

见图 42-2。

二、维持气道通畅的方法

1．无人工气道患者维持气道通畅的方法　对于不能自行咳痰的患者，应进行吸痰。如吸痰困难，应考虑建立

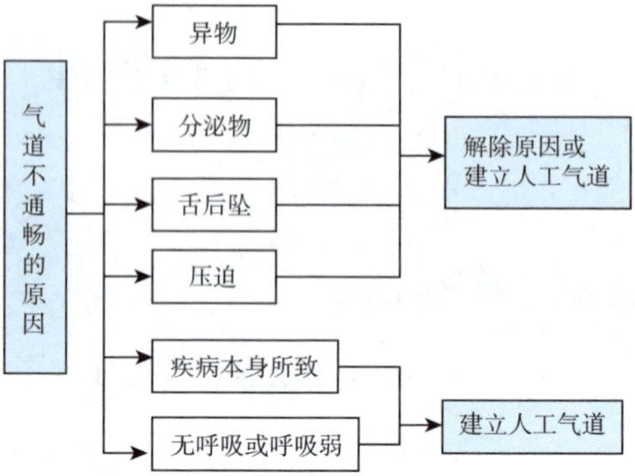

图 42-2　气道不畅的常见原因

人工气道。

对于昏迷、全麻未醒患者，应将头偏向一侧，防止误吸。

对于清醒患者，应协助并鼓励咳嗽、深呼吸和咳痰，防止呼吸道分泌物潴留。

对于支气管扩张及肺脓肿等分泌物较多的患者及长期卧床患者，采用合理的体位护理，并结合胸部理疗促进分泌物排出。理疗方法为体位引流、拍背、震颤、咳嗽、气道抽吸及呼吸练习。

对于危重患者应常规进行雾化，根据病情及治疗情况合理选择雾化方式和雾化液。肺内沉积气溶胶大小的最佳范围为 1 ~ 5 μm。选择雾化器时应首先了解雾化装置产生气溶胶的大小。根据患者的特点选择合适的雾化装置。如果无法配合，选择小容量雾化器（small volume nebulizer，SVN）或加压定量吸入器（pressure meter dose inhaler，pMDR）加储雾罐。雾化治疗前，应排除痰液阻塞和肺不张因素。pMDR 须要患者缓慢深吸气，吸气末屏气 5 ~ 10 s，以增加气溶胶沉积。雾化器连接首选咬嘴，无法配合时选择面罩。常用的雾化吸入药物包括糖皮质激素、β_2 受体激动剂、抗胆碱能药物、黏液溶解剂及抗菌药物等。

2．紧急情况下可采用仰头提颏法或推举下颌法等体位，以暂时维持气道通畅。

三、人工通气的方法

人工通气的方法见图 42-3。

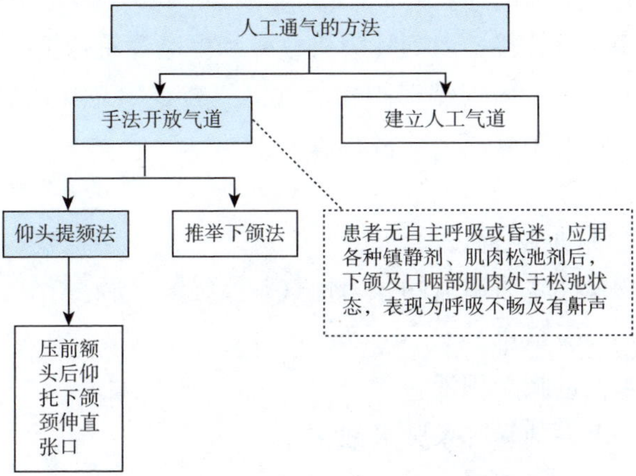

图 42-3　人工通气的方法

1．球囊面罩呼吸器通气　这是一种在患者自主呼吸弱或无自主呼吸的情况下保证供氧的简单易行但行之有效的方法。

（1）简易呼吸器的组成

①面罩。

②单向阀（患者接头组、鸭嘴阀及单向阀盖）。

③压力安全阀。

④球体。

⑤进气阀（进气阀垫片、进气阀座及进气阀接头）。

⑥储氧阀。

⑦储氧袋。

⑧氧气连接管。

⑨呼气阀。

（2）适应证

①人工呼吸：用于各种原因所致呼吸衰竭或呼吸停止的抢救以及麻醉期间的呼吸管理。

②转运患者：机械通气患者做特殊检查（如 MRI）或进出手术室等情况。

③临时替代：遇到呼吸机故障和停电等特殊情况。

④注意：氧气储气阀和氧气储气袋必须与外接氧气组合。如果未接氧气，须将其取下。

（3）禁忌证

①活动性咯血。

②未经减压引流的张力性气胸及纵隔气肿。

③误吸窒息。

④大量胸腔积液。

⑤重度肺囊肿及肺大泡。

（4）有效标准

①患者的胸廓起伏。

②双肺可听见对称呼吸音。

③患者的缺氧症状得到改善。

（5）操作方法：见图 42-4。

2．人工通气　人工气道是指经口、鼻或直接经气管置入导管而形成呼吸通道，以辅助患者通气及进行肺部疾病的治疗。

常见的人工气道有鼻咽通气道、口咽通气道、喉罩、气管插管及气管切开。

（1）口咽通气道：为最简单的气道辅助物，易于插入，可限制舌根后坠，保持气道通畅。

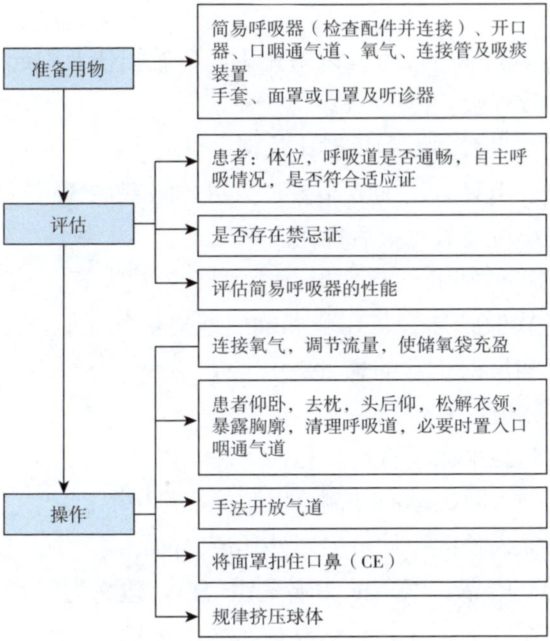

图 42-4　球囊简易呼吸器的操作方法

1）优点

①简单、方便、实用。

②易于实施和固定。

③置入口咽通气道可迅速打开气道，保持气道通畅。

2）放置方法

①清理呼吸道。

②湿润。

③弓背向下放入口腔。

④入口腔后翻转放入口咽部。

⑤压住患者的舌根，保持呼吸道畅通。

⑥将尾端固定在门齿外，以防止移位或脱出。

3）注意

①不能强行放入，以防止引起口腔损伤及引起呕吐反流而导致误吸。

②如患者的吞咽反射比较强，可适当固定。

③应选择合适的大小。过大可能阻塞喉部组织造成损伤，过小可能将舌根后推而阻塞气道。

（2）鼻咽通气道：形状类似于气管导管，较短，是无套囊软橡胶导管，在鼻和咽之间提供气流。用于清醒、咳嗽和咽反射正常的患者。

置入方法：

①与脸平面垂直经鼻孔插入。

②插入时尖端向外侧，以防损伤鼻中隔。

③插入长度：从鼻尖到外耳道口的距离。

（3）喉罩：喉罩的头端呈钥勺形，边缘为气囊，尾端为硬质通气管，无须特殊器械，效果确切，对喉头及气道不产生机械损伤。

1）优点

①携带方便。

②使用简单，可被非专业人士使用。

③刺激及损伤小。

④误插管的发生率低。

⑤避免对特殊工作者造成声带损伤。

⑥可用于紧急气道的处理。

2）适用范围

①没有气管插管经验的非专业医护人员和困难气道。

②特别是由于解剖原因而使插管困难。

③挪动颈部易造成神经系统损伤。

3）局限性

①须要张口至少 3 cm。

②不能完全避免反流误吸。

③气道部分梗阻的发生率高。

④长时间使用可导致暂时性构音障碍。

4）禁忌证

①张口度＜ 1.5 cm。

②咽部病变，如血管瘤和组织损伤。

③喉部以下气道梗阻。

④肺顺应性下降或气道阻力升高。

⑤误吸的高危患者。

5）正确位置

①套囊尖端位于食管上括约肌。

②套囊边缘覆盖于梨状窝。

③套囊上缘位于舌根部。

④将会厌置于勺状凹陷内。

6）方法

①使用前：进行漏气检查和弯曲度检查。

②抽净通气罩内的气体。

③通气罩后面润滑，前面应尽量少涂或不涂润滑油。

④患者的颈部伸展，头后仰，张口。

⑤将示指和拇指握住喉罩，尽量靠近通气罩和通气导管结合处。

⑥通气罩开口面向患者的颏部，紧贴上切牙内侧面将喉罩前端插入口腔。

（4）气管食管联合通气管：是一种盲插管设计的将食管和气管两条插管合二为一的双腔管。其中一个腔与传统的气管插管一样，在将其通向气管时管腔在末端开放。当将其插入食管时管腔末端堵塞，而在喉部有许多小孔通气，这样可以保证无论置入食管还是气管都可以进行通气。

1）插入方法：用左手拇指和示指拉开下颌，暴露喉部。右手将插管轻轻插入 20 ~ 30 cm。判断该管是进入食管还是气管。插管有大小两个囊。大的位于管近端，可注入 100 ml 气体，用于封闭口鼻通道。小的位于远端，可注入 15 ml 气体，以封闭食管或气管。如果将插管进入食管，可用长管通气；如果插管进入气管，则同气管插管一样通气。

2）优点

①无论插入气管还是食管内部，都能建立有效的人工气道。

②插管成功率为 100%，极大争取了抢救时间。

③插管时不用喉镜等设备即可插入，适用于院外急救及狭小空间急救。

④无须移动患者的头颈部，有颈部外伤者尤为适宜。

⑤非专科医务人员亦可准确操作。

⑥适宜肥胖、颈部短粗等气管插管困难者。

⑦有远、近端两个气夹的保护，可以有效地防止误吸和反流。

3）缺点

①用食管通气时，可因侧孔被分泌物堵塞而造成通气不良或吸痰困难。

②插管时间短，1 ~ 2 天。

（5）经口气管插管

1）适应证

①呼吸道梗阻，须立刻建立人工气道。

②各种原因造成呼吸道分泌物潴留而需要引流的患者。

③各种原因导致呼吸衰竭，需要人工辅助通气的患者。

④各种药物中毒反应性痉挛窒息的患者。

⑤喉痉挛。

⑥外科手术全麻患者。

2）常见并发症

①插管时损伤颈椎、眼、鼻、舌、喉头及气管。

②声带损伤及声门下水肿。

③误吸入血及胃内容物。

④气管插管误入食管。

⑤反射性高血压、心律失常或心搏骤停。

⑥声带肉芽肿、环杓关节炎及气管软化。

⑦气管插管后：导管阻塞、套囊破裂及导管脱出。

⑧经鼻气管插管：对鼻出血、鼻损伤及颅底骨折患者插管时可穿透入颅底，造成扁桃体疝、咽鼓管阻塞及上颌窦炎。

四、困难气道

1．概述

（1）困难气道的定义：具有5年以上临床麻醉经验的急诊科医师在面罩通气或气管插管时遇到困难的一种临床情况。

（2）困难面罩通气：有经验的急诊科医师在无人协助的情况下，经过多次尝试或尝试时间超过1 min，仍不能获得有效的面罩通气。

面罩通气分级：根据通气的难易程度，将面罩通气分为四级，1～2级可获得良好通气，3～4级为困难面罩通气（表42-1）。喉罩的应用可改善大部分困难面罩通气问题。

（3）困难气管插管

①困难喉镜显露：使用直接喉镜经过3次以上努力仍不能看到声带的任何部分。

表42-1 面罩通气分级[①]

分级	定义	描述
1级	通气顺畅	仰卧嗅物位，单手扣面罩即可获得良好通气[②]
2级	轻微受阻	置入口咽和（或）鼻咽通气道时单手扣面罩；或单人双手托下颌，在扣紧面罩的同时打开麻醉机呼吸器，即可获得良好通气
3级	显著受阻	以上方法无法获得良好通气，需要双人加压辅助通气[③]，能够维持 $SpO_2 \geq 90\%$
4级	通气失败	双人加压辅助通气下不能维持 $SpO_2 \geq 90\%$

注：①该分级是在 R Han 与 S Kheterpal 的通气分级基础上修改制定的。1 ~ 2 级通过 3 项中间指标（手握气囊的阻力、胸腹起伏和 $ETCO_2$ 波形测试）确定，3 ~ 4 级以 SpO_2 是否 $\geq 90\%$ 而定。②良好通气指排除面罩密封不严和过度漏气等因素，3 次面罩正压通气的阻力适当（气道阻力 $\leq 20\ cmH_2O$），胸膜起伏良好，$ETCO_2$ 波形规则。③双人加压辅助通气是指在嗅物位下置入口咽和（或）鼻咽通气道，由双人四手用力托下颌扣面罩并加压通气。

②困难气管插管：无论是否存在气管病理改变，气管插管需要 3 次以上努力。

（4）根据有无困难面罩通气，将困难气道分为非紧急气道和紧急气道。

①非紧急气道：困难气管插管，但是无困难面罩通气的情况。患者通过面罩通气能够维持满意的通气和氧合，允许临床医师有充分的时间考虑其他建立高级气道的方法。

②紧急气道：只要存在困难面罩通气，无论是否合并困难气管插管，均属于紧急气道。患者极易陷入缺氧状态，必须紧急建立气道。其中少数患者“既不能插管，也不能通气”，可导致气管切开、脑损伤和死亡的严重后果。

（5）根据气道评估情况，将困难气道分为已预料的困难气道和未预料的困难气道。

①已预料的困难气道：包括明确的困难气道和可疑的

困难气道。前者包括明确的困难气道史、严重烧伤瘢痕及重度阻塞性睡眠呼吸暂停综合征等。后者为仅评估存在困难危险因素者。两者的判断根据患者的实际情况及操作者自身的技术水平而定，具有一定的主观性。对已预料的困难气道患者，最重要的是维持患者的自主呼吸，预防发生紧急气道。

②未预料的困难气道：对于评估时未发现困难气道危险因素的患者，极少数在全麻诱导后有发生困难气道的可能，须常备应对措施。

2. 评估 所有的患者都必须在气管插管前对是否存在困难气道进行评估。

(1) 了解病史：详细询问气道方面的病史是气道管理的首要工作，必要时还应查阅相关的麻醉记录，了解困难气道处理的经历。

(2) 困难面罩通气（DMV）的危险因素：年龄 > 55 岁、有打鼾病史、蓄络腮胡、无牙、肥胖（BMI > 26 kg/m^2）是 DMV 的 5 项独立危险因素。另外，Mallampati 分级Ⅲ或Ⅳ级、下颌前伸能力受限以及甲颏距离过短（< 6 cm）等也是 DMV 的独立危险因素。当具备两项以上危险因素时，提示 DMV 的可能性较大。

(3) 评估气道的方法：推荐以下六种最常用的方法。若将多个指标综合分析，则价值更大。

①咽部结构分级：即改良的 Mallampati 分级。咽部结构分级愈高，预示喉镜显露愈困难。Ⅲ～Ⅳ级提示困难气道。

②张口度：即最大张口时上下门齿间的距离。若张口度小于 3 cm 或检查者伸入两横指时仍无法置入喉镜，可导致困难喉镜显露。

③甲颏距离：指头部在完全伸展位时甲状软骨切迹上

缘至下颚尖端的距离。如甲颏距离 < 6 cm 或小于检查者 3 横指的宽度，提示气管插管可能困难。

④颞颌关节活动度：如果患者不能使上下门齿对齐，插管可能会存在困难。亦有研究者提出以“咬上唇试验”作为颞颌关节移动度的改良评估方法。

⑤头颈部活动度：如下颌不能接触胸骨或不能伸颈，提示气管插管困难。

⑥喉镜显露分级：Cornack 和 Lehane 把喉镜显露声门的难易程度分为四级。该喉镜显露分级为直接喉镜显露下的声门分级，Ⅲ～Ⅳ级提示插管困难。其他提示困难气道的因素还包括上门齿过长、上颚高度拱起变窄、下颚空间顺应性降低、小下颌或下颌巨大、颈短粗、病态肥胖、孕妇、烧伤、会厌炎、类风湿关节炎、肢端肥大症以及咽喉部肿瘤等。这些方法预测困难气道都具有一定的灵敏度和特异度，但单一方法还不能预测所有的困难气道，应在临床上综合应用。

3．处理流程　指根据麻醉前对气道评估的结果判断气道的类型，再依据气道类型选择麻醉诱导方式。根据面罩通气分级和喉镜显露分级决定通气和建立气道的方法，以无创方法优先。应在处理过程中判断每一步的效果并决定下一步方法，直到确保患者安全。按照困难气道处理流程图有目的、有准备、有步骤地预防和处理将显著增加患者的安全性。

（刘韶瑜）

第四十三章　急诊氧疗

急诊氧疗处理流程图见图 43-1。

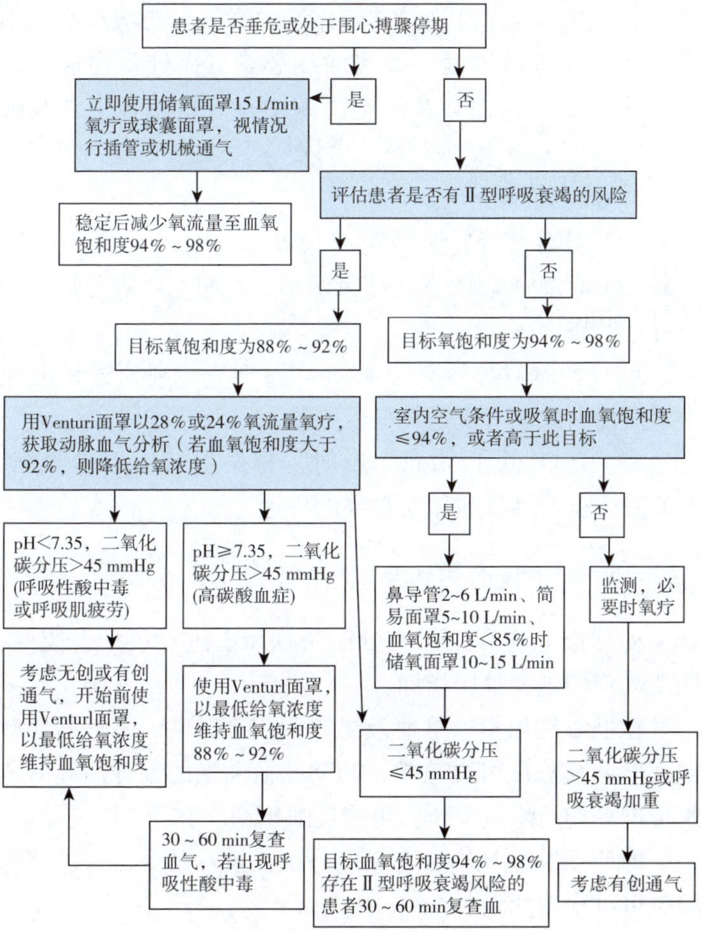

图 43-1　急诊氧疗处理流程

一、尽早识别组织缺氧和低氧血症

1．病理生理机制

（1）动脉低氧血症：见于吸入氧分压低（高海拔）、肺泡低通气（睡眠呼吸暂停和阿片类药物过量）、通气/灌注不匹配（急性哮喘发作和肺不张区域）及右向左分流。

（2）氧气-血红蛋白转运系统失常：见于组织灌注不足、低血红蛋白浓度、氧离曲线异常（血红蛋白病，高一氧化碳血红蛋白）及细胞内酶中毒（氰化物中毒及败血症）。

2．临床特征

（1）具有非特异性。

（2）包括神志改变、呼吸困难、发绀、呼吸急促、心动过速及昏迷等。

（3）动脉氧分压降至 40 mmHg 时，因刺激颈动脉化学感受器所致的过度通气变得明显。

（4）PaO_2 低于 30 mmHg 时，将发生外周血管收缩，继而发生全身性低血压及最终的昏迷。

二、监测动脉血氧饱和度和氧分压

动脉血氧饱和度和氧分压是临床上进行氧疗及监测、调整氧疗的主要临床指标。

在低心输出量、贫血及组织利用氧异常时，动脉血氧饱和度和氧分压可以正常，肺动脉血测量的混合静脉氧分压接近平均组织氧分压，更能反映组织氧和。

即使动脉血氧饱和度和氧分压正常，单个器官的严重缺氧也可导致死亡。

慢性低氧患者通过代偿机制如红细胞增多、氧离曲线偏移及增加氧气摄取等达到合适的组织供氧。出现急性缺氧时，动脉血氧饱和度和氧分压不可靠，须要结合酸碱平衡和临床情况具体分析。

三、氧疗的适应证

1．氧疗的适应证主要为低氧血症。

2．ACCP/HHLBI 推荐意见

（1）心跳、呼吸骤停。

（2）低氧血症（动脉氧分压＜ 60 mmHg，动脉血氧饱和度＜ 90%）。

（3）低血压（收缩压＜ 100 mmHg）。

（4）低心输出量及代谢性酸中毒（HCO_3^- ＜ 18 mmol/L）。

（5）呼吸窘迫（呼吸频率＞ 24 次 / 分）。

3．维持开放的气道是氧疗的基础，应总是在氧疗前检查气道。

4．对心跳或呼吸骤停、呼吸窘迫及低血压患者予以经验性氧疗。

5．尽早检查动脉血气以评估低氧程度、二氧化碳分压和酸碱情况。

6．没有动脉低氧血症时的组织缺氧

（1）心肌梗死：如合并缺氧，可予氧疗。采用高流量吸氧治疗无合并症的急性冠脉综合征可能激发更大面积的坏死。

（2）低心输出量状态（贫血、心力衰竭及低血容量休克）：在没有动脉低氧血症的情况下，氧疗不应耽误治疗原发疾病。

（3）一氧化碳中毒：动脉氧分压正常时也须要高浓度吸氧。氧气与一氧化碳竞争血红蛋白结合位点，将一氧化碳血红蛋白半衰期从 320 min 减至 80 min。

（4）其他特殊情况：对气胸或丛集性头痛急性发作等

无低氧血症者也可予氧疗。

四、氧疗的目的及疗效

增加吸入氧浓度（FiO_2）可通过使血红蛋白饱和以及提高血浆溶解氧量以达到增加氧气转运的目的。但是氧气在血中的溶解度很低，即使吸入氧浓度达到100%，溶解的氧气也只能提供静息状态下1/3的组织氧气需要。因此，氧疗必须以纠正动脉低氧血症为目标。当在没有动脉低氧血症的情况下发生组织缺氧时，治疗时应以纠正潜在病因为主，如心力衰竭和贫血等。

其他情况的氧疗：①通气/灌注（V/Q）不匹配（肺炎或不张的肺区域）：对氧疗的反应取决于V/Q不匹配区域在肺内的具体分布位置，且具有不可预测性。②肺泡低通气（药物过量和神经肌肉疾病）：氧疗可迅速纠正低氧血症，但是改善通气是治疗的首要目标。③右向左分流（肺炎、肺栓塞和动静脉通道）：当分流分数＞20%时，即使FiO_2提高，动脉低氧血症也将持续存在。

五、氧疗的方式选择

1．常用给氧方式

（1）鼻导管：为最常用的低流量吸氧方式，吸入氧浓度不能精确、恒定（1 L/min约为24%，5～6 L/min约为40%）。

（2）简易面罩：氧流量为5～10 L/min，氧浓度40%～60%。为了避免再次吸入CO_2，氧流量不应低于5 L/min。

（3）Venturi面罩：可将氧浓度精确控制，以24%、28%、35%、40%及60%为设定值。

（4）储氧面罩：氧流量为10～15 L/min，氧浓度为

60% ~ 90%。

2．根据所需吸入氧浓度和流量选择给氧方式

（1）需要高浓度氧疗时，选择储氧面罩 15 L/min：用于心脏骤停或复苏后、休克和脓毒症、严重创伤（严重头部创伤）、淹溺、过敏反应、肺出血及一氧化碳中毒。

（2）需要中等浓度氧疗时，选择鼻导管 2 ~ 6 L/min 或简易面罩 5 ~ 10 L/min：急性低氧血症（若血氧饱和度 < 85%，选择储氧面罩 15 L/min）、哮喘发作、肺炎、肺部肿瘤、术后呼吸困难、急性充血性心力衰竭（急性心源性肺水肿考虑 CPAP）、肺栓塞、胸腔积液、气胸、间质病变进行性加重（85% 选择储氧面罩 15 L/min）、严重贫血及镰状细胞贫血危象。

（3）需要控制性或低浓度氧疗时，选择 Venturi 面罩 28% 或 24%。如果病情稳定，更换鼻导管 1 ~ 2 L/min：存在Ⅱ型呼吸衰竭风险，包括 COPD、囊性纤维化、支气管扩张、严重脊柱后凸、强直性脊柱炎、广泛性特异性肺瘢痕（胸廓成形术后）、广泛胸廓改变、重度肥胖、神经肌肉疾病以及使用抑制呼吸药物（阿片类或苯二氮䓬类等）。

（4）不需要氧疗：急性冠脉综合征、急性发作性脑功能障碍、产科急症（无低氧血症者分娩时氧疗对胎儿有害）、焦虑引起过度通气、药物中毒、代谢紊乱和肾功能异常。

六、血氧饱和度的目标及监测

并非固定值，根据临床情况及治疗目标进行调整。

1．没有Ⅱ型呼吸衰竭风险的患者血氧饱和度的目标值为 94% ~ 98%。70 岁以上的患者正常状态下也可低于 94%。

2．有Ⅱ型呼吸衰竭风险的患者血氧饱和度的目标值

为 88% ~ 92%。

3．对于存在呼吸困难而无低氧血症的患者，如血氧饱和度迅速下降 3%，应密切监测，可能是某些疾病首先出现的体征。

4．监测动脉血气分析，根据临床情况及血气分析结果及时调整或终止氧疗，必要时采取无创通气及有创通气治疗。

（汪　炀）

第四十四章　血糖的监测与管理

初步怀疑低血糖者的处理流程见图 44-1。

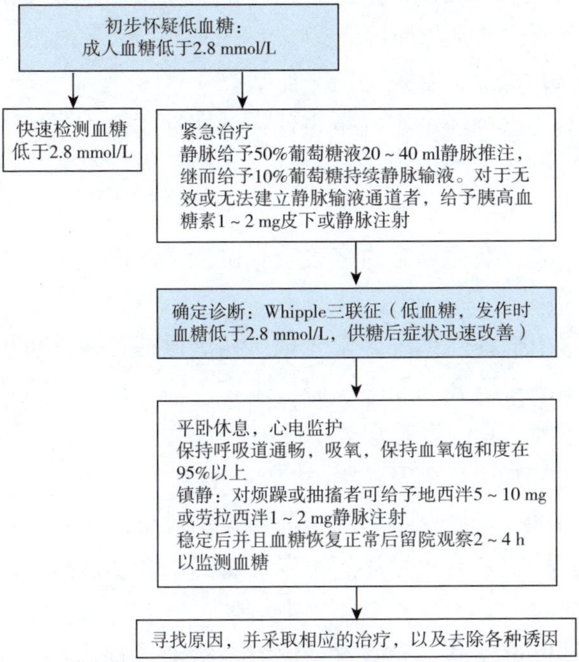

图 44-1　初步怀疑低血糖者的处理流程图

一、低血糖昏迷

1．定义　血糖浓度为 2.8 ～ 3.0 mmol/L 时即可发生低血糖昏迷。血糖浓度为 3.9 ～ 6.1 mmol/L 时能维持正常的神经系统功能，低于 3.6 mmol/L 时出现交感神经系统兴奋症状，低于 2.2 mmol/L 时出现判断力和运动障碍，甚至癫痫发作，低于 0.55 mmol/L 时大脑细胞电活动静止和功能丧失，发生脑死亡。

2．病史采集

（1）20% 的糖尿病患者在应用胰岛素或口服降糖药治疗的过程中可发生低血糖。治疗性低血糖是造成 1 型糖尿病患者死亡的常见原因。

（2）低血糖昏迷的前驱症状

①交感神经过度兴奋表现：低血糖刺激大量肾上腺素分泌，患者突然出现大量出汗、心悸、血压升高、呼吸困难、手颤和瞳孔扩大。

②高胰高血糖素血症表现：饥饿、腹部不适、恶心和呕吐。

③中枢神经系统异常表现：在低血糖昏迷前可出现视线模糊、言语和判断力障碍、步态不稳、行为异常或短暂性偏瘫等。有的患者常被误认为精神病。

（3）常见病因及诱因

①口服降糖药：磺脲类药物应用过量是常见的低血糖原因，特别是老年糖尿病患者伴有肝、肾功能障碍时更易发生。

②过量饮酒：空腹过量饮酒，特别是有营养不良的糖尿病患者大量饮酒时易发生低血糖。

③严重肝、肾疾病：在严重肝弥漫性病变患者，肝细胞合成、储存和分解糖原的功能存在障碍，同时肝灭活胰岛素的能力减弱。发生严重肾功能障碍或衰竭时胰岛素排泄及灭活能力降低，常规量胰岛素即可发生低血糖。

3．体格检查

（1）呼出气有无烂苹果、乙醇、尿素或肝臭味。

（2）瞳孔变化情况。

（3）老年人有明显的脱水体征时应注意到高血糖高渗昏迷。

（4）皮肤出汗多者应注意治疗性低血糖昏迷。

（5）腹部查体发现肝增大、质地坚硬及表面不光滑时，应注意肝恶性肿瘤。

4．急诊常用辅助检查

（1）血糖测定：血浆葡萄糖浓度＜ 2.8 mmol/L 时即可明确诊断。

（2）血胰岛素或 C 肽测定：内源性胰岛素分泌过多时常伴有高血 C 肽水平，还应检测尿中磺胺类药物的含量。外源性胰岛素过多时血胰岛素不与血 C 肽水平呈平行关系。血胰岛素水平＜ 5 mU/L 或血 C 肽水平＜ 0.1 pmol/L 时，可除外胰岛素过量。

（3）影像学检查：腹部超声及 CT。

5．治疗原则　迅速升高血糖，去除病因，以及预防再发生低血糖。

（1）紧急复苏措施：保证呼吸道通畅、吸氧、心肺复苏、心电监护和保温措施。

（2）静脉输注葡萄糖溶液：立即静脉注射 50% 葡萄糖溶液 40 ml，多能迅速逆转低血糖昏迷。患者神志清醒后，给予流质饮食或继续静脉输注 10% 葡萄糖溶液 500 ml，同时观察神志的变化。

（3）药物治疗：如胰升糖素、奥曲肽及二氮嗪等。

（4）治疗原发病。

二、糖尿病酮症酸中毒的抢救流程

糖尿病酮症酸中毒的抢救流程见图 44-2。

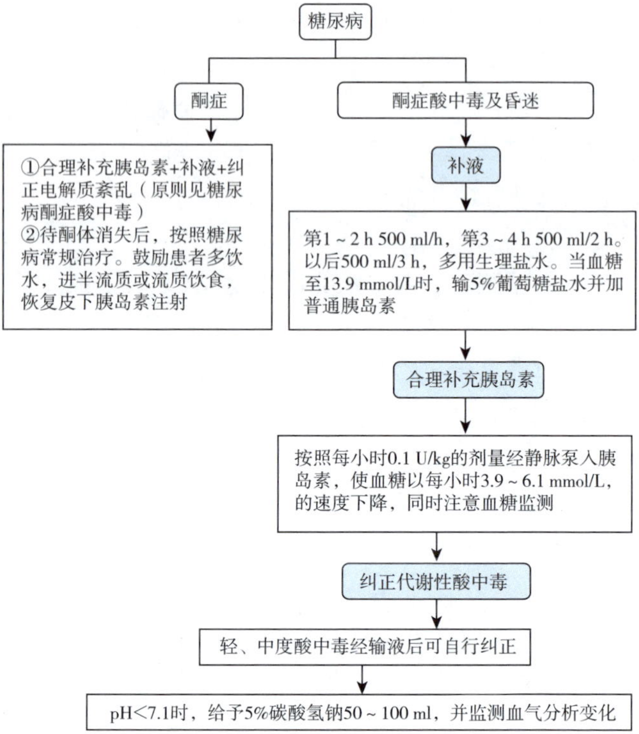

图 44-2　糖尿病酮症酸中毒的抢救流程

1．定义　糖尿病酮症酸中毒（diabetic ketoacidosis，DKA）指糖尿病患者在各种诱因作用下，胰岛素严重不足，升糖激素不适当升高，引起糖、蛋白质、脂肪以及水、电解质、酸碱平衡失调，最终导致高血糖、高血酮、酮尿、脱水及电解质紊乱，并伴有代谢性酸中毒的临床综合征。

2．病史采集

（1）糖尿病病程、诊疗经过及既往酮症酸中毒病史。

（2）有无“三多一少”症状加重，有无出现其他系统的症状。

①消化道症状：恶心、呕吐、食欲不振或厌食及腹痛。

②呼吸系统症状：呼吸急促及深大呼吸等。

③神经系统症状：倦怠、头痛、神志淡漠、意识障碍及昏迷等。

④心血管系统：可出现症状不典型的心肌梗死等。

（3）判断有无下列诱因

①急性感染史，包括上呼吸道感染、泌尿系感染、皮肤及胃肠道感染等。

②饮食不当。

③胰岛素中断治疗。

④各种应激，如脑血管意外、心肌梗死及外伤等。

⑤妊娠和分娩。

⑥近期使用某些药物，如糖皮质激素、拟交感类药物及抗精神病药等。

3．体格检查

（1）全身检查，注意生命体征及有无意识障碍。

（2）皮肤弹性如何，有无失水。

（3）有无深大呼吸，呼吸有无酮味。

（4）有无心动过速或其他类型的心律失常。

（5）有无腹痛和腹肌紧张，肠鸣音是否正常。

（6）注意意识改变，各种反射是否正常。

（7）注意有无感染征象。

4．急诊常用的辅助检查

（1）高血糖：多数在 16.7 ~ 27.8 mmol/L，有时高达 33.3 ~ 55.5 mmol/L 以上，可伴有高渗性昏迷。

（2）高血酮：定性呈强阳性，定量一般在 5 mmol/L 以上，有时高达 30 mmol/L，大于 5 mmol/L 即有诊断意义。

（3）血 pH：血 pH $<$ 7.35，严重者血 pH $<$ 7.0。CO_2 结合力常 $<$ 13.38 mmol/L，严重者可 $<$ 8.98 mmol/L。剩

余碱（BE）及实际重碳酸盐（AB）降低。

（4）血电解质：患者的血钠水平通常＜ 135 mmol/L，少数患者可正常，偶有升高。高钠血症少见。如果血钠水平＞ 150 mmol/L，应怀疑可能伴有高渗性昏迷。患者的血钾水平在疾病的早期正常或偏低。当患者存在少尿、无尿或严重的代谢性酸中毒时，可能出现高钾血症。

（5）血浆渗透压：轻度升高，有时达 330 mOsm/L 左右。

（6）尿素氮和肌酐：因失水、循环衰竭及肾功能不全而升高。

（7）血常规：白细胞常增多，血红蛋白与红细胞及其压积常升高，升高幅度与失水程度有关。

（8）尿酮和尿糖：呈强阳性。

5．治疗原则

（1）快速补液：快速、大量输液，以恢复血容量，纠正失水状态。对于胃肠道能够使用的患者，可以联合胃肠道补液。

（2）静脉输注胰岛素并监测血糖。

（3）纠正电解质及酸碱失衡。

（4）寻找病因和诱因，并积极治疗。

三、非酮症高渗高糖性昏迷

1．定义　是由于应激情况性体内胰岛素相对不足，而胰岛素反调节激素增加以及肝糖释放导致严重高血糖，因高血糖引起血浆高渗性脱水和进行性意识障碍的临床综合征。多见于中老年患者，确诊或未诊断的有糖尿病史者，病死率较高。

2．临床表现要点

（1）诱因：各种急性疾病和应激（如感染、急性心肌梗死、急性胰腺炎和创伤等）均可能诱发本病。此外，不合理使用利尿剂或腹膜透析等，或输入过多的葡萄糖液也是常见的诱因。

（2）患者通常起病缓慢，在早期表现为口渴、尿量增多、乏力和食欲减退。随着病情逐渐加重，可能出现明显的脱水甚至循环衰竭的表现。

（3）高渗脱水的症状：烦渴、唇舌干裂、皮肤干燥、皮肤弹性差、眼球下陷、尿少及尿闭。血容量不足可表现为心跳加速、血压低甚至休克和无尿。

（4）神经、精神症状：有不同程度的意识障碍，如反应迟钝、表情淡漠、幻觉、失语、意识模糊、嗜睡及昏迷等症状。可有上肢粗大震颤、局限性癫痫发作、一过性偏瘫和膝反射亢进或消失，锥体束征可呈阳性反应。

3．急诊常用辅助检查

（1）血糖常＞33.6 mmol/L，尿糖呈强阳性。

（2）血酮体正常或轻度升高，尿酮体呈阴性或弱阳性。

（3）血钠＞150 mmol/L，血钾正常或降低。

（4）血浆渗透压＞330 mOsm/L。有效血浆渗透压可通过公式计算：有效血浆渗透压（mOsm/L）= 2×[血钠（mmol/L）+ 血钾（mmol/L）]+ 血糖（mmol/L）。

（5）血 pH 或二氧化碳结合力正常或偏低。

（6）血尿素氮和肌酐因脱水或休克可升高。

（7）白细胞计数因感染或脱水等原因可升高，血细胞比容积升高。

（8）心电图变化可有电解质紊乱（尤其是低钾血症）及心肌缺血或心律失常的改变。

4．诊断及鉴别诊断要点

（1）诊断要点

①中老年患者，无论既往是否曾经明确诊断糖尿病，如发生原因不明的意识障碍，同时伴有明显的脱水表现，

且不能用其他疾病解释的，均应考虑本病的可能。应及时检查血糖、尿糖和酮体及血电解质。

②对已诊断糖尿病的患者，特别是中老年 2 型糖尿病患者，如未经饮食控制和正规治疗，具有上述诱因，且于近期内发生多饮和多尿症状突然加重，以及精神萎靡和嗜睡者，除了考虑酮症酸中毒外，也应警惕本病的发生。

③实验室诊断的参考标准是：

- 血糖≥ 33.3 mmol/L。
- 有效血浆渗透压≥ 320 mOsm/L。
- 血清 HCO_3^- ≥ 15 mmol/L，或动脉血 pH ≥ 7.30。
- 尿糖呈强阳性，而尿酮体呈阴性或为弱阳性。

（2）鉴别诊断

①糖尿病酮症酸中毒：血、尿酮体升高明显，可有酸中毒表现，血钠和血浆渗透压一般不升高。

②糖尿病患者的低血糖昏迷：有服用磺脲类药或注射胰岛素史，起病急，变化快，测定血糖易于鉴别。

③急性脑血管病昏迷：可有头颅 CT 或其他影像学阳性所见，血糖、血钠及血渗透压改变不明显。

④开颅术后意识障碍加重，常认为系术后颅内压增高所致，以致做出加强脱水的错误决定。其结果是使病情更加恶化而导致患者死亡，尤须注意。

⑤须要与败血症、消化道感染及中枢神经系统感染等相鉴别。应根据上述特点全面分析病情，鉴别诊断应不困难。

5．治疗原则　非酮症高渗高糖性昏迷的抢救流程见图 44-3。

（1）开放静脉，急查血糖、电解质、血气分析、血和尿常规、尿酮体、心电图以及 X 线胸片和脑 CT 等。

（2）补液：输液量按体重的 12% 估算。如无心、肾

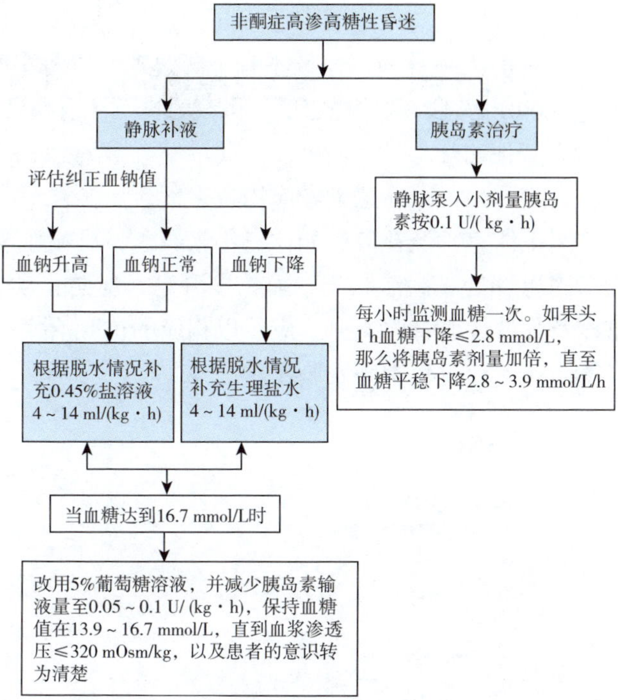

图 44-3　非酮症高渗高糖性昏迷的抢救流程图

功能障碍，最初 1 ～ 2 h 内可快速补充生理盐水 1000 ～ 2000 ml，继以 2 ～ 4 h 500 ～ 1000 ml 的速度静脉滴注，至血压回升，尿量增加。但在老人和心、肾功能不全者，须用中心静脉压监测，以防输液过快而导致心力衰竭和肺水肿。不能耐受者可自胃管补液。当血糖降至 13.9 mmol/L，血浆渗透压降至 320 mOsm/L 以下时，则改用 5% 葡萄糖液。

（3）胰岛素治疗：方法同糖尿病酮症酸中毒的治疗，用小剂量胰岛素按 0.1 ～ 0.15 U/（kg · h）持续静脉滴注。血糖降至 13.9 mmol/L 后，改用 5% 葡萄糖或 5% 葡萄糖盐水。血糖宜保持在 11.1 mmol/L，以防渗透压下降过快而引起脑水肿。

（4）补钾原则与酮症酸中毒相同。

（5）一般无须补碱，血糖不宜下降过速，以每小时下降 5.6 mmol/L 为宜。病情稳定后，可改为皮下注射胰岛素。

（6）其他治疗

①去除诱因：存在感染者应用抗生素。

②纠正休克：经补液后如休克仍未纠正，可输血浆。

③因患者处于高渗状态，血黏度升高，应防止动、静脉血栓及弥散性血管内凝血，应予以相应的抗凝治疗。

④防止治疗过程中并发脑水肿。

（冯　璐、刘慧琳）

第四十五章　机械通气与撤机流程

一、机械通气的选择

1．机械通气的适应证　符合以下情况者应考虑机械通气：

（1）经过积极治疗后病情仍继续恶化。

（2）存在意识障碍。

（3）呼吸形式严重异常，呼吸频率＞35～40次/分或＜6～8次/分，节律异常，自主呼吸微弱或消失。

（4）血气分析提示严重通气和氧合障碍。

PaO_2＜50 mmHg，尤其是充分氧疗后仍＜50 mmHg。

$PaCO_2$进行性升高，pH动态下降。

2．机械通气的禁忌证　通常情况下，并没有绝对的禁忌证，因为病情恶化必将导致患者死亡。但是在下述情况下行机械通气时可能使病情加重：

（1）气胸及纵隔气肿未行引流。

（2）肺大疱和肺囊肿。

（3）未对低血容量性休克补充血容量。

（4）严重肺出血。

（5）气管食管瘘。

如果患者出现致命性通气和（或）氧合功能障碍，应积极处理原发病（如尽快行胸腔闭式引流和积极补充血容量等），并在进行病因治疗的同时实施机械通气。

3．无创通气和有创通气的选择　无创通气和有创通气的选择通常须要根据患者的具体情况逐步评估。原则上能够采用无创通气的，应尽可能采取无创通气。

（1）意识清楚、能够配合无创呼吸机的患者，首选无创通气。

（2）无自主意识，尤其是自主呼吸不稳定、呼吸道分泌物多或自主咳痰能力差的患者，首选有创通气。

（3）对于意识水平下降，但是具备一定的自主呼吸能力且呼吸道分泌物不多者，如果患者所处的医疗单位具备足够的监护和抢救设备，医疗团队对于呼吸支持患者的治疗和护理具备丰富的经验时，可以在严密监护的条件下尝试无创通气。同时做好一旦无创通气失败，能够随时实施有创通气的准备。

（4）对于血流动力学不稳定的患者，通过对原发病的积极治疗和循环支持，部分患者可以避免有创通气。

（5）对于绝大多数意识清楚的患者，通过适当的教育和简单的练习，都能够逐步配合无创呼吸机（图 45-1）。

二、有创呼吸机的撤离

机械通气的撤离过程是一个持续动态评估的临床过程。当导致呼吸衰竭的病因好转或纠正后，就应该开始进入撤机的流程。延迟撤机必定增加患者的医疗费用，并使机械通气并发症的发生率明显增加。相反，如过早撤机，由于病因未能去除，或患者的临床情况未能达到脱离呼吸机的程度，将导致撤机失败，同时增加再插管率和死亡率。有创呼吸机的撤离流程见图 45-2。

注意：应该强调撤机是一种“理念”，对撤机的评估是从开始机械通气那一刻就开始的。

1．撤机的评估　对于机械通气的患者（尤其是超过 24 h 者），应每日进行评估。

（1）病因评估：导致患者上机的病因被纠正或去除是决定能否开始撤机的根本。

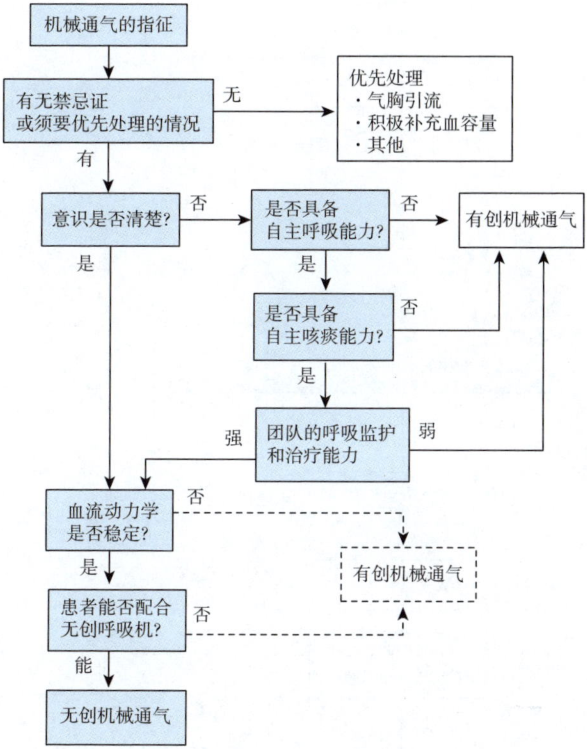

图 45-1　有创机械通气和无创机械通气的选择

（2）其他因素的评估

①神经系统因素

• 脑干呼吸中枢的功能是否正常？有无结构因素（脑血管病）、代谢因素（电解质紊乱或镇静麻醉状态）或药物因素等？

• 外周神经功能是否正常？

②呼吸系统因素

• 有无长时间机械通气导致的失用性肌萎缩？

• 有无严重的神经性肌病或药物（如神经肌肉阻滞剂

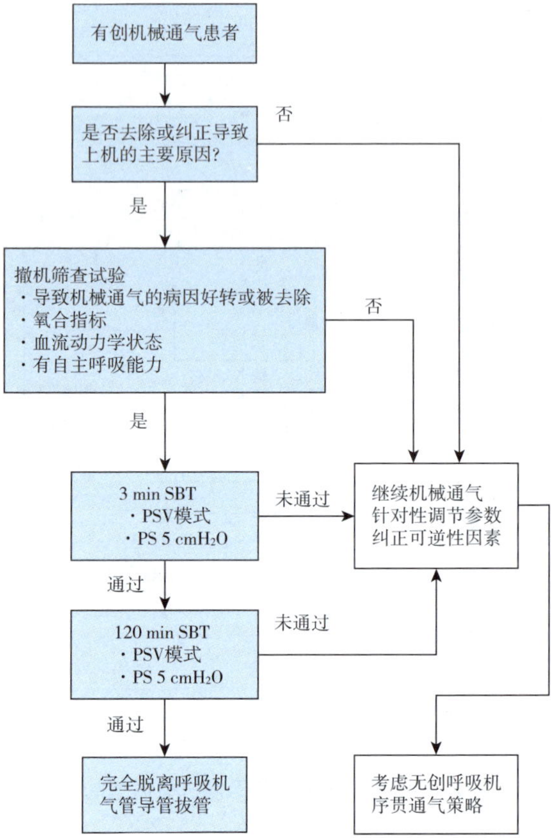

图 47-2　有创呼吸机的撤离

或氨基糖苷类药物等）导致的肌病?

● 有无各种原因导致的机体对通气的需求增加和呼吸力学的改变（如严重感染时使通气需求增加，肺水肿、炎症和纤维化等导致肺顺应性下降，支气管狭窄、炎症及狭窄的气管插管使气道阻力增加）?

③代谢因素：有无营养不良或电解质紊乱?

④心血管因素：心功能如何? 心功能储备较差的患者

容易脱机失败。

⑤心理因素：患者对于脱机有无恐惧和焦虑?

2．撤机筛查试验

（1）导致机械通气的病因好转或被去除。

（2）氧合指标

① $PaO_2/FiO_2 \geqslant 150 \sim 300$ mmHg。

② PEEP $\leqslant 5 \sim 8$ cmH_2O。

③ $FiO_2 \leqslant 40\%$。

④ pH $\geqslant 7.25$。

* 对于 COPD 患者，pH > 7.30，$FiO_2 \leqslant 35\%$，$PaO_2 > 50$ mmHg。

（3）血流动力学状态：无须用血管活性药物治疗或只须用小剂量药物 [如多巴胺或多巴酚丁胺 $< 5 \sim 10$ μg/（kg · min）]。

（4）有自主呼吸能力：符合以上四项者，开始尝试自主呼吸试验（spontaneous breathing trial，SBT）。

3．自主呼吸试验

（1）3 min SBT。

①通过撤机筛查试验的患者，开始 SBT。

②设置呼吸机参数，模式选择为 PSV，PS 水平设置为 5 cmH_2O（或根据各单位的实际情况设置，PS 的水平为提供的压力支持能够对抗整个呼吸回路的阻力）。

③床旁观察患者的情况。

注意：在开始 SBT 的最初 3 min 内，患者的情况可能迅速变化，尤其是尚不能撤机的患者。因此，临床医师必须在床旁观察。如发现病情变化，应及时处理或中止 SBT。

④ 3 min SBT 未达到耐受 SBT 标准者，应中止 SBT。给予充分的呼吸支持以缓解呼吸肌疲劳，并查找原因。当日不再尝试 SBT。

（2）耐受 SBT 的标准：见表 46-1。

表46-1　耐受SBT的标准

标准	描述
客观指标	动脉血气指标： FiO_2 ≤ 40%，SaO_2 ≥ 80% ~ 90% PaO_2 ≥ 50 ~ 60 mmHg pH ≥ 7.32 $PaCO_2$ 增加≤ 10 mmHg 血流动力学指标 心率＜ 120 ~ 140 次 / 分，并且改变＜ 20% 收缩压＜ 180 ~ 200 mmHg 并且＞ 90 mmHg，且改变＜ 20%，无须用血管活性药物 呼吸指标 呼吸≤ 30 ~ 35 次 / 分，且改变≤ 50%
主观指标	精神状态的改变（如嗜睡、昏迷、兴奋和焦虑） 出汗 呼吸做功增加（使用辅助呼吸肌或矛盾呼吸）

（3）120 min SBT

① 3 min SBT 达到耐受 SBT 标准者，继续 120 min SBT。

②设置呼吸机参数，模式选择为 PSV，PS 水平设置为 5 cmH_2O（或根据各单位的实际情况设置，PS 的水平为提供的压力支持能够对抗整个呼吸回路的阻力）。

③ 120 min SBT 未达到耐受 SBT 标准者，中止 SBT。给予充分的呼吸支持以缓解呼吸肌疲劳，并查找原因。当日不再尝试 SBT。

④ 3 min SBT 达到耐受 SBT 标准者，考虑完全脱离呼吸机并进入拔管流程。

三、气管导管的拔管流程

气管导管的拔管流程见图 45-3。

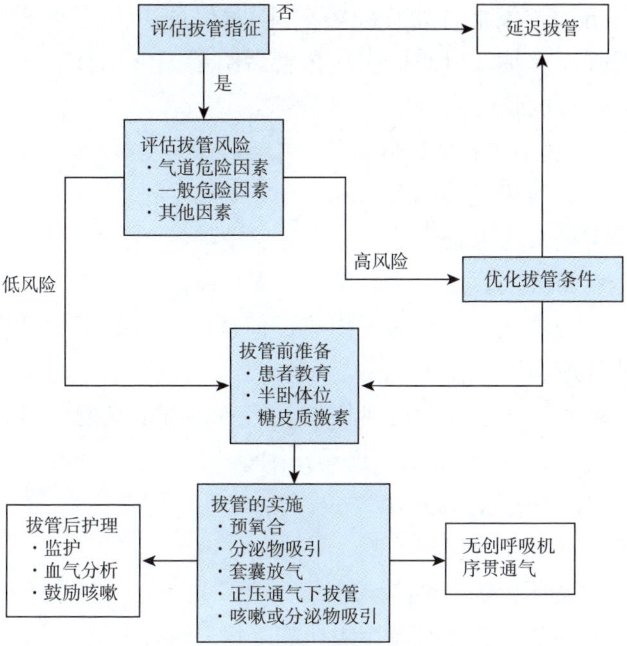

图 45-3　气管导管的拔管流程

1．评估拔管的指征

（1）有创呼吸机能够撤机。

（2）无须留置人工气道（气道无梗阻或分泌物不多）。

（3）未达到有创呼吸机的撤机指标，拟拔管后行无创呼吸机序贯通气。

注意：对有创机械通气的患者，尤其是慢性阻塞性肺疾病急性加重（AECOPD）的患者，在上机后的 5 ~ 7 天时，肺部感染得到控制，痰液量减少，黏度变稀，痰色转白，体温下降，白细胞数量下降，胸部影像学检查示肺部感染影消退。此时部分患者因呼吸肌疲劳等原因无法完全脱离呼吸机（如 SBT 失败）。为了避免发生长时间留置人工气道的并发症（如感染等），同时保证患者能够获得最佳的呼吸支持，可采取直接拔管后给予无创机械通气“序贯通气”的脱机策略。

2．评估拔管的风险

（1）气道危险因素

①是否为困难气道？

- 初次气管插管时证实为困难气道。
- 初次气管插管时无困难，但预期再次插管时可能为困难气道。

②是否气道操作受到限制？因头颈部活动受限（如颈椎固定等），可能导致气道操作困难。

（2）一般危险因素

①呼吸功能受损。

②循环系统不稳定。

③神经或神经肌肉接头功能受损。

④高体温或低体温。

⑤凝血功能障碍。

⑥酸碱失衡和电解质紊乱。

（3）其他因素

①医护人员缺乏气管插管经验。

②与患者沟通障碍。

注意：通常建议安排在上午拔管。由于白天时医护人员较多，对患者的观察和监护更严密。如须再次插管，准备也更充分，同时也有利于保障患者的安全。

3．高风险患者优化拔管的条件

（1）优化患者的气道情况

①评估球囊面罩通气的可行性。

②套囊漏气实验：用于评估下声门口径，判断有无气道水肿。套囊放气后在呼吸机送气或人工通气时应能够听到明显的漏气声，否则应延迟拔管。

注意：目前的临床指南推荐在拔管前行套囊漏气实验，但对于漏气量的评价，尚无“可量化”的标准。

③评估下呼吸道情况：主要是肺部感染和分泌物的情况，胸部X线检查是一个合理的选择。

（2）优化患者的一般情况

①确保镇静药和肌肉松弛药已经充分代谢，患者的气道保护性反射完全恢复。

②维持血流动力学稳定和适当的有效循环血量。

3．优化拔管的物质准备

①在具备充足的医疗设备和监护水平的单元实施拔管。

②具有经验丰富的团队。

③具有必要的应对困难气道的插管设备和工具，如可视喉镜、视可尼喉镜和支气管镜等。

4．拔管前的准备

（1）患者教育

①向患者说明拔管的过程和注意事项。

②告知其在拔管后自主咳嗽的重要性。

（2）体位：尚无证据表明某一种体位适合所有的患者。对于意识清楚、能够配合的患者，建议采取半卧位。

（3）糖皮质激素：使用糖皮质激素能够减轻气道损伤导致的炎症性水肿，拔管前30 min静脉注射地塞米松5 mg。

5．拔管的实施

（1）预氧合：拔管开始前，给予100%氧气吸入2 min。预氧合能够维持拔管后出现呼吸暂停时机体的氧摄取，同时可以为进一步的气道处理争取时间。

（2）分泌物吸引

①经气管导管充分吸引气道内的分泌物。使用带有声门下吸引装置的气管导管充分吸引套囊上的分泌物。

②经口腔充分吸引口腔内的分泌物。

③完成上述操作后，重新准备好吸引设备，以备拔管后对分泌物的吸引。

（3）套囊放气

①松开气管导管固定器。

②连接球囊呼吸器。

③挤压球囊，在吸气高峰时用注射器将气管导管的套囊完全放气。

（4）正压通气下拔管：在挤压球囊后伴随的正压呼气时，迅速拔除气道导管。

（5）咳嗽或分泌物吸引

①嘱患者用力咳嗽，清除呼吸道分泌物。

②咳嗽能力差者，用吸引器充分吸引分泌物。

6．拔管后的护理

（1）监护

①心电图、血压及SpO_2监护。

②意识水平监护。

③呼吸运动和呼吸频率监护。

（2）血气分析：拔管后1～2 h复查血气分析。

（3）鼓励咳嗽

①鼓励患者用力咳嗽。

②咳嗽能力差者，间断以吸引器充分吸引呼吸道分泌物。

(4) 无创呼吸机序贯通气。对于无法完全脱离呼吸机者，给予无创呼吸机序贯通气治疗。

（郑　康、尚　文）

第四十六章　心律失常紧急处理常用技术

一、食管调搏术

适应证为：

1．终止阵发性室上性心动过速（简称室上速）。

2．鉴别诊断：在窄 QRS 波心动过速中，通过分析食管心电图 P 波与 QRS 波的关系，鉴别室上速与心房扑动（简称房扑）、室上速与室性心动过速（简称室速）。

3．临时起搏：仅适用于窦房结功能障碍者，作为不能经静脉临时起搏的过渡治疗。

二、临时起搏术

适应证为：

1．血流动力学障碍的缓慢性心律失常。

2．长间歇依赖的尖端扭转型室速。

3．终止某些持续单形性室速。

三、电复律术

1．非同步电复律：适用于心室颤动（简称室颤）、无脉室速的抢救以及某些无法同步的室速。

操作步骤为：

（1）患者仰卧，进行心电监护。

（2）选择“非同步”方式（一般为开机后默认方式）。

（3）将电极板涂导电糊（或使用自粘式电极片），并分别放置在右锁骨中线第 2 肋间及左腋中线第 4 肋间，使电极板与皮肤紧密接触。

（4）选择最大能量电击，即双相波 200 J，单相波 360 J。

（5）充电，环顾四周，确认患者周围无人接触。

（6）放电后继续心肺复苏。

2．同步直流电复律　适用于阵发性室上速、阵发性室速、房扑及心房颤动（简称房颤），尤其适用于伴心绞痛、心力衰竭、血流动力学不稳定及药物治疗无效者。

操作步骤为：

（1）患者仰卧，给予持续心电监护、吸氧及开放静脉，做好气管插管等复苏抢救准备。

（2）连接除颤仪的心电监护仪导线，将除颤器上的复律方式调为“同步”，检查除颤器的同步性能。

（3）静脉缓慢注射镇静剂（如咪达唑仑 2 ~ 3 mg、地西泮 5 mg）。必要时追加，直至患者达到满意的镇静状态。

（4）将电极板涂导电糊（或使用自粘式电极片），并分别放置于患者右锁骨中线第 2 肋间及左腋中线第 4 肋间，使电极板与皮肤紧密接触。

（5）根据不同的心律失常选择复律电量，可由 50 J（双向）起。如无效，可重复。再次复律时应增加电量，最大至双相波 200 J，单相波 360 J。

（6）充电，环顾四周，确认患者周围无人接触。

（7）复律后严密监测心律、心率及呼吸等变化。

（梁　杨、杜兰芳）

第四十七章　临时心脏起搏

临时心脏起搏流程见图 47-1。

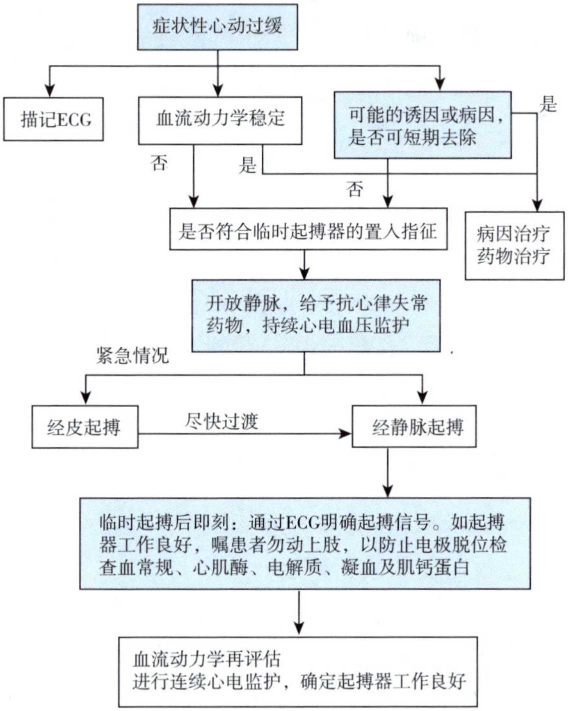

图 47-1　临时心脏起搏流程图

一、症状性心动过缓

症状性心动过缓指由于心率过于缓慢而导致心排出量下降，重要脏器及组织尤其大脑供血不足而产生的一系列症状。

1．由于脑灌注不足导致易疲劳、乏力、头晕、眩晕、黑朦、晕厥及视物模糊。

2．由于其他机制导致气促、心力衰竭及运动耐量下降，以及与运动无关的呼吸困难、胸痛以及心悸（不规则心律）。

二、常见病因

1．心脏本身的病变 心肌缺血、心肌梗死、心肌病、先天性心脏病、特发性退行性变（病态窦房结综合征、传导系统纤维化和硬化）、浸润性疾病（结节病、淀粉样变性、血色病、系统性红斑狼疮、类风湿关节炎和硬皮病等）、感染性疾病（感染性心内膜炎、莱姆病和风湿热等）以及手术创伤（瓣膜手术等）。

2．迷走神经张力增高 咳嗽、呕吐、排尿和排便。

3．药物因素 β受体激动剂、非二氢吡啶类钙离子拮抗剂、地高辛及抗心律失常药物等。

4．甲状腺功能减退症。

5．电解质及酸碱平衡紊乱 高钾血症、低氧血症和高碳酸血症。

6．其他 颅内压增高、脓毒症和低体温。

三、临时起搏器的适应证

1．有症状的窦房结功能障碍，在清醒状态下心率＜40次/分。

2．无论有无症状的Ⅲ度房室传导阻滞。

3．有症状的Ⅱ度房室传导阻滞。

4．无症状的高度房室传导阻滞，但可见心室停搏≥3 s或清醒状态时逸搏心率≤40次/分。

5．某些情况下进行保护性起搏　冠状动脉造影及心脏血管介入性导管治疗；快速性心律失常，在应用药物或电复律治疗时有顾虑者；心动过缓，或虽无心动过缓，但心电图有双束支阻滞或不完全性三支阻滞，以及将要接受全身麻醉及大手术者。

6．对于急性心肌梗死后缓慢性心律失常的起搏治疗　急性心肌梗死后房室阻滞通常在 2 ～ 7 天内自行恢复，前壁心肌梗死的患者通常会出现新发的束支阻滞和一过性房室传导阻滞，起搏器并不能改善急性心肌梗死患者的预后。

四、临时起搏前的准备

1．保证静脉通路。

2．尝试使用抗心律失常药物　如阿托品 0.5 mg 静脉注射，观察心律有无改善。若无改善，考虑窦房结本身存在功能障碍。

3．与患者本人及家属谈话，签署知情同意书。须告知患者存在心动过缓且血流动力学不稳定，随时存在生命危险，目前安装急诊临时起搏器的必要性及术中和术后可能发生的并发症。

4．尽快改善心动过缓对稳定血流动力学的作用较大。对于已找到已知原发病因或诱因的患者，若血流动力学不稳定，且病因在短时间内无法解除，仍建议家属置入临时起搏器保驾。

五、起搏方法

临时心脏起搏器的方法有以下几种：经皮起搏、经静脉起搏、经食管心脏起搏和经胸心脏起搏。后两者已不常用，现重点介绍前两者。

（一）经皮无创起搏

1．特点

（1）操作简便、省时。

（2）安全：不对按压者产生电击，不引起心肌和骨骼肌酶学改变，不造成患者皮肤损伤。

（3）血流动力学效果更佳：左、右心室同时激动。

目前只可作为紧急情况下或者等待经静脉起搏的过渡措施。

2．操作流程（以飞利浦除颤仪为例，图 47-2）

（1）连接心电图电缆（图 47-3）。心电监护板放置位置见图 47-4。

（2）连接起搏电极片（图 47-5）：电极片的位置为：

①前后位：负极以心电图胸前 V3 导联处为中心。正极在背部肩胛骨下方脊柱左侧或右侧。

②侧位：同除颤位置。负极为心前区近心尖部。正极为右锁骨下方锁骨中线位置（图 47-6）。

（3）开始及终止起搏

①将治疗柄旋至“起搏”位置。

②按 [开始起搏]。

③显示“正在起搏”（图 47-7）。

按 [终止起搏] 即可终止起搏。

按 [再起搏] 即可重新开始发送起搏脉冲（图 47-8）。

（4）起搏模式选择及参数调节（图 47-9）

①按需起搏（默认模式）：用于有自主心律患者，如 VVI 起搏器。

按需起搏参数调节：

- 起搏速率：60 ～ 100 次 / 分。
- 起搏输出：40 ～ 150 mA。

紧急情况下可选用 80 ～ 100 次 / 分和最大起搏输出进

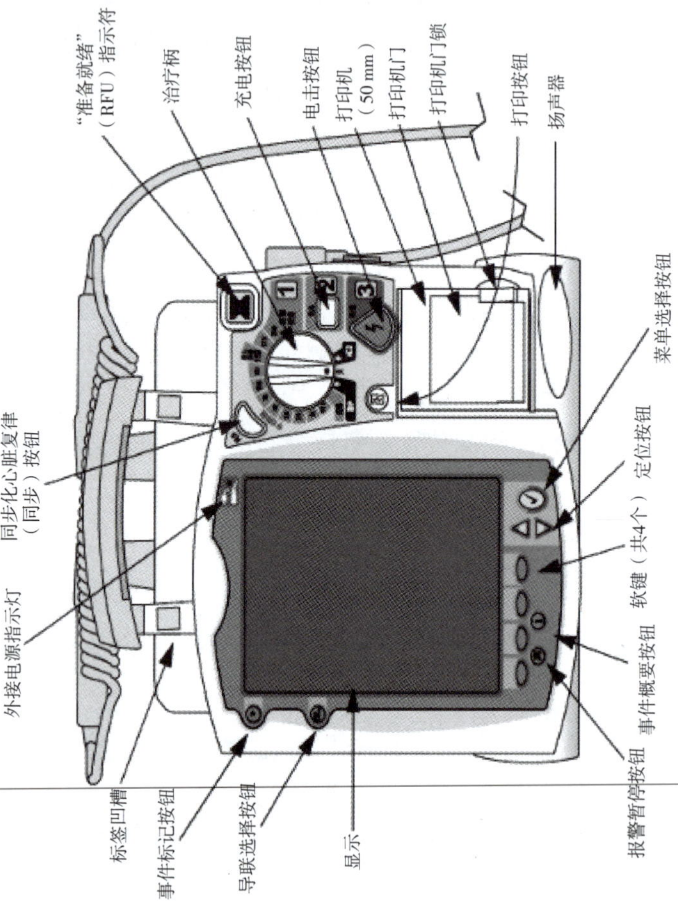

图 47-2　飞利浦 Heart Start MR 除颤仪面板

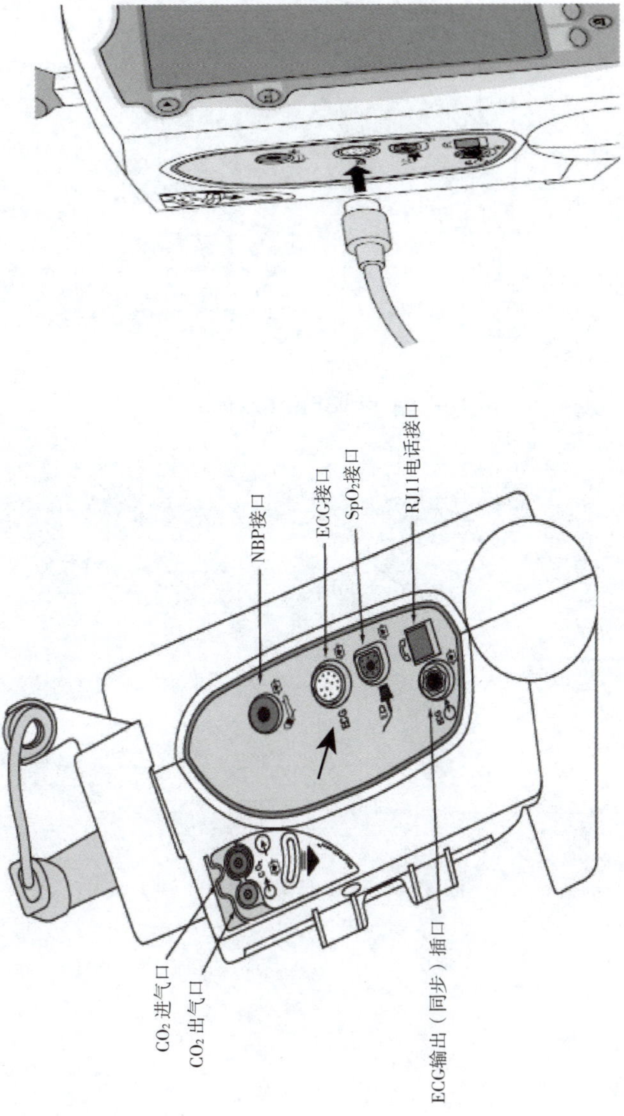

图 47-3 连接心电图电缆

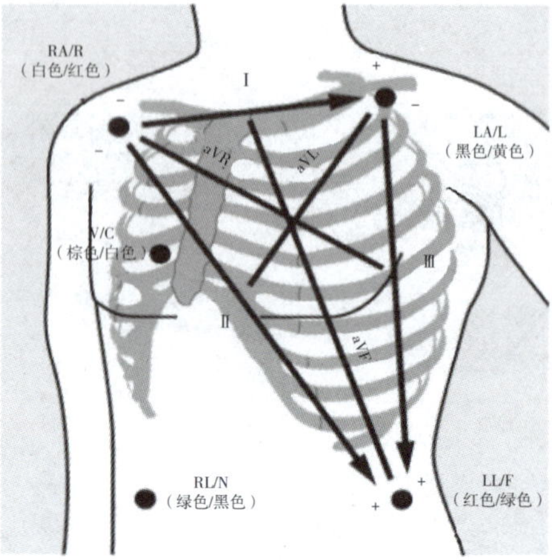

图 47-4　心电监护电板放置位置

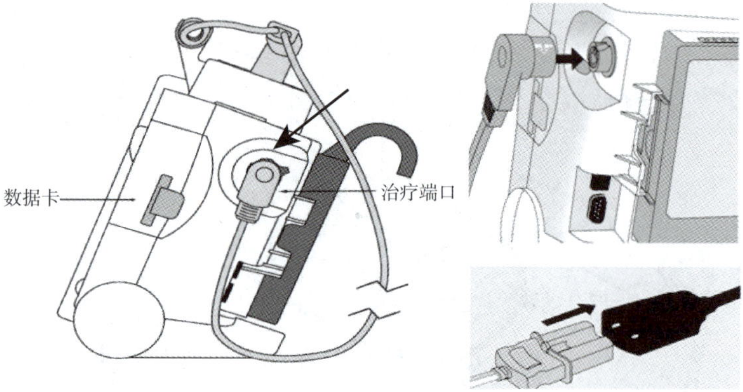

图 47-5　连接起搏电极片

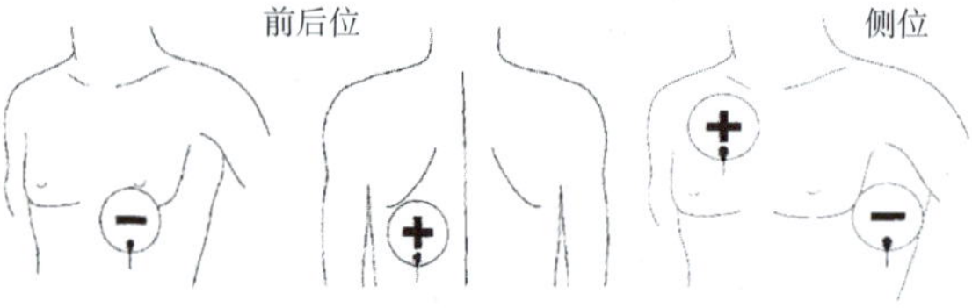

图 47-6　起搏电极片的放置位置

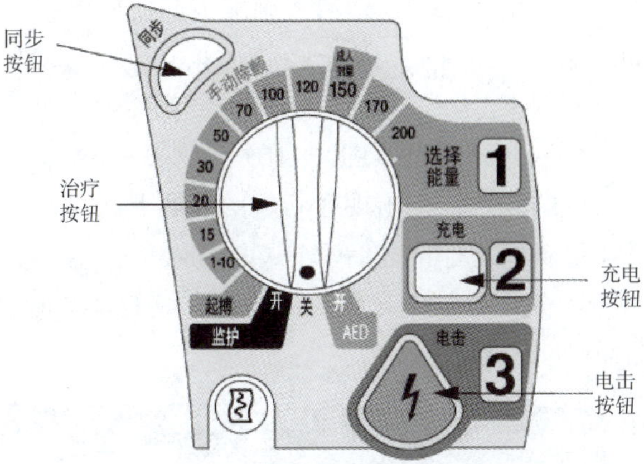

图 47-7 选择起搏档位

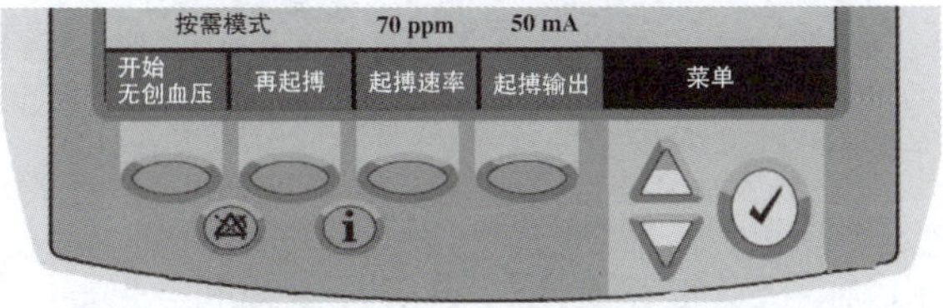

图 47-8 再起搏

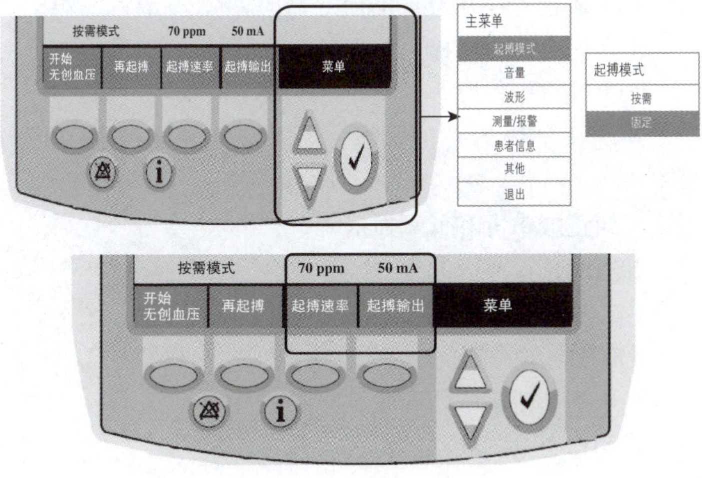

图 47-9 起搏参数的调节

行起搏，在血流动力学稳定后逐渐减少起搏输出。

②固定模式起搏：用于心脏停搏患者，如 VOO 起搏器。

（5）判断起搏成功（图 47-10）

①白色的起搏标记出现在心电图波形上。

②在每个起搏标记之后都有 QRS 波群。

③确认在外周循环有脉搏：选择右侧肢体，避免骨骼肌收缩而影响判断。

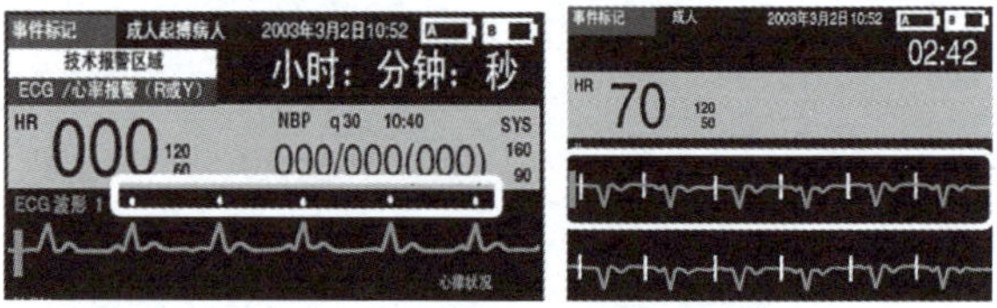

图 47-10 起搏成功的心电图表现

3．常见报警及故障排除

（1）“电极片脱落”或“电极片电缆断开”。

（2）其他心电监护报警。

（3）不能产生可靠的心脏夺获时，应进行以下操作：

①轻压心前区电极，确保其与皮肤接触良好。

②更换电极位置。

③确认是否为心包压塞、严重肺气肿和过度肥胖的患者。

④纠正酸中毒和低氧血症等。

⑤适时选择心内起搏。

（4）感知不良或过度感知

①调整心电图波形大小。

②选择其他心电图导联。

③调整心电图导联的位置。

④必要时选用固定模式。

（5）心电图干扰

①检查皮肤是否清洁、干燥。

②更换心电图导联电极片。

（二）经静脉起搏

经静脉起搏是最常用的人工心脏起搏方式。在患者存在症状性心动过缓，药物治疗无效或者不适用，以及病因或者诱因在短时间内难以去除时，应尽快采取经静脉起搏。这种方法起搏可靠，患者的痛苦小，床边即可操作（图 47-11）。

1．操作流程

（1）采用锁骨下静脉路径，应用 Seldinger 穿刺技术，置入 6F 动脉鞘管。首选左锁骨下静脉，也可选择颈内静脉和股静脉。

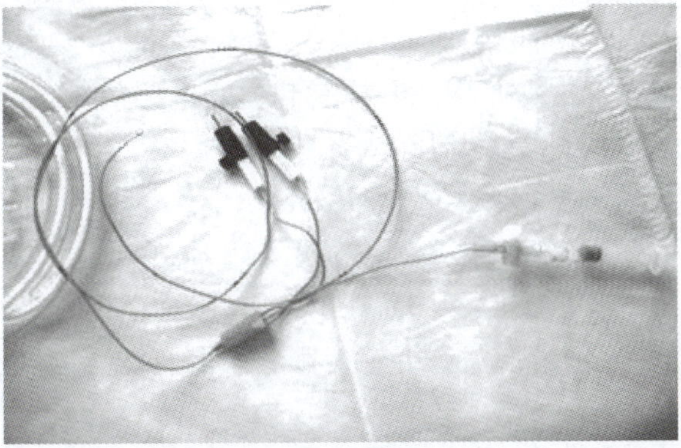

图 47-11 经静脉起搏电极

（2）采用 5F 双极球囊漂浮电极导管，将尾端与配备的注射器相连。将球囊漂浮起搏电极导管插入前先将球囊试充气 1.5 ml，检查是否漏气。

（3）将漂浮起搏电极导管在不充气的情况下经动脉鞘插入静脉中，在电极穿出动脉鞘（可事先测量鞘管长度，一般为 12 ～ 15 cm）时使球囊充气 1 ml。

（4）将起搏电极导管尾部的正、负极与临时起搏器相连，并打开起搏器电源。设定起搏器参数：模式 VVI，电压 5.0 V，感知灵敏度 2.0 mV，输出电流 5.0 mA。将起搏频率设置为高于患者的自身心率 10 ～ 20 次 / 分，一般为 60 ～ 80 次 / 分。

（5）持续心电监测，在无阻力下缓慢向前推送导管，使球囊随血流漂动越过三尖瓣进入右心室。

（6）当出现室性期前收缩时，提示到达右心室。将球囊放气，继续缓慢地向前推送导管，直到稳定的心室起搏夺获。

（7）固定起搏电极导管。

2．判断电极部位

（1）如Ⅱ、Ⅲ及 aVF 导联起搏心电图的 QRS 主波方向向下，即可推断起搏部位为右心室心尖部。

（2）如Ⅱ、Ⅲ及 aVF 导联起搏心电图的 QRS 主波方向向上，即可推断起搏部位为右心室流出道。

（3）电极深度为 34 ～ 40 cm。

3．术后注意事项

（1）体位要求：尽量限制穿刺侧肢体活动，以防止电极脱位。经股静脉放置导管者须要采取肢体固定，注意预防静脉血栓。

（2）进行连续的心电监测时注意起搏和感知是否正常。

（3）观察穿刺部位的伤口情况，有无渗血、红肿和渗液等。

（4）避免靠近强磁场或强电场。尽量避免手机靠近起搏器。

（5）若安置起搏器的患者出现心室颤动，须除颤者，先关闭起搏器。

4．常见问题及处理

（1）无起搏信号

①常见原因

• 电极移位或脱落。

• 电极导管破损或打折。

• 起搏器电池耗竭。

②处理

• 在无菌条件下前送或回撤电极调整位置。

• 更换电极或导管。

• 若电池耗竭，则更换电池。更换电池时尽量选择患者的自主心率较快时。先将起搏频率逐渐减慢，观察自主心律能否出现，再迅速更换。

（2）有起搏信号，无心室夺获（图 47-12）

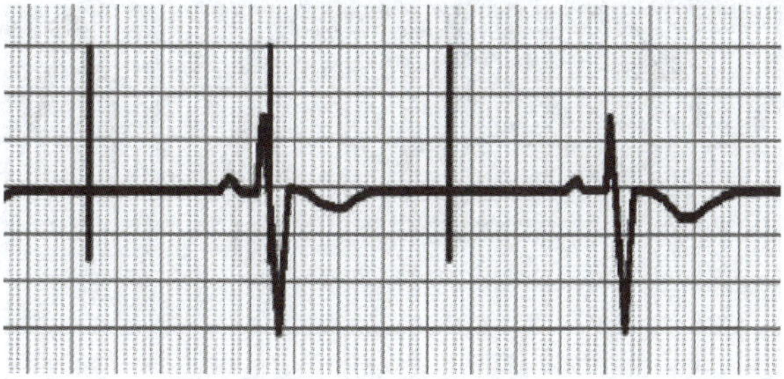

图 47-12 无心室夺获

①常见原因

• 电极移位。

• 输出能量低于刺激阈值。

• 心脏穿孔。

②处理：

• 调整电极位置。

• 适当加大电压和输出电流（图 47-13）。

（3）感知不良：起搏器不能感知到心脏自身的 P 波或者 R 波（图 47-14）。

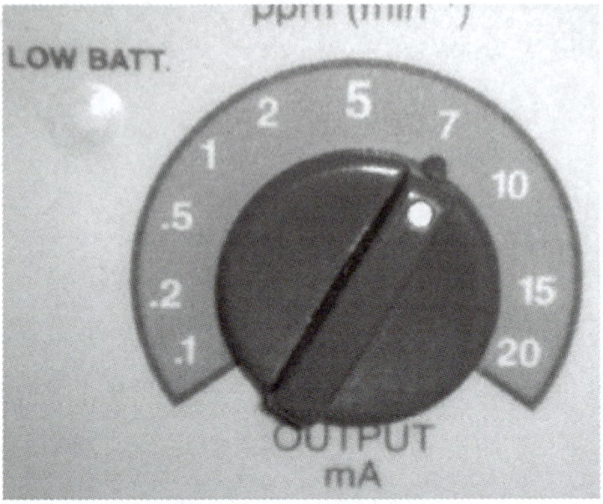

图 47-13　输出电流

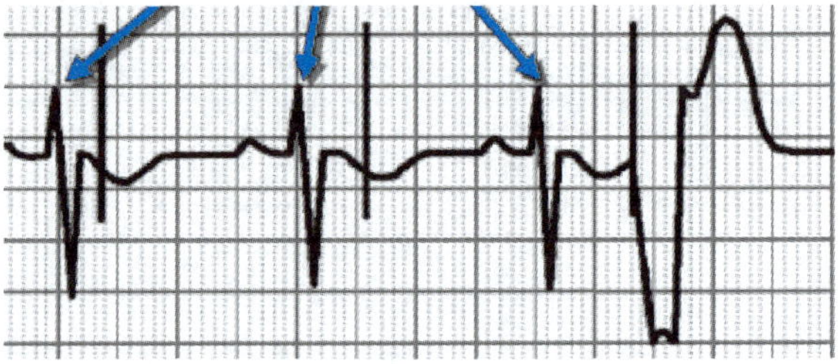

图 47-14　感知不良（起搏信号前可见）QRS 时，蓝色箭头

①常见原因

• 心脏信号小。

• 感知灵敏度低。

②处理：适当降低感知灵敏度，提高输出电流，加大电压。

（4）感知过度：起搏器感知到 P 波之外的信号。

①常见原因

• 肌电信号。

- 电磁干扰。
- 感知灵敏度高。

②处理：适当提高感知灵敏度的数值（图 47-15）。

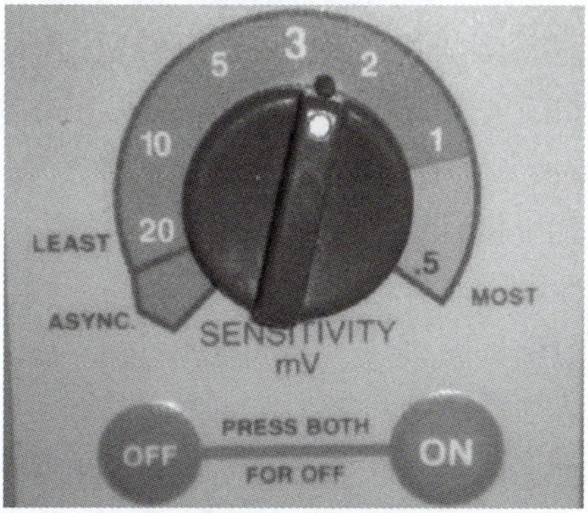

图 47-15 感知灵敏度

六、临时起搏的并发症

临时起搏并发症的发生率与术者的技术水平、起搏器导管保留时间的长短以及术后起搏系统的护理状况等密切相关。

1．穿刺并发症 与术者的经验有关。常见于有动脉撕裂、皮下血肿、气胸、血胸和气栓等。锁骨下静脉穿刺的气胸和血气胸的发生率稍高。而如选择颈内静脉入路，则误穿刺动脉较气胸的发生率略高。股静脉穿刺则多伴发静脉血栓及感染。

2．导管移位 为临时起搏最常见的并发症。心电图表现为不起搏或间歇性起搏。须要重新调整电极位置。

3．心肌穿孔 由于导管质地较硬，若患者的心脏大、心肌薄，在置入过程中可能导致右室游离壁穿孔。该并发症的发生率相对较低。心肌穿孔的发生与静脉入路的选择无关，而与导线插入技术相关。

4．导管断裂　因导管质地硬，柔韧性差，反复使用，如放置时间长和体位活动，可能发生导管不完全性断裂。

5．膈肌刺激　因导管电极插入位置过深，电极靠近膈神经所致。患者可感觉腹部跳动感或引起顽固性呃逆。若发生膈肌刺激，可将导管退出少许，症状消失即可。

6．心律失常　在安置心内膜电极导管触及心房壁或心室壁时，其机械刺激可引起房性期前收缩、短阵房性心动过速、室性期前收缩和室性心动过速。一般将导管电极及时撤离心肌壁即可消失，或将导管电极游离在心腔中停止操作片刻，待心律失常消失后再继续进行。

7．感染　如穿刺局部处理不妥或电极导管放置时间过长，可引起局部或全身感染。一般程度轻，应用抗生素或拔除导管后感染即可控制。一般临时起搏导管的留置时间最好不超过 1 周，起搏电极的放置时间一般不超过 4 周。

（梁　杨、杜兰芳）

第四十八章　三腔双囊管

三腔双囊管的使用流程见图 48-1。

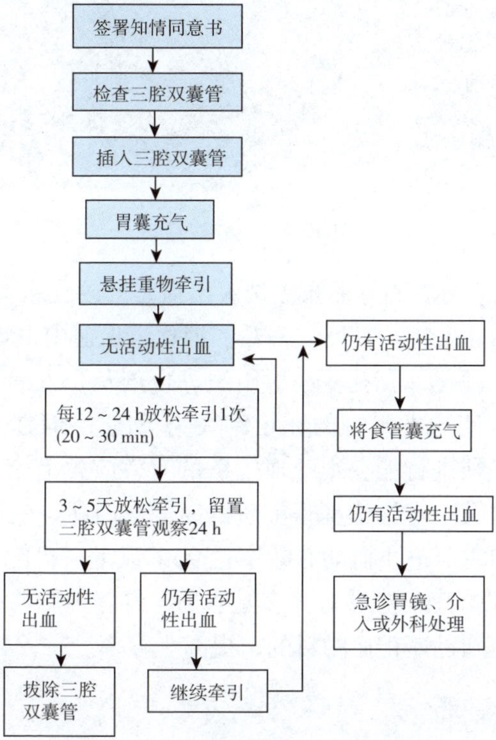

图 48-1　三腔双囊管的使用流程图

三腔双囊管由三腔管、胃气囊和食管气囊组成。外端分别为胃囊充气管、胃管和食管囊充气管，向前依次为食管囊、胃囊及带侧孔的胃管尖端（图 48-2）。

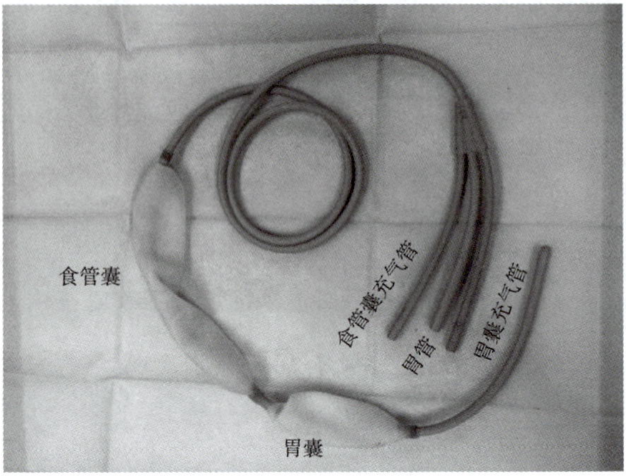

图 48-2 三腔双囊管

食管 - 胃底静脉曲张破裂大出血是肝硬化患者最常见、最危险的并发症，其死亡率在上消化道出血中占首位。随着内镜下硬化、套扎、注射组织黏合剂及介入等治疗技术的发展，使这类患者的死亡率大为下降。但在大出血急性期，仍须进行能获得止血间歇的有效应急治疗，以给内镜、介入及手术治疗赢得宝贵的时间与时机。三腔双囊管机械性即时压迫止血的有效率达 90% 以上，再配合药物止血等保守治疗，能够对大多数食管 - 胃底静脉曲张破裂大出血者达到迅速止血的目的，提高生存率。

一、适应证

食管 - 胃底静脉曲张破裂大出血经药物治疗效果欠佳，无法进行急诊手术或内镜下止血治疗。

二、禁忌证

严重冠心病、高血压和心功能不全者慎用。

三、患者的准备工作

1．了解和熟悉患者的病情。与患者或家属谈话，做好解释工作，争取清醒患者的配合。

2．检查有无鼻息肉、鼻甲肥厚和鼻中隔偏曲，选择鼻腔较大的一侧插管，清除鼻腔内的结痂及分泌物。

四、器械准备

三腔双囊管、50 ml 注射器、止血钳 2 把、治疗盘、无菌纱布、液体石蜡或利多卡因凝胶、0.5 kg 沙袋（或盐水）、水银血压计、绷带及胶布。

五、操作步骤

1．操作者戴帽子和口罩，戴手套。插入过程中患者可能会呕血，应注意防护。必要时采用护目镜及一次性手术衣。

2．检查胃囊和食管囊有无漏气，注入气体并测压，并检查充气后气囊有无偏移。向胃气囊注气 200 ~ 300 ml，使胃气囊的压力为 50 ~ 70 mmHg。向食管囊内注入空气 50 ~ 150 ml，使食管囊压力为 30 ~ 40 mmHg。分别标记连通胃囊与食管囊的管腔末端。在距管的前端 45 cm、60 cm 和 65 cm 处标注记号，标明尖端至贲门、胃和幽门的位置。

3．患者取左侧卧位容易插入，并且不容易发生呕吐窒息。

4．将三腔双囊管的前端及气囊表面涂以液体石蜡，抽尽双囊内的气体，选择通畅一侧通过鼻孔插入，到达咽部时嘱患者吞咽配合。注意患者有无呕吐而导致三腔双囊管反折入口腔。使三腔双囊管插入至 65 cm 标记处（相当于从发际至剑突的长度）。

5．用注射器先注入胃气囊空气 200 ～ 300 ml，用止血钳将此管腔末端钳住。然后将三腔双囊管向外牵引，系上牵引绳，再以 0.5 kg 沙袋（或盐水瓶）通过滑车固定于床脚架上牵引，牵引角度为 40° 左右，以达到充分压迫的目的。将三腔双囊管在鼻孔处用蝶形胶布固定于面部。注意，如该标记位置脱出或嵌入鼻孔，均须检查三腔双囊管的气囊压力及固定位置。置管后取仰卧位。

6．经观察仍有呕血者，再向食管囊内注入空气 50 ～ 150 ml，使食管囊的压力为 30 ～ 40 mmHg。然后钳住此管腔，以直接压迫食管下段的曲张静脉。

7．定时从胃管内抽吸胃内容物，以观察是否有继续出血，并可自胃管进行鼻饲药物。如从胃管中抽吸出新鲜血液，说明压迫效果不好，仍有活动性出血，应检查气囊压力及牵引松紧度。或采取其他方法止血，如急诊胃镜和急诊介入手术止血等。

8．观察患者的意识状态和生命体征，有无呕吐和黑便。每 1 ～ 2 h 抽吸胃液一次，判断有无继续出血。每 4 ～ 6 h 检查气囊内压力一次。如压力不足，应及时注气增压。

9．每 12 ～ 24 h 给气囊放气，并放松牵引减压 20 ～ 30 min（首次胃囊充气压迫可持续 24 h）。减压前先服石蜡油 20 ml。10 min 后将管向内略送入，使气囊与胃底黏膜分离，检查气囊是否漏气，抽吸胃管，观察是否有活动性出血。一旦发现活动性出血，立即再行牵引压迫。如无活动性出血，20 ～ 30 min 后继续牵引压迫。

10．三腔双囊管的放置时间一般为 3 ～ 5 d。一般至少压迫 48 h，此后再放松气囊观察 24 h。若无再出血，可以拔管，或放气留置到做胃镜前拔管。拔管前患者先喝石蜡油 20 ~ 30 ml，以防胃黏膜与气囊粘连，并将气囊内的气体抽净，然后才能缓缓拔出。注意，放气时应先放食管囊气体，再放胃囊气体。

六、注意事项

1．向清醒患者说明操作目的。患者的配合很重要。

2．操作最好在呕血的间歇进行，以免引起呕吐物反流进入气管而引起窒息。呕吐时三腔双囊管易随呕吐物反折入口腔。

3．随时注意患者的病情变化，检查胃气囊和食管气囊充气是否足够，以防止发生意外。如气囊充气不够或提拉不紧，易导致压迫止血失败。如气囊充气少又提拉过猛，则可使胃气囊进入食管下段，挤压心脏，引起胸骨下不适感，出现恶心或频繁期前收缩。有时提拉不慎，可误将食管气囊拉出阻塞于咽喉部而引起窒息。一旦发生此种情况，应立即将气囊口放开，抽尽气体，拔出三腔双囊管，并重新置入。

4．牵引期间保持呼吸道通畅，以防止误吸。

5．定时放松牵引减压，以防气囊压迫过久而可能引起黏膜糜烂。

6．牵引沙袋不宜过重，以 0.3 ~ 0.5 kg 为宜，以防压迫太重而引起黏膜糜烂。

7．防止鼻翼压迫性坏死，最好用牵引装置，向鼻孔垫加棉花等柔软的东西。可向鼻腔内滴入液体石蜡和薄荷油等润滑剂，以免压迫摩擦。

七、并发症

1．吸入性肺炎。

2．食管、胃底及鼻腔黏膜糜烂损伤和食管坏死穿孔。

3．窒息。

4．心律失常和胸痛。

（赵静静、张莉萍）

第四十九章　胸腔或腹腔穿刺术

胸腔或腹腔穿刺术流程见图 49-1。

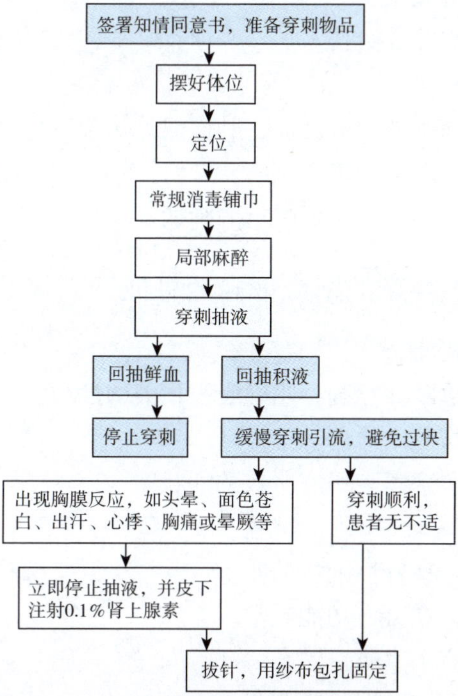

图 49-1　胸腔或腹腔穿刺流程图

一、胸腔或腹腔积液

在生理状态下，胸腔及腹腔内有少量液体。正常成人的胸腔积液小于 20 ml，腹腔积液小于 50 ml。这些液体在腔内起到润滑作用，不易采集到。在病理状态下，腔内液体增多，对疾病的诊断和治疗有价值。

二、胸腔穿刺的适应证和禁忌证

1．适应证

（1）诊断性穿刺，明确胸腔积液的性质。

（2）胸腔减压。

（3）胸腔内给药。

2．禁忌证

（1）穿刺部位有炎症、肿瘤或外伤等。

（2）有严重的出血倾向。

（3）对侧存在任何严重的肺病。

三、腹腔穿刺的适应证和禁忌证

1．适应证

（1）诊断性穿刺，明确腹腔积液的性质。

（2）腹腔内给药。

（3）缓解腹腔积液所致的症状。

2．禁忌证

（1）存在肝性脑病前兆。

（2）存在凝血功能异常。

（3）有手术瘢痕。

（4）存在脐周静脉曲张。

四、穿刺的操作步骤

1．准备物品　知情同意书、胸腔或腹腔穿刺包、利多卡因、消毒液、引流袋和标本瓶。

2．体位　胸腔穿刺时，让患者面对椅背，将两前臂置于椅背上，前额伏于前臂上。不能起床者，取半卧位，将患侧前臂上举抱于枕部。腹腔穿刺时患者取半卧位平卧或稍左侧位。

3．定位　胸腔穿刺位置为肩胛线或腋后线第7—8肋间或腋中线第6—7肋间或腋前线第5肋间，穿刺点定位为肋骨上缘。腹腔穿刺位置为左下腹部脐与左髂前上棘连线中外1/3交点处或脐与耻骨联合中点上方1 cm，偏左或偏右1～1.5 cm，或侧卧位脐水平线与腋前线交点处。可辅以超声定位。

4．戴无菌手套，常规消毒，消毒范围为周边15 cm，铺巾。

5．用2%利多卡因局部麻醉，逐层麻醉，直至回抽有液体。

6．穿刺抽液　换穿刺针沿麻醉途径负压进针。回抽有液体后，用注射器抽取液体或者连接引流袋（胸腔穿刺第一次不超过600 ml，以后每次不超过1000 ml。腹腔穿刺一般每次不超过3000～6000 ml）。

7．抽液结束后拔出穿刺针，覆盖无菌纱布，稍用力压迫穿刺部位片刻，用胶布固定后嘱其休息。

五、漏出液及渗出液的鉴别要点

1．漏出液　为非炎性积液，常见于以下情况。

（1）血浆胶体渗透压降低：常见于晚期肝硬化、肾病综合征和重度营养不良等。

（2）毛细血管内流体静脉压升高：常见于慢性充血性心力衰竭和静脉栓塞。

（3）淋巴管阻塞：常见于丝虫病或肿瘤压迫。

2．渗出液　为炎性积液，常见于以下情况。

（1）感染性：如化脓性细菌、结核分枝杆菌、病毒和支原体等。

（2）非感染性：如外伤、恶性肿瘤、风湿性疾病和结核性胸膜炎（表 49-1）。

表49-1　漏出液及渗出液的鉴别要点

鉴别要点	漏出液	渗出液
原因	非炎症所致	炎症、肿瘤、化学及物理性刺激
外观	淡黄色，浆液性	血性、脓性或乳糜性
透明度	透明或微混	多混浊
比重	低于 1.018	高于 1.018
凝固	不自凝	能自凝
黏蛋白定性	阴性	阳性
蛋白质定量（g/L）	＜ 25	＞ 30
葡萄糖定量	与血糖相近	常低于血糖水平
细胞计数（$\times 10^6$/L）	＜ 100	＞ 500
细胞分类	以淋巴细胞和间皮细胞为主	以中性粒细胞和淋巴细胞为主
细菌学	阴性	阳性
积液 / 血清总蛋白比值	＜ 0.5	＞ 0.5
积液 / 血清 LDH 比值	＜ 0.6	＞ 0.6
LDH（IU）	＜ 200	＞ 200

六、操作并发症

1．胸腔穿刺的并发症有气胸、血胸、感染、低血压、复张性肺水肿、胸膜反应、误穿肝或脾。

2．腹腔穿刺的并发症有腹膜炎、肠穿孔、出血、低血压或肝性脑病。

（沈林霞、廉宏伟、王军红）

第五十章　心包穿刺术

一、目的

1．引流心包腔积液，降低心包内压，是急性心包压塞的急救措施。

2．穿刺抽液化验，明确病因。

3．心包穿刺注射药物。

二、适应证

1．解除心脏压塞或大量心包积液严重压迫其他器官。

2．检查积液性质或获得活检标本。

3．注入药物或气体行 X 线检查。

4．床旁盲探心包穿刺适用于高度怀疑心脏压塞导致的心搏骤停期间无脉电活动的诊断和治疗。

三、禁忌证

1．心包积液量少或局限。

2．一般状况差或不能配合者。

3．正在接受抗凝治疗，有出血倾向或 PLT 低于 50×10^9/L 者。

4．拟穿刺部位存在感染。

心包穿刺的流程见图 50-1。

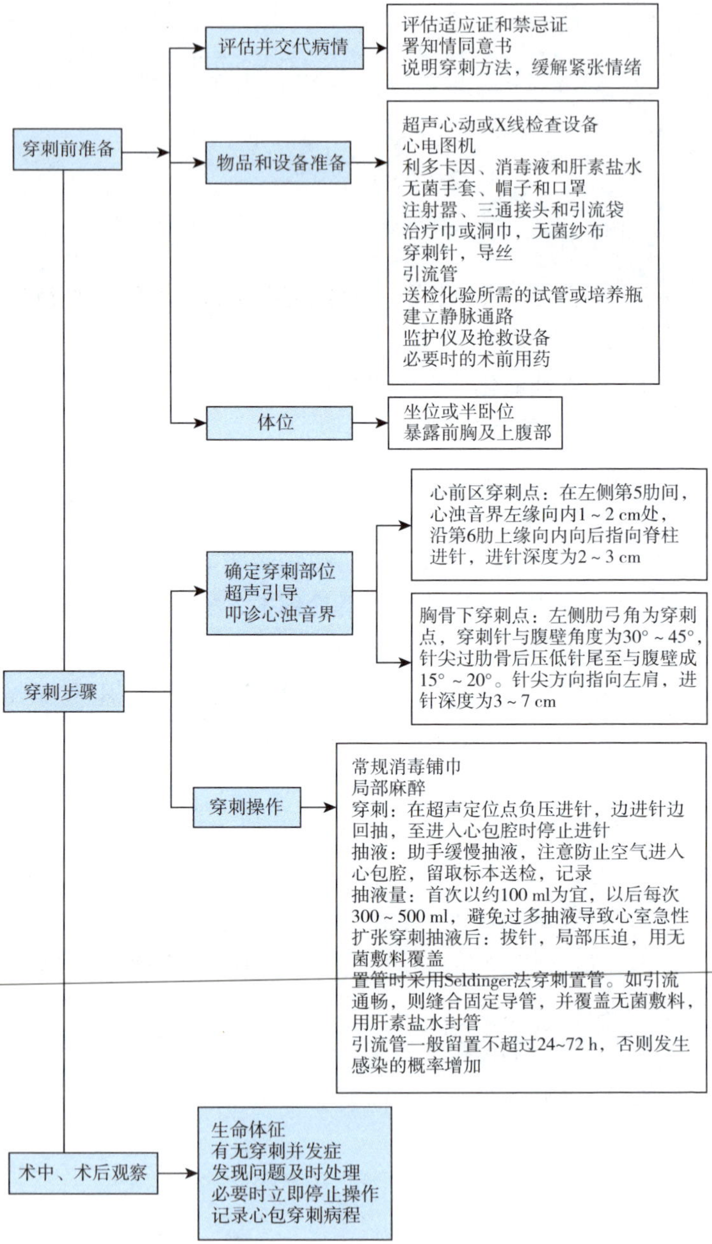

图 50-1 心包穿刺流程图

四、血性抽出液的鉴别

抽出血性液体时，应鉴别是血性心包积液还是心脏或血管里的血液。

1．血性心包积液为不凝血，血管内的血液为凝固血。

2．继续抽出 50 ~ 100 ml，观察心率和血压情况。如果症状迅速改善，证明为心包积液，可继续抽液。相反，如果抽液时出现期前收缩，或血流动力学恶化，应迅速撤针。

3．在超声或 X 线下观察穿刺针的位置。

五、常见并发症及处理

1．气胸　如突发一侧胸痛、呼吸困难和干咳，多为闭合性气胸，可自行吸收，无须抽气。如肺压缩 30% 以上，应行胸腔穿刺排气，详见气胸处理。

2．血胸　如穿刺部位出血或心包积液污染胸腔，一般无须处理，出血可自行停止。极少数情况下可损伤动脉，须要手术治疗。

3．心肌或冠状血管损伤　如引起心包积血或心脏压塞加重，应立即停止抽液，严密监测，必要时手术治疗。重点在于预防，带负压缓慢进针，见液即停，或穿刺针感到心脏搏动时，将穿刺针后退少许，并调整角度重试。

4．肝损伤或腹部器官损伤　主要见于剑突下穿刺时。预防方法为在剑突与左肋弓缘交界处下 1 ~ 2 cm 处进针，穿刺针与腹壁成 45°，向上稍向左后刺入。

5．心律失常　少见，在老年患者或行剑突下穿刺时可引起迷走神经功能亢进，出现缓慢性心律失常和低血压。应立即停止操作，并静脉注射阿托品 0.5 ~ 1 mg。

6．伴急性肺水肿的心室膨胀　罕见，多因初次引流过多过快所致。应立即停止引流，按急性肺水肿处理。

7. 引流管所致的胸痛　轻微者无须处理。疼痛明显者口服镇痛剂。严重者可向心包腔内注射利多卡因 200 mg，或更换一条较柔软的导管。如胸痛仍不缓解，则不宜继续保留导管。

8. 导管引流不畅　如引流液含有大量纤维素，可堵塞导管。如导管位置变动，可用无菌的引导钢丝或多功能穿刺针芯插入引流导管疏通，或调整导管位置。每次抽液完毕后，注射肝素盐水封管可预防堵塞。

9. 感染　严格无菌操作，对穿刺部位充分消毒，以避免感染。需要持续心包引流者酌情使用抗生素。如须长期引流，应考虑心包开窗等外科处理。

（刘韶瑜）

第五十一章　深静脉穿刺术

深静脉穿刺流程见图 51-1。

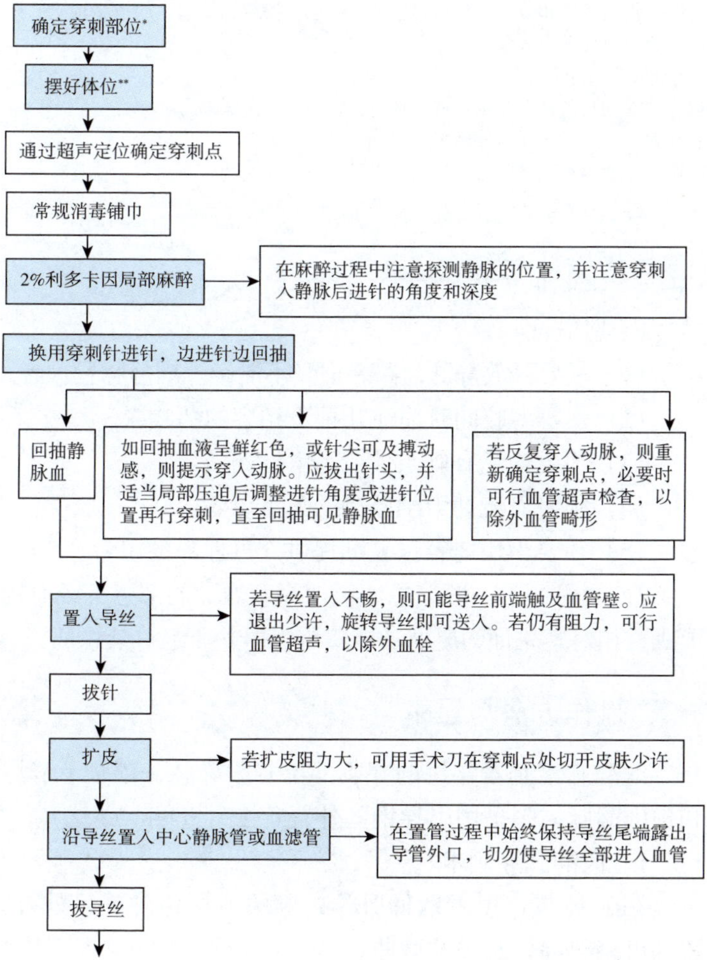

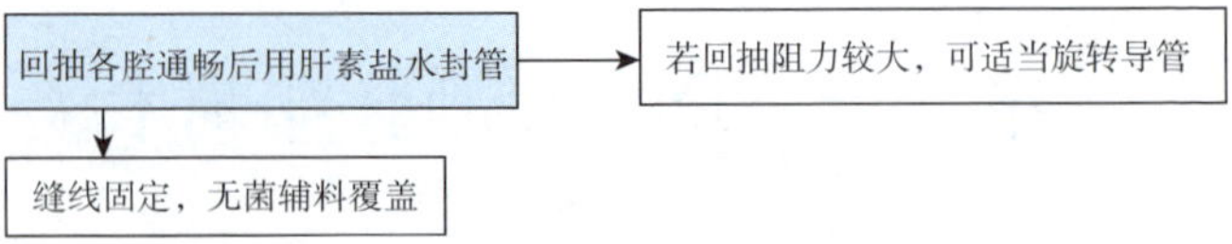

图 51-1 深静脉穿刺流程图

注：*根据操作目的不同，选择不同的穿刺部位。监测中心静脉压或安装临时起搏器，可选择锁骨下或颈内静脉。对上腔静脉血栓、严重气胸、严重高血压（收缩压＞180 mmHg）等患者，可选择股静脉置管。股癣者应选择颈内静脉或锁骨下等置管。

** 不同穿刺部位及不同人群的针对性体位

颈静脉穿刺及锁骨下穿刺：将背部尽量垫高，取头低脚高位。

股静脉穿刺：大腿外展外旋位。

严重心力衰竭不能平卧者，可选择半卧位。

一、适应证与禁忌证

1．适应证

（1）须要开放静脉通路，但又不能经外周静脉置管者。

（2）须要多腔同时输注几种不相容的药物者。

（3）须要输注有刺激性或高渗性药液者。

（4）须要血流动力学监测的危重患者。

（5）须要为快速容量复苏提供充分保障的患者。

2．禁忌证　一般禁忌证包括穿刺静脉局部感染或血栓形成。相对禁忌证为凝血功能障碍，但并非绝对禁忌证。

二、操作方法与程序

深静脉穿刺术常用的穿刺部位有股静脉、锁骨下静脉和颈内静脉，多采用引导钢丝外置管法（Seldinger 法）。

1．股静脉穿刺术

（1）体位：患者取仰卧位，髋关节可稍外展、外旋，臀部可稍垫高，膝关节微曲。

（2）选择穿刺点：穿刺点选在髂前上棘与耻骨结节连

线的中、内段交界点下方 2 ~ 3 cm 处，常在股动脉搏动处的内侧 0.5 ~ 1 cm 处。

（3）确定穿刺点后，常规消毒铺巾。用 2% 利多卡因逐层麻醉，换用穿刺针，以与穿刺点成 45° ~ 60° 的方向斜行进针。使针尖指向肚脐方向，边进针边回抽，直至回抽可见静脉血后置导丝、扩皮。沿导丝置入中心静脉导管或血滤导管。拔出导丝，确认导管各腔回抽静脉血通畅。缝线固定，用肝素盐水封管，无菌辅料覆盖。

2．锁骨下静脉穿刺术

（1）体位：患者尽可能取头低 15° 的仰卧位。将头转向穿刺点对侧，使静脉充盈，以减少空气栓塞发生的机会。重度心力衰竭等患者不能平卧位时，可取半卧位穿刺。

（2）穿刺点：一般选取右侧锁骨下静脉，以防损伤胸导管，可经锁骨下及锁骨上两种途径穿刺。

①锁骨下途径：取锁骨中、内 1/3 交界处，锁骨下方约 1 cm 为穿刺点。使针尖向内，略向上，向同侧胸锁关节后上缘进针。如不能穿刺入静脉，则退针至皮下，使针尖指向甲状软骨下缘进针。也可取锁骨中点下方 1 cm 进针，使针尖指向胸骨上切迹方向，与胸壁成 15° ~ 30°。一般进针 2 ~ 4 cm 即可穿刺入静脉。

②锁骨上途径：取胸锁乳突肌锁骨头外侧缘，锁骨上方约 1 cm 处为穿刺点，与矢状面及锁骨各成 45°。在冠状面呈水平或向前略偏成 15°。使针尖指向胸锁关节进针。一般进针 2 ~ 3 cm 即可进入锁骨下静脉。

（3）确定穿刺点后的操作见股静脉穿刺术（3）。

3．颈内静脉穿刺术

（1）体位：患者尽可能取头低 15° ~ 30° 的仰卧位，使头后仰转向穿刺点对侧。

（2）穿刺点：一般取右侧，因右侧颈内静脉与无名静脉、上腔静脉几乎成一条直线，且血管较左侧粗。依照穿刺点与胸锁乳突肌的关系分为三种入路：

①中路：于胸锁乳突肌三角顶端处（距锁骨上缘 2 ~ 3 横指）进针，与冠状面成 30°，与中线平行进针或指向同侧乳头方向。如穿刺不成功，使针尖向外倾斜 5° ~ 10° 后再次进针。

②前路：在胸锁乳突肌前缘中点（距中线 3 cm），用左手示指和中指向内推开颈总动脉后进针，与冠状面成 30° ~ 50°。使针尖指向锁骨中、内 1/3 交界处或同侧乳头。亦可在甲状软骨上缘水平颈总动脉搏动处外侧 0.5 ~ 1 cm 进针，与冠状面成 30° ~ 40°，针尖指向胸锁乳突肌三角。但此穿刺点易误伤颈总动脉。

③后路：在胸锁乳突肌外缘中、下 1/3 交界处水平进针，于胸锁乳突肌深部向胸骨柄上窝方向进针。针尖勿向内过深，以防伤及颈总动脉。

（3）确定穿刺点后的操作见股静脉穿刺术（3）。

三、注意事项及常见问题

1．严格遵守无菌要求。

2．穿刺时不宜过浅或过深。若抽出血液呈鲜红色或针尖可及搏动感，则提示穿入动脉，应拔出针头，并适当局部压迫。若反复穿入动脉，则重新确定穿刺点，必要时可行血管超声检查，以除外血管畸形或异位。

3．若导丝置入不畅，则可能导丝前端触及血管壁，应退出少许，旋转导丝后即可送入。若仍有阻力，则须要警惕血栓的可能。

4．在置入导管之前，应用肝素盐水或生理盐水冲管，以防发生空气栓塞。

5．如果在拔出导丝过程中遇到阻力，可将导丝往前送入少许并旋转导丝方向后再次尝试拔出导丝。若反复尝试仍无法拔出导丝，可行床旁X线片检查以明确原因。

6．除了常见的穿刺禁忌外，股癣者亦不宜行股静脉穿刺。

7．锁骨下静脉置管的深度一般不应超过12～15 cm。

8．严重肺气肿、胸廓畸形、存在凝血机制障碍、锁骨与肩胛带区外伤、严重高血压（收缩压＞180 mmHg）以及上腔静脉栓塞等情况禁忌或慎行锁骨下静脉穿刺。

9．锁骨下静脉穿刺困难时忌反复试穿，应及时改用其他途径或颈内静脉穿刺等。

10．要熟练掌握深静脉的局部解剖关系，操作要轻巧，尤其是锁骨下静脉及颈内静脉穿刺时，严防发生气胸、血胸及气栓等，并应常规术后拍X线胸片。

另外，ARROW® 套管装置在使用中的注意事项为：

（1）在置管过程中，要注意始终保持导丝末端露出穿刺针或导管10 cm左右，以防止导丝完全置入血管内。

（2）注意始终保持无菌环境尤其是导丝末端，以防止污染。

（怀 伟、胡煦晨）

第五十二章　胃管的放置和护理

留置胃管是指将胃管经鼻腔或口腔插入胃内，从管内灌注流质食物、营养液、水分及药物及进行胃肠减压的方法。

一、用物准备

一次性带引导钢丝胃管、石蜡油、纱布、导管固定性敷料、推杆注射器、听诊器、生理盐水、棉签、手套及胃管标识。

二、适应证

1．无法经口进食而须要经胃管灌食者。

2．须要做胃镜检查，经胃管冲洗者。

3．存在消化道出血，须要经胃管引流以观察出血情况及治疗者。

4．存在神志不清且呕吐，为防止呕吐物吸入而须要用胃管引流者。

5．经胃管行胃肠减压者。

6．其他因病情及临床需要，由医师认定者。

三、禁忌证

1．鼻咽部有癌肿或急性炎症的患者。

2．食管静脉曲张、上消化道出血、心力衰竭和重度高血压患者。

3．吞食腐蚀性药物的患者。

四、插管前要点

1．清洁鼻腔。

2．观察有无息肉和肿瘤，鼻黏膜有无充血、水肿和狭窄。

3．询问有无出血性疾病。若发现异常，应立刻告知医师，并采取相应措施。

4．了解患者的颅内压情况，插管时间选择在采用降颅内压措施后（当胃管通过咽部刺激喉上神经时易引起恶心和呕吐，可导致颅脑损伤患者颅内压增高，引发脑疝而导致死亡）。

5．生命体征不稳定时避免插入胃管。

五、操作步骤

见图 52-1。

六、插管后要点

1．确认胃管在胃内的方法

（1）将推杆注射器接于胃管末端进行抽吸，回抽出胃液。

（2）将听诊器置于胃区，快速经胃管向胃内注入 10 ml 空气，可听见气过水声。

（3）将胃管末端置于盛水的治疗碗内，未见气泡逸出。

（4）采用 X 线透视检查胃管头端的位置。

2．留置胃管的长度　常规置入胃管的长度为 45 ~ 55 cm。

成人胃肠减压胃管置入的长度在 55 ~ 68 cm。置管长度与患者的性别、身高、体型和疾病等均有紧密的关系。

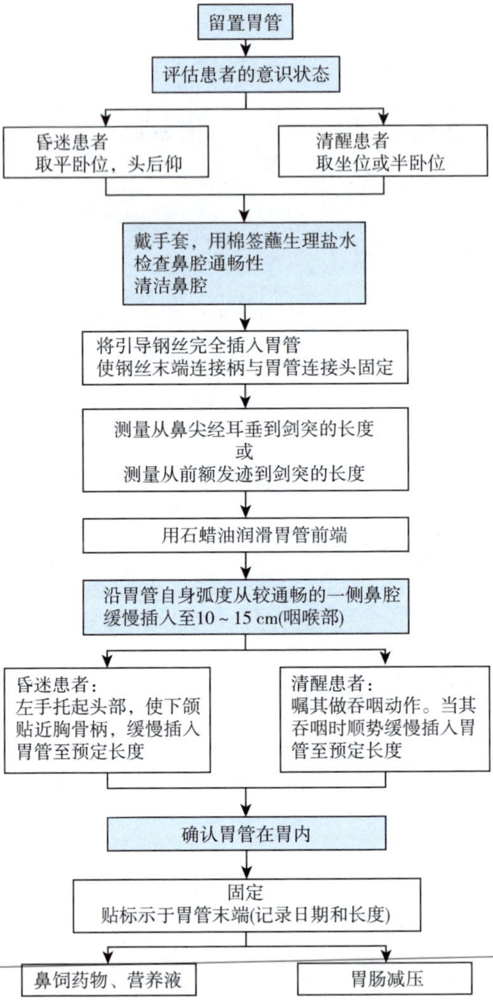

图 52-1　置管的操作步骤

3．胃管留置的时间　每个月更换 1 次。

4．妥善固定，防止打折，避免脱出。

（1）用 L 形贴膜固定胃管于鼻部（每天更换）；用 A/B/C 型贴膜固定胃管末端于胸前。

（2）搬动或翻动患者时应防止胃管脱出或打折。

5．保证胃管通畅，定时冲洗和抽吸胃液。

（1）定时冲洗，每 4 h 一次。

（2）冲洗时应选择 5 ml 或 10 ml 注射器，用 3 ～ 5 ml 生理盐水冲洗胃管。

（3）遇到阻力时的冲洗方法：先回抽胃液。如有胃液抽出，则表示胃管通畅，可再冲洗。若抽不出胃液，冲洗阻力大，则采用 1 ml 注射器进行冲洗。如阻力仍大，则通知医师，拔除胃管。

（4）注意：用力不可过猛。若有阻力，不可硬冲（以免损伤胃壁或吻合口，造成出血或吻合口瘘）。

6．密切观察胃液的颜色、性质和量，并做好记录。

（1）观察胃液的颜色和性质：胃液的颜色一般为墨绿色（混有胆汁）。若为鲜红色，则提示胃内有出血。若为咖啡色，则提示胃内有陈旧性血液。

（2）准确记录胃液的量：若胃液量过多，应及时处理，避免引起水、电解质紊乱。

7．胃管的护理

（1）每日用棉签蘸水清洁鼻腔。

（2）更换敷料时，先清洁鼻翼部皮肤，涂抹皮肤保护剂后再贴敷料。

（3）对胃管外露部位采用 A/B/C 型敷料妥善固定，以免牵扯滑脱。

（4）每日注意胃管深度。若有脱出，及时处理。

（5）每日清洁口腔。神志清楚者可漱口，并应能用牙刷清洁。对于生活不能自理或昏迷患者，应用氯已定（洗必泰）棉球进行口腔护理。

（6）长期留置胃管者，应每日用石蜡油滴鼻，以防止鼻黏膜干燥、糜烂。

（7）意识不清或躁动不合作者，须预防胃管被拔出。必要时可将患者的双手做适当的约束保护。

8．拔除胃管

（1）方法：嘱清醒患者深吸气。在呼气时夹紧胃管末端（以防拔管时管内液体反流）拔管，至咽喉处快速拔出（避免胃管内残留液体滴入气管）。对昏迷患者观察其呼吸，在呼气时以同法拔除。

（2）拔除胃管后饮食：当日可饮温水 4 ~ 5 小勺 / 次，每 1 ~ 2 h 一次。无不适者第二日给予米汤 50 ~ 80 ml，6 ~ 7 次 / 日。第三日每次进流食 100 ~ 150 ml，每日 6 ~ 7 次。忌食牛奶和豆浆等产气食物，逐渐过渡到半流食（米粥和面片汤等）。2 周后可吃软饭，忌生硬、油炸及刺激性食品（酒或浓茶等），每日 5 ~ 6 餐，直到完全恢复正常饮食。

七、临床常见并发症的预防及处理

1．胃管误入气管

（1）表现：在插管过程中患者出现呛咳、呼吸困难或明显发绀等现象。

（2）原因：将胃管置入气道中。

（3）处理：立即拔出胃管，监测生命体征，休息后重新留置，并严格按流程操作。操作中严密观察患者的神志及生命体征变化，正确进行判断胃管在胃内的方法。

2．置管困难　置管困难包括以下几种情况。

（1）置入鼻腔过程中有阻碍

①原因：患者既往有鼻腔疾病，如鼻中隔偏曲、鼻前庭炎、下鼻甲肥大和鼻息肉等，操作方法不当。

②处理：切忌硬性插入，可更换另一侧鼻腔，或调整胃管置入角度，使尖端曲度向下后再次尝试。

（2）置管过程中患者出现恶心和呕吐

①原因：置入胃管过程中对咽喉部刺激引起。

②处理：暂停置管，嘱患者做深呼吸，分散患者的注意力，缓解紧张，减轻胃部肌内收缩。

（3）通过鼻腔后插入不畅

①原因

- 胃管盘在口咽部。
- 昏迷患者无吞咽动作或气管插管患者出现咽部弧度狭窄。

②处理

- 检查胃管是否盘在口咽部，可将胃管拔出少许后再插入。
- 将胃管插至 15 cm（会咽部）时，将患者的头部托起，使下颌紧贴胸壁，以增加咽喉部的弧度，便于胃管沿后壁滑行，顺利通过咽喉部进入食管。

（4）意识障碍患者置管困难

①原因：无吞咽动作。

②处理：可采用诱导吞咽法。

患者取平卧位或头高位。两名操作者分站在两侧。右侧操作者按传统方法将胃管轻插至 14 ~ 16 cm。左侧操作者用棉签蘸水轻擦患者的唇部及舌面。见患者泛起吞咽动作后，右侧操作者即将胃管向前推进送入食管，再插至胃部。

八、临床应用

1．肠内营养　根据患者的病情需要，选择肠内营养液，以满足患者的机体需要。

2．持续胃肠减压　防治某些疾病引起的腹胀和腹痛，减轻症状，常用于急性胰腺炎患者及腹痛待查者。

3．用于消化道出血的治疗。

4．直接注入止血药物　常用 500 ml 冰生理盐水加入 40 mg 去甲肾上腺素，从胃管内注入。根据出血严重程度确定每次注入量及注入时间。

九、鼻饲

1．目的　对不能经口进食的患者，从胃管灌入流质食物，以保证患者摄入足够的营养、水分和药物，以利于早日康复。

2．护理

（1）每天检查胃管插入的深度，鼻饲前检查胃管是否在胃内，以及患者有无胃潴留。

（2）鼻饲量根据全天总量和患者的消化吸收情况合理分配。胃内容物超过 150 ml 时，应减量或暂停鼻饲。

（3）鼻饲开始时量宜少，待患者适应后逐渐加量，并准确记录鼻饲量。

（4）每次注入的间隔时间不少于 2 h。

（5）鼻饲温度以 38 ～ 40 ℃为宜。

（6）鼻饲给药时应先研碎，溶解后注入。鼻饲前后均用 20 ml 水冲洗胃管，以防止发生管道堵塞。

十、胃肠减压

1．目的

（1）解除或者缓解肠梗阻所致的症状。

（2）进行胃肠道手术的术前准备，以减少胃肠胀气。

（3）术后吸出胃肠内气体和胃内容物，减轻腹胀，减轻缝线张力和疼痛，促进伤口愈合，改善胃肠壁的血液循环，促进消化功能的恢复。

（4）通过对胃肠减压吸出物的判断，可观察病情变化和协助诊断。

（5）对胰腺炎的患者通过胃肠减压引流胃液，减少对胰腺的刺激。

2．置入深度　55 ~ 68 cm。

人体解剖显示，食管长 25 ~ 30 cm，咽部长 12 cm，鼻部长 8 cm，总长度为 45 ~ 50 cm。胃管远端侧孔距顶端的距离为 2.5 cm。对于传统插管长度，从解剖角度分析，胃管侧孔不能完全进入胃内，胃管顶端仅达贲门下，最多到达胃体部，因而不能完全引出胃内液体，从而影响胃肠减压效果。胃管侧孔全部进入胃内的深度为 55 ~ 60 cm。要使侧孔完全到达胃内，起到良好的减压效果，插管深度必须在 55 cm 以上。根据循证护理研究，将插管长度增加 13 cm，达到 55 ~ 68 cm，胃管的顶端可达胃底部，胃管侧孔全部在胃内，能使胃液引流量增多，患者的腹胀明显减轻。

3．引流不畅的原因和处理

（1）原因

①胃内容物阻塞：胃管阻塞是造成引流不畅最常见、也是最重要的原因，特别是在饱胃的患者更易发生。

②胃管插入过深或过浅：插管前未能很好地预测从鼻腔至胃体的长度。如将胃管插入过深，胃管就可能在胃底形成返折或迂回，尤其是持续胃肠减压时，胃体常处于负压收缩运动中，更易促使过长的胃管随胃部蠕动而盘曲于胃腔中，导致引流不畅。

③胃管在食管口盘出或打折。

④负压引流装置不当：这种装置有时可能出现连接管弯曲打折现象而使管道受压，或接头处密封不好、漏气，不能产生负压。有时因负压引流装置内已被引流物充满，负压减弱或消失，从而不能起到引流减压的作用。

⑤胃管老化：胃管失去正常的弹性。在负压状态下，

管腔易被吸瘪或漏气而导致引流不畅。但目前采用的带导丝硅胶胃管避免了老化问题。

（2）处理

①胃内容物阻塞胃管：我们可以用空注射器向胃管内注入少许空气。如感到有一股阻力，甚至完全推不动，说明胃管已被胃内容物阻塞。遇到这种情况时，可用 20 ml 注射器抽取 20 ml 生理盐水注入胃管内，边冲洗胃管，边抽取胃液，使胃管内阻塞物冲掉或抽出，使胃管通畅。如若不行，可更换 1 ml 注射器再次尝试。如仍然不行，则须更换胃管。

②胃管插入过深或过浅：护士可根据患者的病情及胃管在外端的长度来判断是否有过深或过浅的情况。如过深，应将胃管缓慢地轻轻拔出少许；如过浅，则向胃内插入 3 ~ 7 cm，同时用注射器抽吸，直至胃管内有胃内容物引出为止。

③胃管在食管口盘出或打折：拔出，重新置入。

④负压引流装置不当：及时查找原因，查看引流装置胶皮管处是否压瘪。如发现有漏气的装置要及时更换，并注意避免引流管打折。如发现装置内引流物较多，应及时倾倒。

⑤胃管老化：重新更换。

4．护理

（1）妥善固定胃肠减压装置，防止变换体位时加重对咽部的刺激，以及因受压或脱出而影响减压效果。

（2）观察引流物的颜色、性质和量，并记录 24 h 引流总量。

（3）在胃肠减压期间，注意观察患者的水、电解质及胃肠功能恢复情况。

（4）断开引流装置时应先将胃管折返，并夹闭负压装置，然后将负压装置与胃管连接断开，进行负压装置的排气、倾倒或更换。避免在负压装置排气时将胃液或空气挤入胃内，造成患者不适。

（葛宝兰、马　莉、崔　曼）

第五十三章　导尿管的放置和护理

留置导尿管是指在严格的无菌操作下，将导尿管经尿道插入膀胱引出尿液的方法。

一、用物准备

一次性导尿包、导管固定性敷料及尿管标识。

二、适应证

1. 各种下尿路梗阻所致尿潴留。
2. 危重患者的抢救。
3. 膀胱疾病的诊断与治疗。
4. 进行尿道或膀胱造影。
5. 留取未受污染的尿标本做细菌培养。
6. 产科手术前的常规导尿。
7. 膀胱内药物灌注或膀胱冲洗。
8. 探查尿道有无狭窄，了解少尿或无尿的原因。

三、禁忌证

急性尿道炎、急性前列腺炎、急性附睾炎及月经期。

四、操作步骤

见图 53-1。

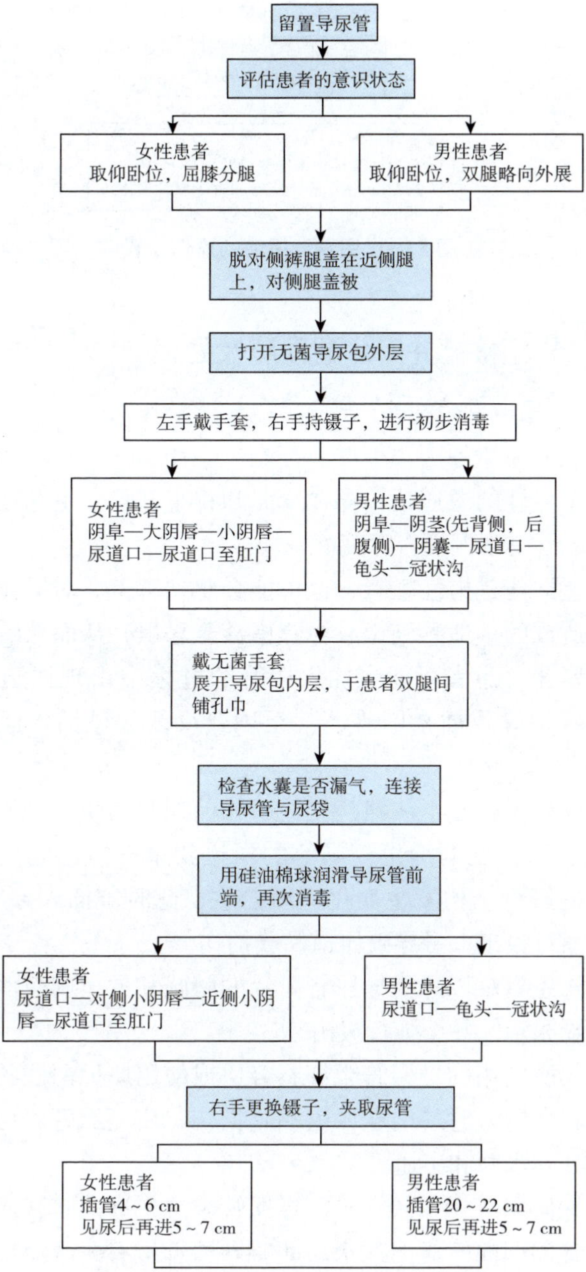
留置导尿管
评估患者的意识状态
女性患者
取仰卧位，屈膝分腿
男性患者
取仰卧位，双腿略向外展
脱对侧裤腿盖在近侧腿上，对侧腿盖被
打开无菌导尿包外层
左手戴手套，右手持镊子，进行初步消毒
女性患者
阴阜—大阴唇—小阴唇—尿道口—尿道口至肛门
男性患者
阴阜—阴茎(先背侧，后腹侧)—阴囊—尿道口—龟头—冠状沟
戴无菌手套
展开导尿包内层，于患者双腿间铺孔巾
检查水囊是否漏气，连接导尿管与尿袋
用硅油棉球润滑导尿管前端，再次消毒
女性患者
尿道口—对侧小阴唇—近侧小阴唇—尿道口至肛门
男性患者
尿道口—龟头—冠状沟
右手更换镊子，夹取尿管
女性患者
插管4 ~ 6 cm
见尿后再进5 ~ 7 cm
男性患者
插管20 ~ 22 cm
见尿后再进5 ~ 7 cm

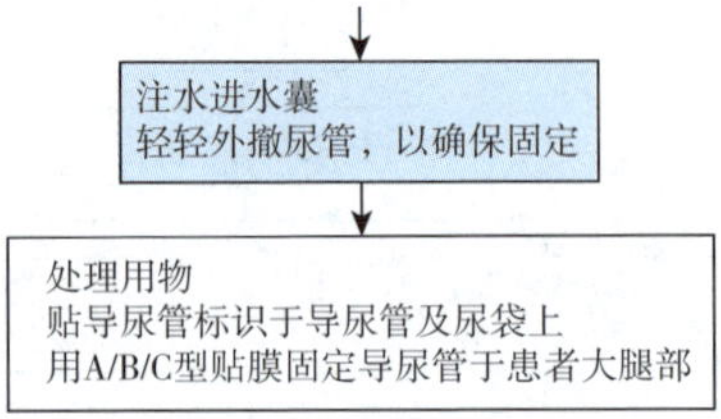

图 53-1　留置导尿管的操作步骤

五、临床常见并发症的预防及处理

1．尿道黏膜损伤

（1）发生原因

①男性的尿道长，存在弯曲和狭窄部位，也存在个体差异，不易掌握插管深度。

②即使是男性患者，也可能会感到害羞，对操作过程可能造成的不适感到担心、焦虑甚至恐惧，从而导致精神高度紧张。患者可能在插入尿管的过程中出现尿道括约肌痉挛，导致插入困难，甚至须要反复尝试插入而导致损伤。

③患者存在下尿路病变时（如前列腺增生，由于各腺叶有不同程度的增生，局部的尿道狭窄、扭曲和变形），尿道的解剖结构发生变化甚至异常，此时若插入导尿管，甚至强行拔出，可导致尿道黏膜损伤。

④患者难以忍受导尿管所致的膀胱和尿道刺激而自行拉扯导尿管，甚至强行拔出。

⑤所使用的导尿管粗细不合适或使用质地僵硬的橡胶导尿管，置入时易引起尿道黏膜损伤，反复插管后可引起尿道黏膜水肿和出血。

⑥使用气囊导尿管时，导尿管末端未进入膀胱或刚进入膀胱，即向气囊内注水。此时导尿管虽有尿液流出，但

气囊部分仍位于后尿道部，胀大的气囊压迫后尿道。

（2）临床表现：尿道外口出血，有时伴血块。尿道内疼痛，排尿时加重，伴局部压痛。部分患者有排尿困难甚至发生尿潴留。严重损伤时可有会阴血肿和尿外渗，甚至直肠瘘。并发感染时，可出现尿道流脓或尿道周围脓肿。

（3）预防及处理

①插管前常规润滑导尿管，尤其是气囊处的润滑，以减少插管时的摩擦力。操作时手法宜轻柔，插入速度要缓慢，切忌强行插管，不要来回抽插及反复插管。

②对于下尿路不完全梗阻的患者，导尿前可先用少许奥布卡因凝胶润滑软管尖端及尿道外口，再轻柔地将尖嘴插入尿道。拇指用力一次性推压，促使软管内胶液进入尿道并达到尿道膜部。退出软管尖嘴后，以左手拇指、示指和中指加压关闭尿道外口 1 ~ 2 min。

③对于前列腺增生者，插管有阻力时，可将阴茎提起并与腹壁成 60°，再将尿管插入。

④选择粗细合适、质地软的导尿管，必要时给予双上肢约束手套约束。

⑤插管时延长插入长度，见尿液流出后继续前进 5 cm 以上。充液后再轻轻拉回至有阻力感处，一般为 2 ~ 3 cm。老年前列腺肥大者因后尿道延长，因此，插入见尿后应再前送 8 ~ 10 cm，这样可以避免导尿管球囊未完全进入膀胱，造成球囊充液膨胀而压迫损伤后尿道。

⑥轻度黏膜损伤无须处理，或经止血镇痛等对症治疗即可痊愈。严重损伤者，须要行尿路改道和尿道修补等手术治疗。

2．尿路感染

（1）发生原因

①无菌技术不符合要求，细菌逆行侵入尿道和膀胱。

②导尿术破坏了尿道黏膜的屏障作用。

③留置导尿管既影响尿道正常的闭合状态，易发生逆行感染；又刺激尿道，使黏膜分泌物增多，且排出不畅，细菌容易繁殖。

④导尿管插入不顺利而反复多次插管。

⑤随着年龄增加，男性常有前列腺肥大，易发生尿潴留，而增加了感染机会。

⑥导尿管留置时间与尿路感染的发生率有密切的关系。随着留置时间的延长，发生感染的机会明显增多。常规留置30天。

（2）临床表现：主要症状为尿频、尿急和尿痛。当感染累及上尿道时可有寒战和发热，尿道口可有脓性分泌物。尿液检查可有红细胞和白细胞，细菌培养可见阳性结果。

（3）预防及处理

①用物必须严格灭菌，插管时严格执行无菌操作，动作轻柔。

②注意会阴部消毒，每天2次用0.02%聚维酮碘（碘附）清洗消毒外阴。鼓励患者多喝水。无特殊禁忌时，每天饮水量应在2000 ml以上。

③用硅胶和乳胶材料的导管代替过去的橡胶导管。用硅油无菌棉球作润滑剂涂擦导尿管，可减轻对泌尿系的刺激。

④引流装置最好是抗反流尿袋，引流装置低于膀胱位置，以防止尿液的逆流。

⑤对须要长期留置导尿管的患者，应定时夹管、开放，训练膀胱的功能。

⑥当发生尿路感染时，必须尽可能拔除导尿管，并应用抗菌药物进行治疗。

⑦在留置导尿管中、拔管时和拔管后进行细菌学检查，必要时采用抗生素局部或全身用药，但不可滥用抗生素，以免细菌产生耐药性，引发更难控制的感染。

3．血尿

(1) 发生原因

①尿道黏膜损伤。

②凝血机制障碍。

③在严重尿潴留导致膀胱内压升高的患者，如大量放尿，膀胱内突然减压，使黏膜急剧充血、出血而发生血尿。

④在留置导尿管的患者，如导尿管过紧，气囊内充液少，患者翻身时导尿管过度牵拉，气囊变形嵌顿于尿道内造成尿道撕裂。

⑤长期留置导尿管可造成逆行感染。

(2) 临床表现：尿道疼痛，尿液外观为洗肉水样、血样，或有血凝块从尿道流出或滴出。尿液显微镜检查可见红细胞数每高倍镜视野多于 5 个。

(3) 预防及处理

①因为导尿所致的尿道出血几乎发生在尿道黏膜损伤的基础上，因此，所有防止尿道黏膜损伤的措施均适合于防止尿道出血。

②对凝血机制严重障碍的患者，导尿前应尽量予以纠正。

③对有尿道黏膜充血和水肿的患者，插管前充分做好尿道润滑，尽量选择口径较小的导尿管，操作轻柔，尽量避免损伤。

④插入导尿管后，放尿不宜过快，第一次放尿不超过 1000 ml，达到 1000 ml 后暂时夹闭尿管。

⑤镜下血尿一般无须特殊处理。如血尿较为严重，可适当使用止血药。

⑥向气囊内注入液体要适量，以 5 ~ 15 ml 为宜，防止牵拉变形进入尿道。

⑦引流管应留出足以翻身的长度，以防止患者翻身时过于牵拉导尿管，导致尿道内口附近黏膜及肌肉受损。

⑧定期更换导尿管和集尿袋，并行膀胱冲洗，使用抗生素以预防泌尿系感染。

4．误入阴道　误入阴道是对女性患者导尿中特有的并发症。

（1）发生原因：对女性患者导尿通常无困难，但在老年女性，也会出现导尿失败或误入阴道的情况。在老年女性，由于会阴部肌肉松弛，阴道肌肉萎缩牵拉，使尿道口陷于阴道前壁中，造成尿道外口异位。

（2）临床表现：将导尿管插入后无尿液流出，而查体时患者膀胱充盈和膨胀。

（3）预防及处理：如为找不到尿道外口引起的导尿失败，应仔细寻找尿道外口。寻找方法为：常规消毒外阴，戴手套，左手示指和中指并拢，轻轻插入阴道 1.5 ~ 2 cm。将指端关节屈曲，而后将阴道前壁拉紧和外翻。在外翻的黏膜中便可找到尿道口，变异的尿道口一般不深。

如导尿管误入阴道，应换管重新正确插入。

5．尿潴留

（1）发生原因

①长期留置导尿管开放引流，直到拔管前才训练膀胱充盈及排空一次，导致膀胱功能障碍。

②泌尿系感染时，尿路刺激症状严重者可影响排尿而导致尿潴留。

③气囊充盈不充分，在外力作用下导尿管容易向外滑脱离开膀胱而不能引流尿液。

④由于导尿管对尿道黏膜的压迫，导致充血、水肿、

排尿疼痛和括约肌敏感性增加，发生痉挛，造成导尿管拔出后出现排尿困难甚至尿潴留。

（2）临床表现：患者有尿意，但无法排出。严重时，下腹疼痛难忍，膀胱明显充盈胀大。

（3）预防及处理

①长期留置导尿管者，采用个体化放尿的方法：即根据患者的尿意和（或）膀胱充盈度决定放尿时间。

②尽可能早地去除导尿管。

③对留置导尿管患者的护理，除了观察尿色和尿量外，还应定时检查膀胱区有无膨胀情况。

④去除导尿管后及时做尿分析及培养，对有菌尿或脓尿的患者使用致病菌敏感的抗生素。尿路刺激症状明显者，可予口服碳酸氢钠以碱化尿液。

⑤如患者 2 周后仍有尿潴留，可选用氯钡胆碱、酚苄明、α 受体阻滞剂如哌唑嗪。

⑥采用上述措施后，如尿潴留仍无法解决，须导尿或重新留置导尿管。

6．低血压

（1）发生原因：大量放尿，使腹腔内压力突然降低，血液大量滞留于腹腔血管内，导致血压下降而虚脱。

（2）临床表现：患者突然出现恶心、头晕、面色苍白、呼吸表浅、全身出冷汗、肌肉松弛及周身无力，往往突然瘫倒在地，有的伴有意识不清。

（3）预防及处理

①对膀胱高度膨胀且又极度虚弱的患者，第一次放尿不应超过 1000 ml。

②如发现患者虚脱，应立即取平卧位或头低脚高体位。

③给予温开水或糖水饮用。如患者意识不清，用手指掐压人中、内关和合谷等穴位，或是针刺合谷和足三里

等，都有助于急救患者。

④如经上述处理无效，应及时建立静脉通道，并立刻通知医生抢救。

7．引流不畅

（1）发生原因

①导尿管引流腔堵塞。

②导尿管折断。

③气囊充盈过度，压迫刺激膀胱三角区，引起膀胱痉挛，造成尿液外溢。

④引流袋位置过低，拉力过大，导尿管受牵拉变形，直接影响尿液流畅。

（2）临床表现：无尿液引出或尿液引出减少，导致不同程度的尿潴留。

（3）预防及处理

①留置导尿管期间应指导患者活动。无禁忌者，应鼓励多饮水，成人饮水量每天为 1500 ～ 2000 ml。

②长期留置导尿管者，每天用生理盐水 250 ml 或 0.025% 呋喃西林溶液 250 ml 冲洗膀胱 1 次，每月更换导尿管 1 次。

③引流袋放置得不宜过低，导尿管不宜牵拉过紧，中间要有缓冲的余地。

④如遇导尿管堵塞，可用推杆注射器抽生理盐水 30 ml 连接导尿管后注入并回抽。如过程顺畅无阻力，则导尿管通畅。如无法注入盐水，应重新留置导尿管。

⑤导尿管折断者，可经尿道镜用异物钳完整取出。

8．漏尿

（1）发生原因

①导尿管原因

- 气囊内注水过多或过少。

• 导尿管刺激膀胱及尿道。

• 导尿管型号：选择了较小型号的导尿管。

• 导尿管橡胶老化。

• 导尿管堵塞：血凝块或尿垢等堵塞。

②患者自身原因

• 老年患者，特别是女性或长期卧床者，尿道括约肌较松弛，如用型号过小的导尿管则易引起漏尿。

• 膀胱痉挛。

• 导尿管受压扭曲，或夹管时未能及时放开排尿。

• 抗反流尿袋连接处打折或尿袋折叠而导致尿液无法流进尿袋中。

• 老年患者多有习惯性便秘，排便费力可引起腹内压增高，导致膀胱内压增高。

（2）临床表现：尿液从导尿管旁流出。

（3）预防及处理

①正确选择导尿管

• 年轻患者，可选 16-18 号导尿管。

• 老年男性前列腺增生患者，可选小于 16 号导尿管。

• 老年女性患者可选 18 号以上的导尿管。

• 选用刺激性小的硅胶导尿管。

②导尿技巧

• 气囊注水量以 10 ～ 12 ml 较适宜。

• 插管后先注水 35 ～ 40 ml。此时气囊呈“苹果状”，然后再抽出 15 ～ 20 ml。此时由于气囊在人体内的压强变化而呈“鸭梨状”，可更有效地防止尿液渗漏。

③嘱患者进粗纤维饮食，必要时予缓泻剂，保持大便通畅。

④检查导尿管有无受压及扭曲，调整尿袋位置位于膀

胱 50 cm 以下。

⑤夹闭导尿管时要定时开放，一般 2 ~ 3 h 开放一次，清醒者有尿意即可开放。

（葛宝兰、马　莉、崔　曼）

第五十四章　肠内肠外营养支持

肠内肠外营养支持流程见图 54-1。

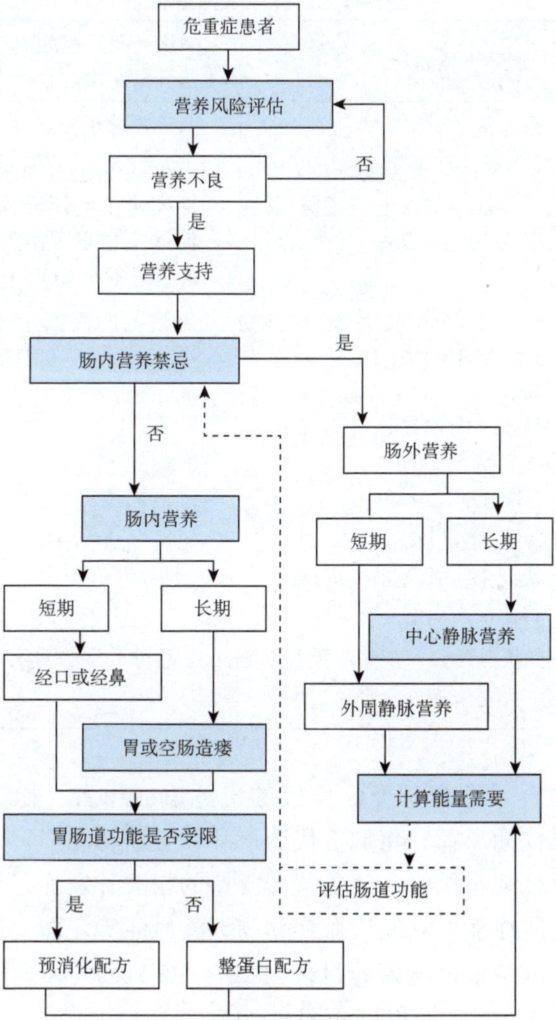

图 54-1　肠内肠外营养支持流程

一、营养风险评估

- 营养风险筛查（nutrition risk screening，NRS）2002：≥ 3 分即有营养支持指征（表 54-1）。

表54-1　营养风险筛查表

营养不良状况		疾病严重程度（营养需求增加程度）	
0 分	营养状况正常	0 分	营养需求正常
1 分 轻度	3 个月内体重丢失 > 5% 或是前 1 周饮食正常需求的 50% ～ 75%	1 分	慢性疾病急性加重、慢性疾病发生骨折、肿瘤、糖尿病、肝硬化、血液透析患者及 COPD
2 分 中度	2 个月内体重丢失 > 5% 或 BMI 为 18.5 ～ 20.5+，一般状况差，或是前 1 周饮食正常需求的 25% ～ 60%	2 分	比较大的腹部手术、卒中、严重肺炎和恶性血液肿瘤
3 分 重度	1 个月内体重丢失 > 5% 或 BMI < 18.5+，一般状况差，或是前 1 周饮食正常需求的 0 ～ 25%	3 分	脑损伤、骨髓移植、ICU 患者（APACHE > 10）
营养不良状况评分 + 疾病严重程度 Pingf = 总分			
（年龄≥ 70 岁者，总分加 1 分）			

在合并有全身炎症反应的急危重症患者，如供能超出机体代谢负荷，将加重代谢紊乱和脏器功能损害，故应适当降低能量供给，避免营养支持的相关并发症，如高血糖、高脂血症、高氮质血症和高碳酸血症等，即允许性低热量。故急性期的营养目标为 20 ～ 25 kcal/（kg · d），恢复期增加至 25 ～ 30 kcal/（kg · d）。

再喂养综合征是机体经过长期饥饿和营养不良，重新摄入营养物质后出现以低磷血症为特征的电解质代谢紊乱以及由此产生的一系列症状，常常表现为患者接受再喂养后 1 周内先后出现以低磷血症为特点的电解质紊乱、呼吸和心血管系统并发症、横纹肌溶解及神经系统症状等。

二、肠内营养

1．肠内营养时机　凡胃肠道功能存在并可利用的患者，若预计 3 天内不能完全经口进食，可接受肠内营养支持。血流动力学稳定的患者应 24 ～ 48 h 内给予肠内营养。

（1）适应证

①吞咽和咀嚼困难。

②意识障碍或无进食能力的患者。

③消化道疾病稳定期。

④高分解代谢：如严重感染、手术、创伤和烧伤。

⑤慢性消耗性疾病。

（2）禁忌证

①胃肠道梗阻或肠瘘。

②血流动力学不稳定。

③胃肠道吸收功能障碍或肠内营养不耐受。

④中重度急性胰腺炎。

⑤妊娠剧吐。

2．途径的选择

（1）肠内营养时间少于 4 周：鼻胃管。

（2）非腹部手术患者肠内营养超过 4 周：经皮胃造瘘。

（3）胃内营养不耐受：空肠营养管。

（4）腹部手术后需要长期肠内营养：术中空肠造瘘。

3．实施

（1）将管饲饮食患者的床头抬高 30° ～ 45°，一日 2

次用氯己定（洗必泰）口护。

（2）管饲前必须确认管路的位置。

（3）首选胃内营养，常规采取顿服，即采用注入或重力滴注方式，3 ～ 8 次 / 日，每 8 ～ 12 h 增加 60 ～ 120 ml，直到达到目标剂量。

（4）管饲前检查胃残留量。对于胃残留量＞ 250 ml 的患者，应考虑静脉应用甲氧氯普胺或红霉素作为促动力药物。对于胃残留量＞ 500 ml 的患者，应暂停鼻饲，并重新评估肠内营养耐受性。

（5）对于顿服不耐受的患者，可改为持续泵入，10 ～ 40 ml/h 起始，每 8 ～ 12 h 增加 10 ～ 20 ml/h，直到达到目标速率。

（6）对胃残留量高以及误吸风险较高的患者，应考虑空肠营养管（持续泵入）。

（7）间断管饲的患者在管饲前后、监测胃残留量前后以及灌注药物前后，泵入管饲的患者每间隔 4 h，应用 15 ～ 30 ml 水（免疫抑制患者及危重患者使用灭菌水）冲洗管路以防止堵管。

（8）对于严重营养不良患者，若肠内营养难以达到营养目标，应联合肠外营养。

4．常用肠内营养剂的规格及成分见表 54-2。

5．肠内营养计划单见表 54-3。

三、肠外营养

肠外营养是指由胃肠外途径（通常是静脉）供给机体足够的蛋白质（氨基酸）、脂肪、糖类、维生素、微量元素、电解质和水分。

若预计患者 3 天内不能进食，且存在肠内营养禁忌或肠内营养不能达到目标需求，应考虑 24 ～ 48 h 内肠外营养。

表54-2 常用肠内营养剂的规格及成分

类型	商品名及规格	氮源		脂肪		碳水化合物		膳食纤维	乳糖	渗透压（mOsm/L）	能量密度（kcal/ml）	备注
		来源	%	来源	%	来源	%					
匀浆制剂	立适康（100 g）	酪蛋白、乳清蛋白及大豆蛋白	17	玉米油、和磷脂	25	麦芽糊精	58	+	–	280 ~ 320	1.0	
标准的大分子聚合物肠内营养制剂	瑞素（500 ml）	酪蛋白和大豆蛋白	16	大豆油和椰子油	36	麦芽糊精	48	–	–	250	1.0	
	安素（100 g）	酪蛋白和大豆蛋白	14	玉米油	31.5	玉米淀粉和蔗糖	54.5	–	–	379	1.06	
	能全力（500 ml）	酪蛋白	16	植物油	35	麦芽糊精	49	+	–	250	1.0	
	瑞能（200 ml）	酪蛋白	18	植物油和鱼油	50	麦芽糊精	32	+	+	350	1.3	免疫调节配方，含核酸和ω-3脂肪酸

续表

类型	商品名及规格	氮源		脂肪		碳水化合物		膳食纤维	乳糖	渗透压（mOsm/L）	能量密度（kcal/ml）	备注
		来源	%	来源	%	来源	%					
	瑞高（500 ml）	酪蛋白和大豆蛋白	20	大豆油和椰子油	35	麦芽糊精	45	–	–	300	1.5	高蛋白质和高能量
	瑞代（500 ml）	大豆蛋白	15	大豆油	32	玉米淀粉和木薯淀粉和果糖	53	+	–	320	0.9	糖尿病患者，低钠低钾
预消化肠内营养配方	百普力（500 ml）	水解乳清蛋白（短肽＋氨基酸）	16	植物油	9	麦芽糊精	75	–	–	440	1.0	低脂，短肽类
	维沃（80.4 g）	结晶氨基酸	14.3	植物油	9	麦芽糊精	76.7	–	–	610	1.0	低脂，胃肠道功能障碍患者

表54-3　肠内营养计划单

患者姓名：　　　　　　年龄：　　性别
病历号：　　　　　　　病房：　　床号：
体重：　　　　　　　　热卡：

配方及剂量：________________ml/d

□标准整蛋白　　□短肽型　□氨基酸型
□高蛋白　　　　□高能量
□低电解质　　　□含膳食纤维

营养途径

□经口　□鼻胃管　□胃造瘘　□空肠营养管　□空肠造瘘

营养方式

□鼻饲泵入　　　　　　　　速度（ml/h）：

□重力滴注（30 ~ 60 min）　单次剂量（ml）：　　次 / 日

□弹丸注射（10 ~ 20 min）　单次剂量（ml）：　　次 / 日

监测

□床头抬高 30° ~ 45°　　　□洗必泰口护 bid
□每 __h/ □每餐前确认管路位置
□每 __h/ □每餐前检查胃残余量
□每 __h/ □每餐后用温开水 ___ml 冲管
□每 __h 记录出入量　　　　□每 __ 日测体重

医生签名：　　　　　　　　　年　　月　　日

1．肠外营养的实施

（1）低渗透压（< 850 mOsmol/L）溶液及短期内（< 7 天）接受肠外营养的患者可经外周静脉输注，否则应使用中心静脉通路，首选锁骨下静脉。

（2）推荐将静脉营养制剂配置成“全合一”混合溶液，以避免污染和差错，或使用市售成品“全合一”制剂。

（3）对患者进行严密监测

①生命体征及水、电解质平衡。

②输注脂肪乳时应注意发热、腹泻和胸闷等不良反应，输注速度不应超过 250 ml/h。

③葡萄糖的输注速度不超过 5 mg/（kg · min），控制血糖在 6.1 ～ 10 mmol/L。

④肝和肾功能、白蛋白。

⑤导管相关感染。

⑥肠黏膜屏障功能。

⑦脂肪超载综合征。

（4）定期进行肠道功能评估。一旦病情允许，积极恢复肠内营养。

2．常用静脉营养制剂见表 54-4。

以 60 kg 患者为例：

葡萄糖 120 g+ 脂肪 42 g+ 氨基酸 90 g

=10% 葡萄糖 1200 ml

+20% 力能 250 ml

+ 乐凡命 750 ml

+ 力太 100 ml

+ 水乐维他 10 ml

+ 维他利匹特 10 ml

+ 格利福斯 10 ml

+ 安达美 10 ml

表54-4　常用静脉营养制剂

类别		常用商品名及剂型	用量	配伍
氨基酸制剂	营养用氨基酸	乐凡命（8.5%，250 ml）	500 ~ 2000 ml	
	肝用氨基酸	复方氨基酸 3aa（250 ml）	250 ~ 500 ml	
	肾用氨基酸	复方氨基酸 9aa（250 ml）	250 ~ 1000 ml	
	丙氨酰 - 谷氨酰胺	力肽（10 g，50 ml）	50 ~ 150 ml	5 倍体积氨基酸溶液
	精氨酸	精氨酸（5 g，20 ml）	15 ~ 20 g	5% 葡萄糖
脂肪乳制剂	长链甘油三酯	英脱利匹特（10%/20%，250 ml）	250 ~ 500 ml	
	长 / 中链甘油三酯	力能（10%/20%，250 ml）	250 ~ 500 ml	
维生素制剂	水溶性维生素	水乐维他（10 ml）	10 ml	无电解质溶液
	脂溶性维生素	维他利匹特（10 ml）	10 ml	脂肪乳
微量元素制剂		安达美（10 ml）	10 ml	氨基酸 / 葡萄糖
电解质制剂	有机磷酸盐	格利福斯（2.16 g，10 ml）	10 ml	氨基酸 / 葡萄糖
全合一制剂		卡文（20% 脂肪乳，18% 氨基酸，11% 葡萄糖，1440 ml，1000 kcal）		

（李　姝）

第五十五章　血气分析

血气分析的诊断见图 55-1。

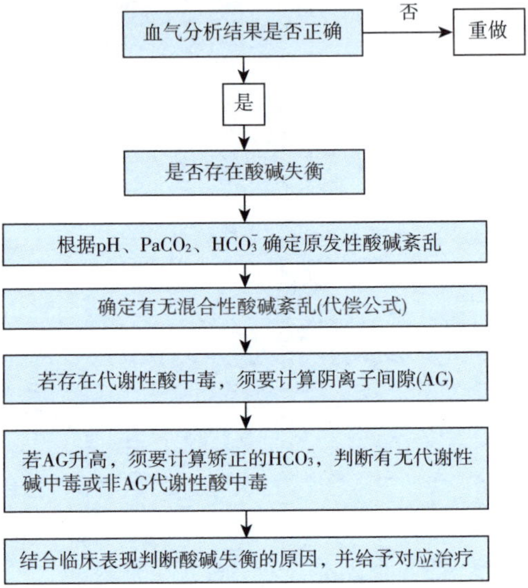

图 55-1　血气分析的诊断

一、血气分析检测时的注意事项

1．合理采取部位（桡动脉、肱动脉和股动脉）。

2．严格隔绝空气，在海平面大气压、安静状态下，采取肝素抗凝血。

3．标本采集后立即送检。若不能及时送检，应将其保存在 4 ℃环境中，但不得超过 2 h。

4．对于吸氧者，若病情许可，应停止吸氧 30 min 后再采血送检，否则应标记给氧浓度和流量。

二、血气分析的具体步骤

1．根据 Henderseon-Hasselbach 公式评估血气数值的内在一致性。

$[H^+]=24\times$（$PaCO_2$）/$[HCO_3^-]$。如果 pH 和 $[H^+]$ 数值不一致，则该血气结果可能是错误的（表 55-1）。

表55-1　通过pH估测 $[H^+]$

pH	估测 $[H^+]$（mmol/L）
7.00	100
7.05	89
7.10	79
7.15	71
7.20	63
7.25	56
7.30	50
7.35	45
7.40	40
7.45	35
7.50	32
7.55	28
7.60	25
7.65	22

2．是否存在酸血症或碱血症？　pH ＜ 7.35 为酸血症，ph ＞ 7.45 为碱血症。即使 pH 在正常范围，也可能存在酸血症或碱血症。

3．酸血症或碱血症的原发因素是什么？　如 pH 和 $PaCO_2$ 的改变方向相反，则原发因素是呼吸性的；如 pH

和 $PaCO_2$ 的改变方向相同，则原发因素是代谢性的（表55-2）。

表55-2 各种酸碱失衡中pH和$PaCO_2$的变化

原发性酸碱失衡的类型	pH	$PaCO_2$
呼吸性酸中毒	↓	↑
呼吸性碱中毒	↑	↓
代谢性酸中毒	↓	↓
代谢性碱中毒	↑	↑

4．针对原发异常是否产生适当的代偿?

表55-3 各种原发失衡的代偿情况

原发失衡	预期代偿公式	代偿极限
代谢性酸中毒	$PaCO_2$=（$1.5 \times [HCO_3^-]$）$+8 \pm 2$	10 mmHg
代谢性碱中毒	$PaCO_2=HCO_3^- \times 0.9 \pm 1.5$	55 mmHg
呼吸性酸中毒	急性 $[HCO_3^-]=PaCO_2 \times 0.07 \pm 1.5$ 慢性 $[HCO_3^-]=PaCO_2 \times 0.35 \pm 5.58$	30 mmol/L 45 mmol/L
呼吸性碱中毒	急性 $[HCO_3^-]=PaCO_2 \times 0.2 \pm 2.5$ 慢性 $[HCO_3^-]=PaCO_2 \times 0.5 \pm 2.5$	18 mmol/L 12 mmol/L

如果观察到的代偿程度与预期代偿反应不符，很可能存在一种以上的酸碱异常。

5．计算阴离子间隙（如果存在代谢性酸中毒）

$AG=[Na^+]-([Cl^-]+[HCO_3^-])$

（1）正常的阴离子间隙为 12±2 mEq/L。

（2）高 AG 代谢性酸中毒以生产过多酸为特征，常见于乳酸酸中毒、尿毒症和酮症酸中毒。

（3）正常 AG 代谢性酸中毒又称高氯型酸中毒，可由

HCO_3^- 减少（如腹泻）、酸排泄衰竭（如肾小管酸中毒）或过多使用含氯的酸（如盐酸精氨酸）引起。

（4）低蛋白血症患者 AG 正常值低于 12 mEq/L，血浆白蛋白浓度每下降 1 g/L，AG“正常值”下降约 2.5 mEq/L。

6．阴离子间隙增高时，须计算潜在 HCO_3^-。

ΔAG= 测得 AG – 正常 AG，潜在 $[HCO_3^-]$ = ΔAG + 测得 $[HCO_3^-]$（22 – 26mmol/L）

若潜在 $[HCO_3^-]$ ＜ 22mmol/L，合并非 AG 增高型代谢性酸中毒；若＞ 26mmol/L，说明合并代谢性酸中毒。

三、各型酸碱失衡的常见原因

体内无论是酸性物质多还是碱性物质多，如超出机体的代偿能力，或者因肺和肾功能障碍而使调节酸碱平衡功能发生障碍，均可导致酸碱平衡失调，使血浆中 HCO_3^- 与 H_2CO_3 的浓度及其比值的变化超出正常范围。具体如下：

1．代谢性酸中毒　主要是由于机体产酸过多、排酸障碍和碱性物质损失过多等原因所致。糖尿病、长时间禁食以及酒精中毒所致的无机酸产生过多可导致产酸过多。高热、外伤、严重感染与休克、严重缺氧及大量使用水杨酸类药物等可出现乳酸酸中毒。肾疾病所致尿毒症和碱的丢失以及酸摄入过多等也可造成机体酸性物质过多。

2．呼吸性酸中毒　常见于多种呼吸系统疾病如慢性阻塞性肺疾病、哮喘、胸廓畸形、呼吸肌麻痹、异物阻塞以及累及呼吸系统的疾病。这些疾病均可降低肺泡通气量，导致 CO_2 潴留，产生呼吸性酸中毒。

3．代谢性碱中毒　临床上常见于大量丢失胃液、严重低钾血症或低氯血症、库欣综合征等致肾丢失 H^+ 以及输入过多碱性物质。

4．呼吸性碱中毒　各种导致肺泡通气量增加、体内血症排除减少的疾病（如癔症、颅脑损伤、脑炎、脑肿瘤及缺氧等）。机械通气应用不当，亦可引起呼吸性碱中毒。

5．呼吸性酸中毒合并代谢性酸中毒　多见于慢性阻塞性肺疾病。由于呼吸道阻塞，肺泡通气量下降，CO_2 潴留，导致呼吸性酸中毒。又由于体内缺氧，产生乳酸，导致代谢性酸中毒。

6．呼吸性酸中毒合并代谢性碱中毒　多见于慢性阻塞性肺疾病患者，CO_2 潴留，机体使 HCO_3^- 代偿过度以致代谢性碱中毒；或同时合并利尿不当、低钾血症和低血氯等引起代谢性碱中毒。

7．呼吸性碱中毒合并代谢性酸中毒　各种引起肺泡通气量增加的疾病如肺炎、肺间质疾病及感染性发热等可产生呼吸性碱中毒，机体 HCO_3^- 代偿减少；或同时合并肾衰竭和机体排酸减少而产生代谢性酸中毒。

8．呼吸性碱中毒合并代谢性碱中毒　各种引起肺泡通气量增加的疾病，如肝硬化患者合并肝肺综合征时，因肺内分流、低氧血症致通气量增加，体内 CO_2 减少而发生呼吸性碱中毒，同时又合并利尿剂治疗而发生代谢性碱中毒。

9．呼吸性酸中毒合并高 AG 型代谢性酸中毒和代谢性碱中毒　如在慢性呼吸衰竭患者，因 CO_2 潴留出现呼吸性酸中毒，因缺氧导致代谢性酸中毒，又因为输入碱性液体和利尿等导致代谢性碱中毒。

10．呼吸性碱中毒合并高 AG 型代谢性酸中毒和代谢性碱中毒　见于在呼吸性碱中毒伴代谢性碱中毒的基础上再合并高 AG 代谢性酸中毒，也可见于呼吸性碱中毒伴高 AG 代谢性酸中毒的基础上，由于补碱过多再合并代谢性碱中毒。

（沈林霞、廉宏伟、王军红）

第五十六章　镇静、镇痛技术

镇静、镇痛技术的应用流程见图 56-1。

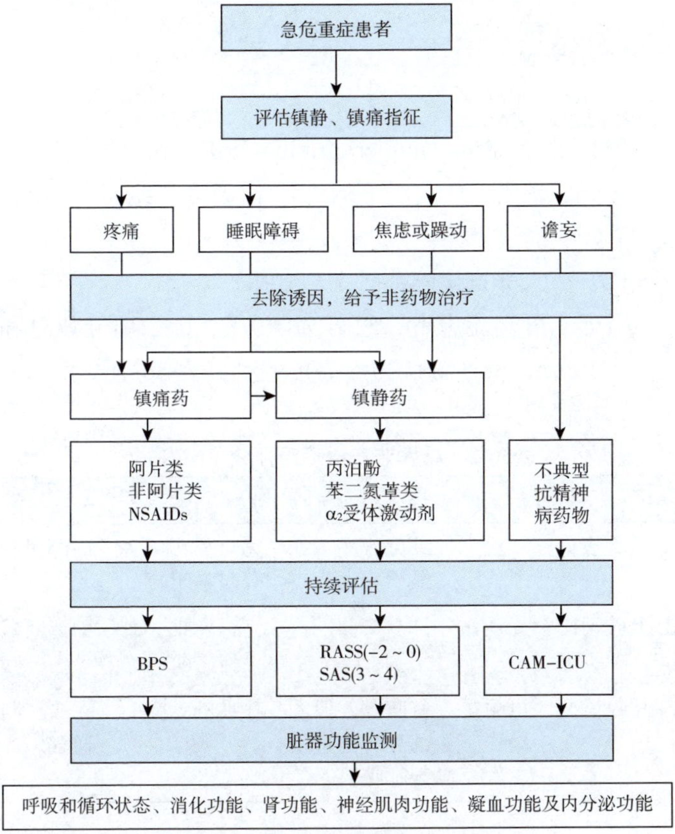

图 56-1　镇静、镇痛技术应用流程

注：BPS，成人非言语疼痛评分（Intubated Behavioral Pain Scale）；RASS，Richmond 镇静程度评估评分（Richmond Agitation-Sedation Scale）；SAS，镇静躁动评分（Sedation-Agitation Scale）；CAM-ICU，谵妄诊断的意识状态评估法（The Confusion Assessment Method for the Intensive Care Unit）

一、急危重症患者镇痛、镇静的指征

1．疼痛。

2．睡眠障碍。

3．焦虑或躁动。

4．谵妄。

二、评估

1．疼痛评估

（1）数字评分（numeric rating scale，NRS）：用于可言语交流的患者。0代表不痛，10代表疼痛难忍，由患者选一个数字描述疼痛。

（2）成人非言语疼痛评分（BPS）

用于不可交流患者，总分为A、B、C三项分数总和，为3～12分，≤5分认为疼痛可耐受（表56-1）。

表56-1　成人非言语疼痛评分（BPS）

项目	1	2	3	4
A. 面部表情	放松	部分紧绷（如皱眉）	完全紧绷（如双眼紧闭）	面部扭曲
B. 上肢动作	无动作	部分弯曲	完全弯曲，伴手指屈曲	固定回缩
C. 呼吸情况	可耐受动作	有咳嗽，但大部分时间可耐受呼吸机	呼吸机对抗	无法控制通气

2．镇静评估

（1）客观评估：包括脑电双频指数监测（bispectral index，BIS）及食管下端收缩性（lower esophageal contractility，LEC）等。在相关设备支持下可尝试在ICU环境下实施。

（2）主观评估：推荐的评分为Richmond镇静程度评分（RASS）及镇静躁动评分（SAS）评分（表56-2、56-3）。其中RASS评分 –2 ～ 0分为镇静目标，SAS评分3 ～ 4分为镇静目标。

表56-2　Richmond镇静程度评分（RASS）

分值	描述	定义
+4	有攻击性	有暴力行为
+3	非常躁动	试着拔出呼吸管、胃管或静脉点滴管
+2	躁动焦虑	身体激烈移动，无法配合呼吸机
+1	不安焦虑	焦虑紧张，但身体仅有轻微移动
0	清醒平静	清醒自然状态
–1	昏昏欲睡	不完全清醒，但可保持清醒超过10 s
–2	轻度镇静	无法维持清醒超过10 s
–3	中度镇静	对声音有反应
–4	重度镇静	对身体刺激有反应
–5	昏迷	对声音及身体刺激都无反应

表56-3　镇静躁动评分（SAS）

分值	描述	定义
7	危险躁动	拉拽或试图拔出导管、翻越床栏或攻击医护人员，在床上辗转挣扎
6	非常躁动	需要保护性束缚并反复语言提示劝阻，咬气管插管
5	躁动	焦虑或身体躁动，经语言提示劝阻可安静
4	安静合作	安静，容易唤醒，服从指令

续表

分值	描述	定义
3	镇静	嗜睡，语言刺激或轻轻摇动可唤醒，并能服从简单指令，迅即入睡
2	非常镇静	对躯体刺激有反应，不能交流及服从指令，有自主运动
1	不能唤醒	对恶性刺激（吸痰或用力按压眼眶、胸骨或甲床 5 s）无或仅有轻微反应，不能交流及服从指令

3．谵妄评估——ICU 谵妄诊断的意识状态评估法（CAM-ICU） 如患者具有临床特征 1+2+3（或 4），即诊断为谵妄（表 56-4）。

表56-4 谵妄的评估

临床特征	评价指标
（1）精神状态突然改变	患者是否出现精神状态的突然改变？ 过去 24 h 是否有反常行为？ 过去 24 h 镇静评分或昏迷评分（GCS）是否有波动？
（2）注意力散漫	患者是否有注意力集中困难？ 患者是否有保持或转移注意力的能力下降？ 患者的注意力筛查（attention screening exam visual form，ASE）得分多少？（ASE 的视觉测试是患者对 10 个画面的回忆准确度；ASE 的听觉测试是患者对一连串随机字母读音中出现“A”时点头或捏手示意。）
（3）思维无序	若患者已经脱机拔管，须要判断其是否存在思维无序或不连贯。如存在，常表现为对话散漫离题、思维逻辑不清或主题变化无常。若患者在带呼吸机的状态下，检查能否正确回答以下问题： ①石头会浮在水面上吗？ ②海里有鱼吗？

续表

临床特征	评价指标
	③一磅比两磅重吗？ ④您能用锤子砸烂一颗钉子吗？ 在整个评估过程中，患者能否跟得上回答问题和执行指令？ ①您是否有一些不太清楚？ ②举这几个手指头（检查者在患者面前举两个手指头）。 ③现在换只手做同样的动作（检查者不用再重复动作）。
（4）意识程度变化（清醒以外任何意识状态）	①清醒正常，自主地感知周围环境，反应适度。 ②警醒：过于兴奋。 ③嗜睡：瞌睡但易于唤醒，对某些事物没有意识，不能自主、适当地交谈。给予轻微刺激就能完全觉醒并应答适当。 ④昏睡：难以唤醒，对外界部分或完全无感知，对交谈无自主、适当的应答。当予以强烈刺激时，有不完全清醒和不适当的应答。强刺激一旦停止，又重新进入无反应状态。 ⑤昏迷：不可唤醒，对外界完全无意识，即使给予强烈刺激，也无法进行交流。

4．睡眠评估　主要通过患者主诉是否充分以及护士的观察综合判断。

三、非药物治疗

1．积极去除原发疾病的损害　改善病理生理状况（疼痛、休克、低氧血症和代谢异常），治疗神经系统病变，警惕并针对酒精及其他药物的戒断反应进行治疗，尽量避免药物的副作用。

2．改善环境　降低噪声（来自仪器的报警、工作人员、其他患者和设备)，减少夜间灯光刺激，保持室内适当的温度和湿度，避免不必要的高强度医源性刺激（如频繁地测量生命体征和查体，被迫更换体位)。

3．心理安慰　给予按摩等物理治疗以及音乐、心理治疗等，消除患者对诊断和治疗措施的不了解和恐惧，以及对自己疾病和生命的担忧。

四、药物治疗

1．镇痛治疗

（1）阿片类镇痛药：对于急性疼痛患者的短期镇痛可选用吗啡或芬太尼。后者的镇痛效价是吗啡的 100 ～ 180 倍，但重复用药后可导致明显的蓄积和延时效应。对血流动力学不稳定和肾功不全患者，可考虑选择芬太尼或瑞芬太尼。阿片类药物的不良反应主要是引起呼吸抑制、血压下降、胃肠蠕动减弱及意识抑制。有支气管哮喘病史的患者宜避免应用阿片类镇痛药。

（2）非阿片类中枢性镇痛药：曲马朵的镇痛强度约为吗啡的 1/10。其治疗剂量不抑制呼吸，但程度较吗啡轻，可用于老年人。

（3）非甾体抗炎药（NSAIDs）对乙酰氨基酚可用于治疗轻中度疼痛。该药对肝衰竭或营养不良的患者易产生肝毒性，剂量应小于 2 g/d。其主要的不良反应包括胃肠道出血、血小板抑制和肾功能不全。

2．镇静治疗

（1）苯二氮䓬类：适用于治疗急性焦虑、躁动患者，但注射过快或剂量过大时可引起呼吸抑制和血压下降，低血容量患者尤著。

（2）非苯二氮䓬类：丙泊酚的半衰期短，停药后清醒快，可利于进行神经系统评估，还具有减少脑血流、降低颅内压、降低脑氧代谢率及扩张支气管平滑肌的作用。单次注射可出现外周静脉注射痛、呼吸抑制、血压下降和心动过缓。部分患者长期使用后可能出现诱导耐药。

（3）α_2 受体激动剂：右美托咪定是唯一兼具良好镇静与镇痛作用的药物，可导致心动过缓和（或）低血压，但没有明显的心血管抑制及停药后反跳。

镇静药物首先应给予负荷剂量，以尽快达到镇静目标，随后以持续静脉输注为主。经肠道及肌内注射则多用于辅助改善患者的睡眠。对急性躁动的控制宜主要选用丙泊酚与咪达唑仑。对长期（> 3 天）镇静，宜选用丙泊酚及右美托咪定。停药过程中应逐渐减量，以防戒断症状出现。

常用的镇痛、镇静药物参见表 56-5。

表56-5　常用镇痛、镇静药物的用法、用量及注意事项

药物名称	用法及用量	注意事项
吗啡	负荷量 3 ～ 5 mg 肌内或静脉注射	血流动力学不稳定者禁忌
芬太尼	负荷量 2 ～ 3 μg/kg 缓慢静推，维持剂量 0.2 ～ 2 μg/（kg · h）	
曲马朵	100 mg 肌内注射，每日不超过 400 mg	
对乙酰氨基酚	0.3 ～ 0.6 g 口服，一日不超过 2 g	监测血常规及肝、肾功能
咪达唑仑	负荷量 0.03 ～ 0.3 mg/kg，维持剂量 0.04 ～ 0.2 mg/（kg · h）	不推荐长期应用
丙泊酚	负荷量 1 ～ 3 mg/kg，可追加 0.5 mg/kg，维持剂量 0.5 ～ 4 mg/（kg · h）	监测脂肪超载综合征，高脂血症患者禁用

续表

药物名称	用法及用量	注意事项
右美托咪定	1 μg/kg 剂量（浓度不超过 4 μg/ml）缓慢静脉注射超过 10 min	心血管疾病患者慎用
氟哌啶醇	0.03 ~ 0.15 mg/kg，q 2 ~ 4 h	监测 ECG，有心脏病史者禁用

3．谵妄治疗　谵妄的危险因素包括痴呆、高血压、有酗酒史、昏迷及使用苯二氮䓬类药物等。

对于谵妄患者，治疗首选右旋美托咪定。氟哌啶醇是既往治疗谵妄常用的药物，但并不能缩短患者的谵妄持续时间。其不良反应为锥体外系症状，还可引起剂量相关的 QT 间期延长，应用过程中须监测 ECG。既往有心脏病史的患者禁用。

五、镇静、镇痛治疗中器官功能的监测与保护

1．呼吸功能

（1）维持轻度镇静，或每日实施唤醒计划。

（2）促进分泌物的排出。

（3）注意呼吸频率、潮气量、血氧饱和度及二氧化碳分压。

2．循环功能　监测血压、中心静脉压、心率和节律，必要时应给予血管活性药物。

3．神经肌肉功能　应给予积极的物理治疗，以预防深静脉血栓形成，并保护关节和肌肉的运动功能。

4．消化功能

（1）使用 H_2 受体拮抗剂以预防胃肠道黏膜损伤。

（2）观察有无恶心、呕吐、腹痛及便秘。

（3）监测肝、肾功能，及时调整药物剂量。

5．代谢功能

（1）监测血糖。

（2）监测肝功能和甘油三酯水平，警惕脂肪超载输注综合征。

6．肾功能

（1）监测尿量，警惕尿潴留。

（2）监测肾功能，警惕药物损害。

7．凝血功能　监测血小板计数及凝血功能。

（李　姝）

第五十七章　紧急大量输血

紧急大量输血流程见图 57-1。

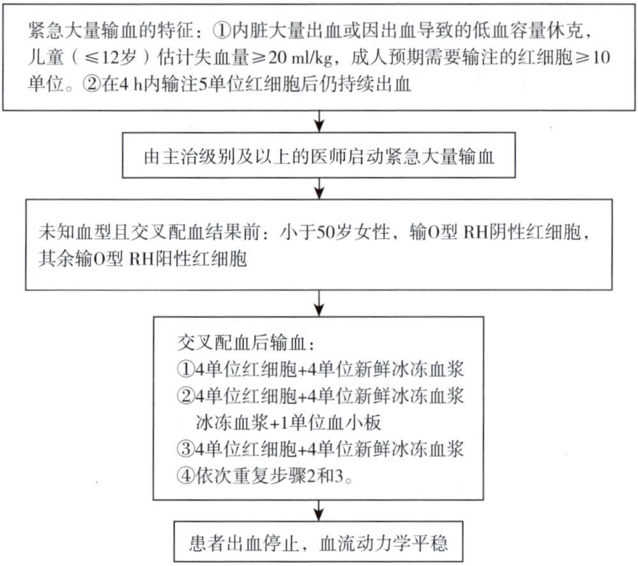

图 57-1　紧急大量输血流程

紧急大量输血（massive transfusion protocal，MTP）主要用于抢救不能控制的出血。一般将 24 h 内输注或预期输注浓缩红细胞 10 单位以上定义为大量输血。

目前认为增加大量输血时血浆及血小板的输注量可以明显改善患者预后，推荐红细胞悬液、新鲜冰冻血浆及血小板悬液的配比为 1∶1∶1，必要时可输注冷沉淀和重组Ⅶ因子。

早期发现须要大量输血的患者并及时启动大量输血

流程（MTP）至关重要。启动紧急大量输血流程的标准为：①内脏大量出血或因出血导致的低血容量休克，儿童（≤ 12 岁）估计失血量≥ 20 ml/kg，成人预期需要输注的红细胞≥ 10 单位。②在 4 h 内输注 5 单位红细胞后仍持续出血。一般应当由主治及以上级别医师启动大量输血流程。大量输血流程须要多科室相互协作完成，包括急诊、血库、实验室、外科及麻醉科等多个科室。

在紧急情况下，精确无误地确认患者的身份尤为重要，医院应建立健全患者身份识别系统，如腕带。临床科室应尽早采集患者的血液标本提供给实验室和输血科。标本应统一标识并贯穿整个抢救过程。

在大量输血过程中，在患者的配血交叉试验结果出来前，男性可抢先输注 O 型 RH 阳性红细胞。对于年龄小于 50 岁的女性，可输注 O 型 RH 阴性红细胞。

大量输血的方法为：

1．4 单位红细胞 + 4 单位新鲜冰冻血浆。

2．4 单位红细胞 + 4 单位新鲜冰冻血浆 + 1 单位血细胞板。

3．4 单位红细胞 + 4 单位新鲜冰冻血浆 + 10 单位冷沉淀（含有多种凝血因子）。

4．重复 2+3 直到大量输血流程停止。

在复苏过程中，动态监测患者的体温、血压、心率、血氧饱和度、血常规、凝血功能、电解质、D-dimer、血气及尿量等变化，包括检测血钙水平，警惕低钙血症。为了防止输血过程患者出现体温过低，血制品应该在加热后输注。主导医师与其他科室随时保持密切沟通，血库按照以上组合的形式主动供给血液制品，直到大量输血流程停止。在抢救过程中，根据监测结果对应补充纤维蛋白原（< 1 ~ 2 g/L）和重组Ⅶ因子（在输注 10 单位红细胞、8

单位血浆、8 单位血小板及 10 单位冷沉淀后仍存在凝血功能障碍及活动出血等）。一旦患者的病情平稳，如出血停止及血流动力学平稳，主导医生通知相关科室停止紧急大量输血流程，如通知血库停止配血。下一步是继续监测并维持患者的血流动力学稳定。

紧急输血时抢救急诊患者生命的关键医疗手段，在某些急症抢救中有着不可替代的作用。但我国在紧急大量输血的实施过程中仍面临很多问题，如 Rh 阴性血稀少，血资源紧缺，配血过程复杂，耗时长。在某些特殊情况下，如 RhD 阴性血型患者在无同型合格血源供给时，在临床情况已经不允许继续等待的前提下，可输注 RhD 阳性血或输注未经标准检测的 RhD 阴性血。所以在我国实施紧急大量输血不仅是医疗技术问题，也是技术、法律与伦理结合的问题。

（怀　伟、胡煦晨）

第五十八章　洗　胃

洗胃流程见图 58-1。

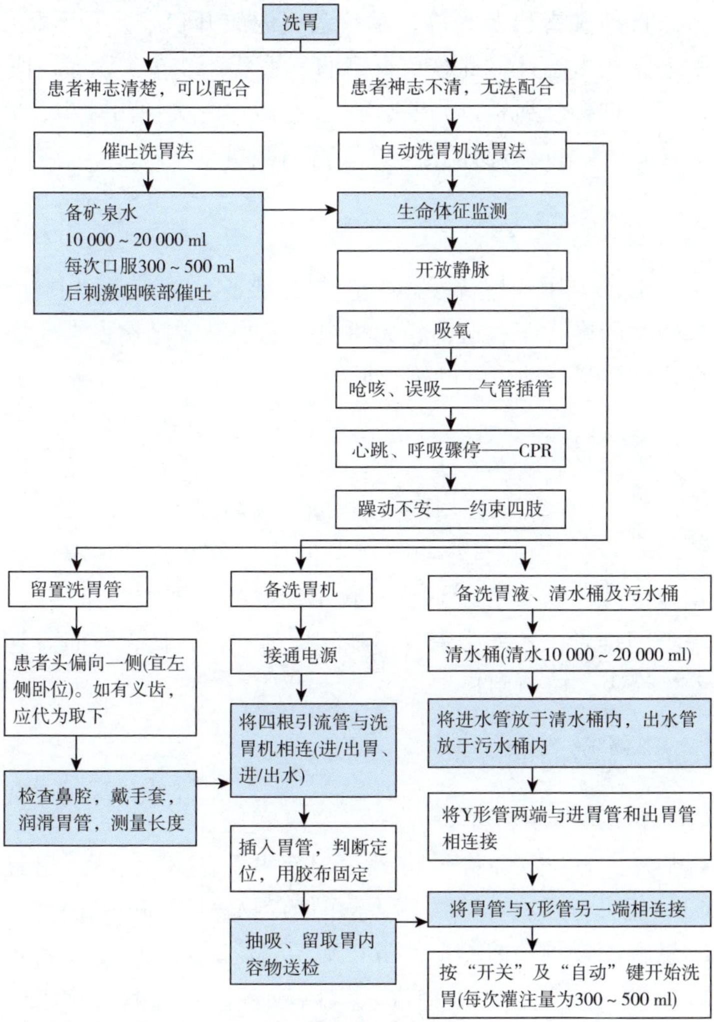

图 58-1　洗胃流程

洗胃是指将一定成分的液体灌入胃腔内，混合胃内容物后再抽出并反复多次的过程，其目的是为了清除胃内未被吸收的毒物或清洁胃腔。

一、用物准备

自动洗胃机及附件，治疗盘（内放开口器、压舌板、手电筒、水温计、棉签、石蜡油、手套、纱布、胶布、听诊器、推杆注射器、胃管、留检容器、一次性治疗巾、Y形管），清洁及污物桶各一个，洗胃液。

二、适应证

临床上用于胃部手术、检查前准备。对于急性中毒，如短时间内吞服有机磷、无机磷、生物碱或巴比妥类药物等，洗胃是一项重要的抢救措施。

三、禁忌证

1. 绝对禁忌证　强酸、强碱及腐蚀剂。

2. 相对禁忌证　食管静脉曲张、重度食管狭窄、消化道溃疡、胃穿孔、胃癌、胸主动脉瘤、严重心脏疾病、呼吸困难者、乙醇中毒（因呕吐反射亢进，插胃管时容易发生误吸，应慎用）。

四、洗胃时间

总的原则为愈早愈好，尽快实施。一般原则为服毒后4～6 h内洗胃最有效。但有些患者就诊时已超过6 h，仍可考虑洗胃。以下因素可使毒物较长时间留在胃内：①患者的胃肠功能差，使毒物滞留胃内时间长。②毒物吸收后的再吸收。③毒物进入胃内较多。④有的毒物吸收慢，如毒物本身带有胶囊外壳等。

五、操作步骤

详见流程图。

六、常用洗胃液

1．温水或生理盐水 适用于毒物性质不明者。

2．碳酸氢钠溶液 用2%～4%溶液洗胃，美曲膦酯（敌百虫）中毒时禁用（美曲膦酯遇碱性药物可分解出毒性更强的敌敌畏，分解过程可随碱性增强和温度的升高而加速）。

3．高锰酸钾溶液 用1∶15 000～1∶20 000的浓度，对硫磷（1605、1059、乐果）中毒者禁用，否则可氧化成毒性更强的物质。

4．茶叶水 含丰富鞣酸，具有沉淀重金属及生物碱等毒物的作用，容易取得。

5．蛋清和牛奶 可黏附于黏膜或创面上，从而起保护作用，并可使患者减轻疼痛，感觉舒适。

6．巴比妥类药物 采用硫酸镁导泻是利用其在肠道内形成的高渗透压而阻止肠道水分和残留的巴比妥类药物的吸收，促其尽早排出体外。

7．磷化锌中毒 内服硫酸铜，可使磷化锌成为无毒的磷化铜，阻止吸收并促进其排出体外。磷化锌易溶于油类等物质，忌用鸡蛋、牛奶或油类等，以免促使磷的溶解吸收。

8．常见毒物洗胃液见表58-1。

表58-1 常见毒物洗胃液

毒物	服用或灌洗液	禁忌药物
酸性物	镁乳、蛋清水、牛奶、豆浆及米汤	
碱性物	5% 醋酸及白醋	
氰化物	饮 3% 过氧化氢后引吐，再用 1：5000 高锰酸钾洗胃	
敌敌畏	2% ～ 3% 碳酸氢钠或 1：5000 高锰酸钾洗胃	
1605、1059、乐果	2% ～ 5% 碳酸氢钠	
美曲膦酯	清水或高锰酸钾洗胃	禁用碱性药物、K_2MNO_4
异烟肼 / 巴比妥类（安眠药）	1：5000 高锰酸钾洗胃，$MgSO_4$ 导泻	
酚类、来苏尔及碳酸	清水、植物油洗胃后服牛奶等以保护胃黏膜	
乌头或发芽的马铃薯	0.5% 鞣酸或浓茶	
灭鼠药（磷化锌）	1：5000 高锰酸钾洗胃，0.1% 硫酸铜洗胃	鸡蛋、牛奶、豆浆及油类
碘中毒	0.5% 硫代硫酸钠或淀粉 70 ～ 80 g + 温水 1000 ml	
苯中毒	0.5% 活性炭悬液	

续表

毒物	服用或灌洗液	禁忌药物
汽油	植物油	
卤水中毒	豆浆、牛奶或蛋清水	
氟化物	1% 葡萄糖酸钙或 1%$CaCl_2$	
胃潴留	生理盐水或 $NaHCO_3$	

七、洗胃液的温度

一般为25～38℃。

1．温度过高　可使血管扩张，加速血液循环，促使毒物吸收。

2．温度过低　刺激胃蠕动，促进毒物推向肠腔被吸收；使胃黏膜收缩，加深皱褶，毒物易残留；可造成体内热量被吸收，出现寒战。

八、观察内容

1．出入量是否平衡。

2．洗出液的颜色、性质、量及气味。

3．腹部特征。

4．患者的生命体征。

5．患者有无呕吐。

九、临床常见并发症的预防及其处理

1．急性胃扩张

（1）预防

①如为餐后中毒，洗胃前应先刺激咽喉部，加速催吐，以防止食物阻塞胃管。

②在洗胃过程中，保持灌入液量与抽出液量的平衡。

③洗胃前备好足量药液，以防洗胃过程中因药液不足导致空气吸入胃内。

④对昏迷患者，小剂量灌洗更为安全。

⑤洗胃过程中严密观察病情变化，如神志、瞳孔、呼吸、血压及上腹部是否膨隆等。

（2）识别：如腹部高度膨胀，呕吐反射消失，则吸出洗胃液困难。

（3）处理

①对于已发生急性胃扩张的患者，协助患者取半卧位，将头偏向一侧，并查找原因给予对症处理。

②如洗胃管孔被食物残渣堵塞，造成不出水或水流减慢，可采用 5 ml 注射器抽取生理盐水进行冲吸，通畅洗胃管。如无法通畅，则拔除胃管重新留置。

③如进水管和出水管放置相反，造成胃内进入大量空气，引起胃扩张，应立即停止洗胃，用推杆注射器将胃内气体抽出，并把进水管及出水管的位置重新正确放置，再行洗胃。

④如无以上问题，则重新调整洗胃管的角度，避免因贴壁而造成无法吸出胃液。

2．吸入性肺炎

（1）预防

①洗胃时采取左侧卧位，将头稍低并偏向一侧。

②对昏迷患者洗胃前行气管插管，将气囊充气，可避免胃液吸入呼吸道。

③对不合作患者给予心理干预。躁动患者可给予约束，适当给予镇静剂。

④洗胃完毕后，协助患者翻身、拍背，以利于痰液排出，有肺部感染迹象者及时应用抗生素。

⑤拔除胃管时，将胃管的末端反折捏紧，至咽喉部时快速拔除，以避免胃管内的液体流入气管内。

（2）识别：患者表现为呛咳。肺部听诊可闻及湿啰音和水泡音。

（3）处理：一旦有误吸，立即停止洗胃。取头低右侧卧位进行体位引流。吸入较多者用吸痰管将气道内的吸入物吸出，气管切开者可经气管套管内吸引。

3．虚脱及寒冷反应

（1）预防

①清醒患者在洗胃前应做好心理疏导，尽可能地消除患者的紧张、恐惧情绪，必要时使用镇静剂。

②洗胃液的温度不能太低，应控制在 25 ～ 38 ℃，尤其是对老年患者，温度应达到 37 ℃。

③洗胃过程中注意给患者保暖，及时更换被浸湿的衣物。

（2）识别：患者面色苍白、口唇发绀、周身皮肤湿冷、寒战及脉搏细弱。

（3）处理

①立即停止洗胃，给患者加盖被以保暖。

②症状较重者进行对症处理。

4．上消化道出血

（1）预防

①做好心理疏导，消除患者的紧张情绪，使其配合洗胃。

②动作轻柔、快捷，插管深度适宜。

③定期对洗胃机的性能进行监测，使洗胃机的压力控制在合适范围内，正压 0.04 MPa，负压 0.03 MPa。

④对有胃溃疡病史、体质较差及毒物刺激性较强的患者，洗胃时宜谨慎，应选用细胃管、小液量、低压力抽吸。

（2）识别：患者出现腹痛，洗出胃液为血性或淡血性。

（3）处理

①应立即停止洗胃，并报告医师。根据出血量的多少酌情给予处理。

②对胃黏膜损伤小、出血量小者，可继续谨慎洗胃，使用止血剂。

③对出血量较多者，经胃管灌注胃黏膜保护剂、制酸

剂和止血药，必要时给予输血或外科治疗。

5．窒息

（1）预防

①充分润滑胃管，以减少对咽喉部的摩擦和刺激。

②患者取侧卧位，及时清除口腔及鼻腔分泌物，保持呼吸道通畅。

③洗胃过程中应保持灌入液量与抽出液量平衡，洗胃液每次灌入量以 300 ~ 500 ml 为宜，不能超过 500 ml。如灌入量过多，液体可从口鼻腔涌出，易引起窒息。

④备好氧气、吸引器、气管插管、呼吸机及心肺复苏机等，以便及时实施抢救措施。

⑤培训护理人员应熟练掌握胃管置入术，确认胃管在胃内后方可洗胃。

（2）识别：躁动不安、呼吸困难、发绀和呛咳，严重者出现呼吸、心搏骤停。

（3）处理

①如发生窒息，立即停止洗胃，用吸引器清除呼吸道分泌物以解除阻塞，并给予氧气吸入。

②若洗胃液误吸入气管，应立即采取头低右侧卧位进行体位引流及吸引器吸引等方法，严重者行气管插管进行清除。

③遵医嘱应用洛贝林和尼可刹米（可拉明）等呼吸兴奋剂，必要时行机械通气。

6．胃穿孔

（1）预防

①如误服腐蚀性化学毒物（强酸或强碱），应禁止洗胃。

②洗胃前详细询问病史，有洗胃禁忌证者不予洗胃。有胃溃疡病史、体质较差以及毒物刺激性较强的患者，洗

胃时宜谨慎。

③在洗胃过程中严密观察患者腹部体征的变化。

（2）识别：腹部隆起，剧烈疼痛，腹肌紧张，肝浊音界消失，肠鸣音消失，面色苍白，脉细数。腹部拍片可发现膈下游离气体，腹部B超检查可见腹腔有积液。

（3）处理：如发现胃穿孔，应立即停止洗胃，并进行胃肠减压与引流。小的穿孔可保守治疗，大的穿孔可考虑外科手术治疗。

7．咽喉和食管黏膜损伤、水肿

（1）预防

①对清醒的患者做好解释工作，以取得其配合。

②合理、正确地使用开口器。

③置入胃管时应动作轻柔，严禁粗暴。

（2）识别：口腔内可见血性分泌物，洗胃后主诉咽喉疼痛及吞咽困难。

（3）处理：咽喉部黏膜损伤者，可予消炎药物雾化吸入；食管黏膜损伤者可适当使用制酸剂及黏膜保护剂。

8．水中毒

（1）预防

①选用粗胃管，对洗胃液量大的患者常规使用脱水剂和利尿剂。

②对昏迷患者用小剂量灌洗更为安全。洗胃时每次灌注量为300 ml，并保持灌洗出入量平衡。

③洗胃过程中严密观察病情变化。如中毒物不详，可用温开水洗胃后，再更换为0.9%的温盐水洗胃至澄清无味为止，以避免造成水中毒。

（2）识别：患者出现球结膜水肿、躁动或嗜睡，重者出现呼吸困难、癫痫样抽搐和昏迷。肺水肿者出现呼吸困难、发绀及呼吸道分泌物增多等表现。

（3）处理

①一旦出现水中毒，轻者经禁水可自行恢复，重者立即给予 3% ~ 5% 高渗氯化钠溶液静脉滴注，以及时纠正机体的低渗状态。

②如已出现脑水肿，及时应用甘露醇和地塞米松纠正。

③如出现抽搐，立即用开口器防止舌咬伤，同时加用镇静剂，加大吸氧流量，并用床档保护患者，以防止坠床。

（葛宝兰、马 莉、崔 曼）

第五十九章　急性心肌梗死静脉溶栓

急性心肌梗死静脉溶栓流程见图 59-1。

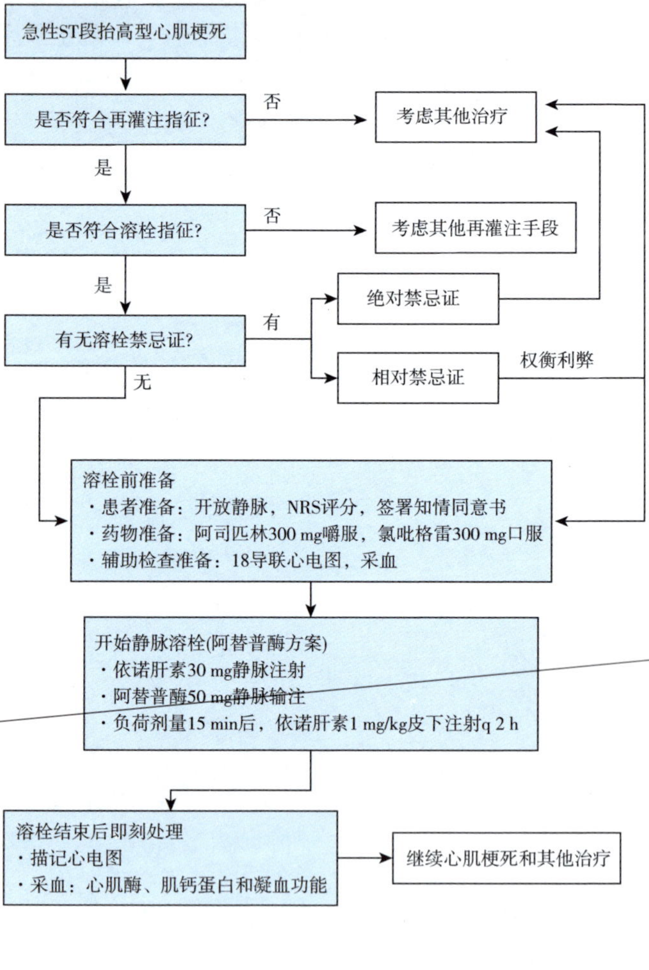

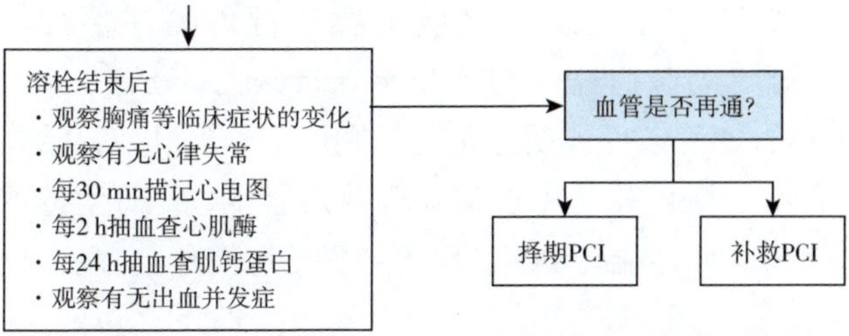

图 59-1　急性心肌梗死静脉溶栓流程

一、再灌注治疗的适应证

明确诊断为ST段抬高型心肌梗死（ST-segment-elevation myocardial infarction，STEMI）的患者，如符合下列任意一条，应实施再灌注治疗：

1．STEMI 症状出现在 12 h 内，心电图两个胸前相邻导联 ST 段抬高 ≥ 0.2 mV 或肢体导联 ST 段抬高 ≥ 0.1 mV 或新出现（可能新出现）的左束支传导阻滞的患者。

2．STEMI 症状出现在 12 ～ 24 h 内，而且仍然有缺血症状以及心电图仍然有 ST 段抬高。

二、静脉溶栓的适应证

如患者符合下列任意一条，应选择静脉溶栓：

1．具备 24 h 急诊 PCI 治疗条件，患者就诊早（症状持续 ≤ 3 h），而且预计直接 PCI 明显延迟。

2．具备 24 h 急诊 PCI 治疗条件，患者就诊时症状持续 > 3 h，但预计就诊 – 球囊扩张时间与就诊 – 溶栓时间相差（PCI 相关的延误）超过 60 min，或预计就诊 – 球囊扩张时间超过 90 min。

注：对于非 ST 段抬高心肌梗死及不稳定型心绞痛，不推荐静脉溶栓治疗。

对心源性休克患者应该紧急进行再灌注治疗，如PCI或冠状动脉旁路移植术（coronary artery bypass graft，CABG）。如无条件或明显延迟，则可给予静脉溶栓治疗。

右室心肌梗死的患者常常合并低血压。尽管溶栓的疗效不确切，如不能行PCI，仍可考虑静脉溶栓治疗。

三、静脉溶栓的禁忌证

1．溶栓治疗的绝对禁忌证

（1）出血性卒中或原因不明的卒中。

（2）6个月内的缺血性卒中。

（3）中枢神经系统创伤或肿瘤。

（4）近期（3周内）的严重创伤、手术及头部损伤。

（5）近期（1个月）胃肠道出血。

（6）主动脉夹层。

（7）出血性疾病。

（8）难以压迫的穿刺（内脏活检及腔室穿刺）。

2．溶栓治疗的相对禁忌证

（1）6个月内的短暂性脑缺血发作。

（2）口服抗凝药物。

（3）血压控制不良，收缩压≥180 mmHg或者舒张压≥110 mmHg。

（4）感染性心内膜炎。

（5）活动性肝、肾疾病。

（6）心肺复苏无效。

四、溶栓前的准备

1．患者准备

（1）立即开放静脉通道。

（2）评估胸痛程度并记录（可采用NRS评分法）。

（3）与患者本人及家属谈话，并签署知情同意书。

（4）在谈话过程中须要向患者及家属说明的问题包括（但不限于）：

①对急性 ST 段抬高型心肌梗死实施静脉溶栓的必要性和可能的获益。

②开始溶栓的时间越早，患者可能的获益就越大。

③静脉溶栓可能导致出血，严重者可能因颅内出血（1%）而危及生命。

④静脉溶栓存在溶栓失败的可能，必要时须行补救性 PCI。

⑤静脉溶栓成功后，仍须择期行冠脉造影检查。

⑥阿替普酶等特异性溶栓药物的费用高（约 5000 元）。

2．药物准备

（1）阿司匹林 300 mg 嚼服。胃肠道损伤不能耐受者联合使用质子泵抑制剂（避免使用奥美拉唑和埃索美拉唑）。

（2）氯吡格雷 300 mg 口服。年龄＞ 75 岁者，剂量减为 75 mg 口服。

3．辅助检查准备

（1）描记 18 导联心电图，对胸导联做定位标记。

（2）血常规检查。

（3）肝、肾功能 + 心肌酶 + 电解质 + 血糖。

（4）凝血功能。

（5）肌钙蛋白、NT-proBNP 或 BNP。

五、开始静脉溶栓

1．阿替普酶（rt-PA）方案

（1）负荷剂量低分子肝素（依诺肝素 0.1 ml = 10 mg）

①依诺肝素 30 mg 静脉注射（年龄＜ 75 岁，血肌酐水平男性≤ 221 μmol/L 或女性≤ 177 μmol/L）。

②年龄＞ 75 岁或肾功能不全者，不给予负荷剂量。

（2）静脉输注阿替普酶

①阿替普酶 8 mg（8 ml）于 6 min 内静脉注射。

②阿替普酶 42 mg(42 ml）于 84 min 内匀速静脉泵入。

（3）给予维持剂量低分子肝素（给药负荷剂量后 15 min，开始给予维持剂量的低分子肝素）

①年龄＜ 75 岁，血肌酐水平≤ 221 μmol/L（男性）或≤ 177 μmol/L（女性），依诺肝素 1.0 mg/kg 皮下注射 q12 h，疗程至少 48 h，最长不超过 8 天。

②年龄＞ 75 岁，依诺肝素 0.75 mg/kg 皮下注射 q12 h。

③严重肾功能不全（肌酐清除率＜ 30 ml/min）者，无论年龄，以维持剂量依诺肝素 1.0 mg/kg 皮下注射 q24 h。

2．尿激酶方案

（1）给予尿激酶：尿激酶 150 万单位加入 0.9% 氯化钠 100 ml 中静脉滴注，30 min 滴完。

（2）给予维持剂量低分子肝素。

①溶栓开始后 12 h，给予首剂低分子肝素。

②低分子肝素皮下注射 q12 h（或根据年龄及肾功能调整给药剂量），持续 3 ～ 5 天。

六、溶栓后处理

1．溶栓结束后即刻　描记心电图（必要时 18 导联），复查心肌酶、肌钙蛋白及凝血功能。

2．溶栓结束后每 30 min 复查心电图，观察 ST 段变化。

3．溶栓结束后每 2 h 复查心肌酶（至发病后 24 h）。

4．溶栓结束后 24 h 复查肌钙蛋白。

5．观察溶栓结束后 2 h 内的再灌注心律失常，并记录。

6．观察溶栓结束后 2 h 内的疼痛缓解程度，并记录

（可采用 NRS 评分法）。

7. 观察有无出血并发症——颅内、心包腔、皮肤、消化道、尿道及呼吸道。

8. 其余同急性心肌梗死的处理。

七、溶栓治疗血管再通的临床判断指征

1. 溶栓治疗开始后 60 ～ 90 min 内，抬高的 ST 段至少降低 50%。

2. 患者在溶栓治疗后 2 h 内胸痛症状明显缓解，但症状不典型的患者很难判断。

3. 心肌损伤标志物的峰值前移，血清心肌型肌酸激酶同工酶（CK-MB）酶峰提前到发病 12 ～ 18 h 内，肌钙蛋白峰值提前到 12 h 内。

4. 溶栓治疗后 2 ～ 3 h 内出现再灌注心律失常（如加速性室性自主心律、房室阻滞或束支阻滞突然改善或消失，下壁心肌梗死患者出现一过性窦性心动过缓、窦房阻滞伴有或不伴有低血压）。

在上述 4 项中，心电图变化和心肌损伤标志物峰值前移最为重要。

八、溶栓后 PCI 的选择

对于溶栓后的患者，无论临床判断是否再通，均应早期（3 ～ 24 h 内）进行旨在介入治疗的冠脉造影。对于无冠脉造影和（或）PCI 条件的医院，在溶栓治疗后应将患者转运到有 PCI 条件的医院。溶性后 PCI 的选择见表 59-1。

表59-1 溶栓后PCI的选择

溶栓后的临床情况	PCI 建议
临床判断溶栓失败或不确定	立即行补救性 PCI
缺血复发或再闭塞	立即行 PCI
血流动力学不稳定的室性心律失常	立即行 PCI
心源性休克	立即行 PCI
存在大量缺血的心肌	立即行 PCI
严重充血性心力衰竭和（或）肺水肿（Killip Ⅲ级）	立即行 PCI
临床判断溶栓成功	3 ～ 24 h 内进行造影

九、溶栓的出血并发症及处理

溶栓治疗的危险主要是出血，尤其是颅内出血（intracerebral hemorrhage，ICH），发生率为 0.9% ～ 1.0%，致死率很高。

注意：穿刺部位出血，尤其是外周动脉（如桡动脉）穿刺部位出血是临床常见的静脉溶栓并发症，往往形成皮下血肿甚至深部血肿。对于皮下血肿，可尝试使用无菌敷料和弹力绷带加压包扎。对于深部血肿，血液渗出至组织间隙后，由于局部压力升高，会自动起到压迫止血的作用。由于往往伴有肢体肿胀和（或）疼痛，局部组织张力升高，须注意观察肢体远端的血运情况，以及有无骨筋膜室综合征的临床表现。

1．颅内出血的风险评估

（1）年龄≥ 75 岁。

（2）女性体重≤ 65 kg，男性体重≤ 80 kg。

（3）就诊时收缩压≥ 160 mmHg。

（4）使用 rt-PA。

（5）女性患者。

（6）黑人。

（7）既往有脑卒中病史。

（8）过度抗凝。

同时具备 5 条或 5 条以上危险因素者，发生颅内出血的风险高。

2．溶栓后颅内出血的处理

（1）立即停用溶栓药物。

（2）停用抗血小板和抗凝药物。

（3）行急诊头部 CT 检查。

（4）查血常规和凝血功能。

（5）查血型，交叉配血，并准备其他输血准备。

（6）降低颅内压。

（7）4 h 内使用过普通肝素的患者，给予鱼精蛋白（1 mg 鱼精蛋白中和 100 U 普通肝素）。

（郑　康、尚　文）

第六十章　连续性肾替代疗法

连续性肾替代疗法（continuous venal replacement therapy，CRRT）治疗流程见图 60-1。

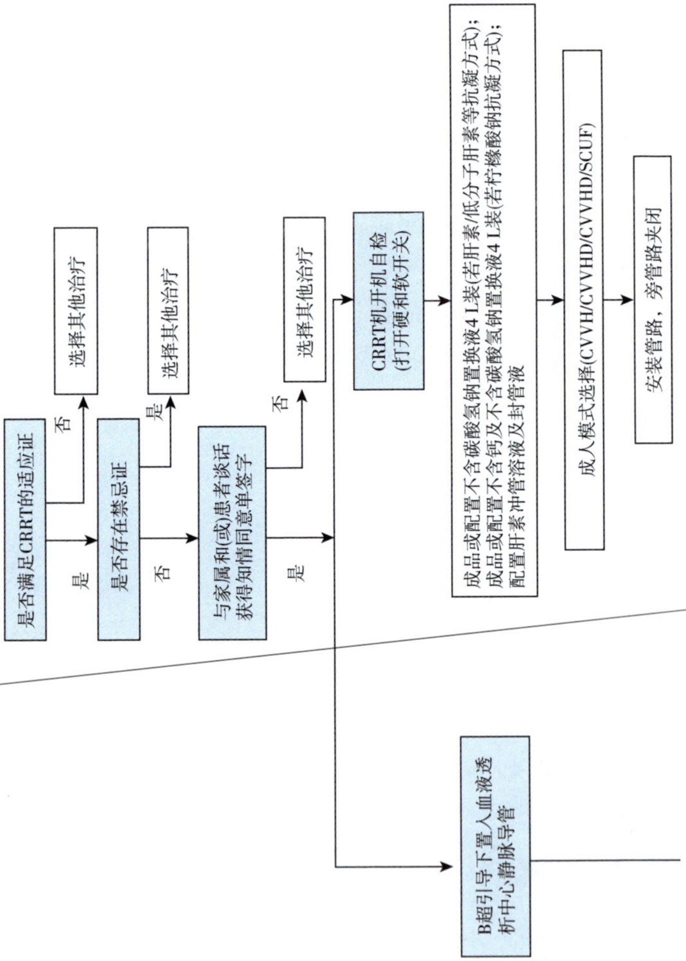

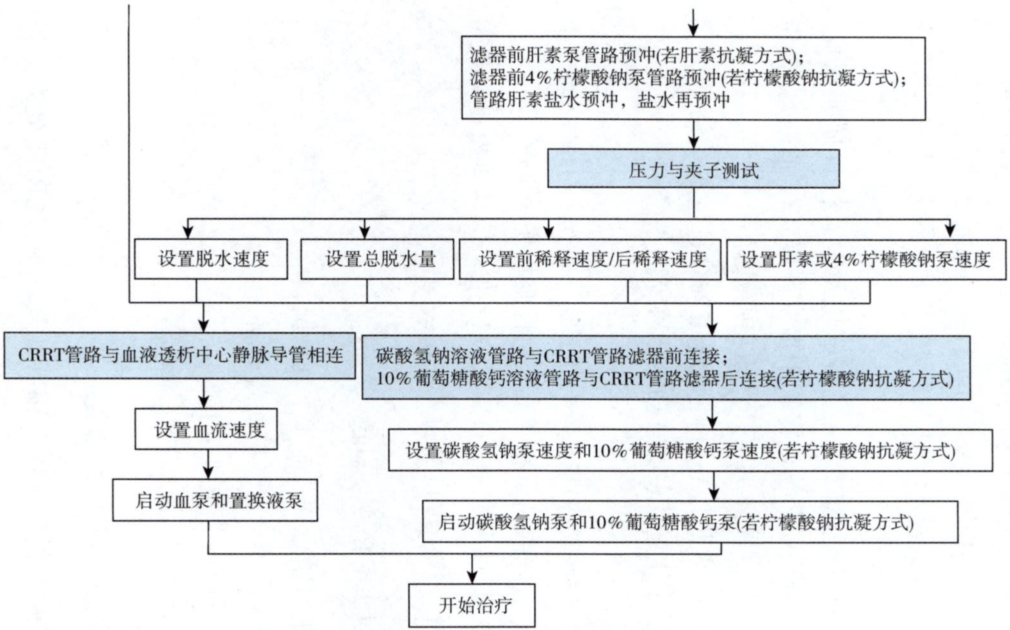

图 60-1　CRRT 治疗流程图

注：成品或配置不含碳酸氢钠置换液 4 L 装（若肝素 / 低分子肝素等抗凝方式）；成品或配置不含钙及不含碳酸氢钠置换液 4 L 装（若枸橼酸钠抗凝方式）。

一、CRRT 的适应证

1．肾病适应证　终末期肾病/急性肾损伤伴有以下表现之一：急性心力衰竭，无法控制的水肿包括肺水肿，尿毒症相关脑病或心内膜炎或肌病，无法纠正的电解质紊乱（高钾血症：$K^+ > 6.5$ mmol/L，钠离子紊乱：$Na^+ < 115$ mmol/L，或> 160 mmol/L），严重的代谢性酸中毒（pH < 7.1），无尿（< 50 ml/12 h），无法控制的高热（核心体温> 39.5 ℃），以及药物中毒（药物可被 RRT 清除）等。

2．非肾病适应证　乳酸酸中毒、急性重症胰腺炎、慢性心力衰竭、药物或毒物中毒（可被 RRT 清除）、挤压综合征、严重液体潴留、严重电解质紊乱、严重酸中毒、无法控制的高热、急性呼吸窘迫综合征、肿瘤溶解综合征、脓毒症休克及多器官功能障碍等。

注：

（1）CRRT 特别适合于以下临床情况：①血流动力学不稳定。②颅内高压和（或）急性脑损伤的情况。

（2）急性肾损伤（KIDGO 标准）应该在 2 期还是 3 期开始肾替代治疗目前尚无定论。

二、CRRT 的禁忌证

无绝对禁忌证。对于下列情况，应权衡利弊后决定。

1．无法建立合适的血管通路。

2．有严重的活动性出血。

3．有严重的凝血功能障碍。

三、不同模式参数设定

1．处方剂量及前后稀释速度比例　CRRT 处方剂量即流出液量为 20 ~ 30 ml/（kg · h）（后稀释方式），等于前稀释速度 + 后稀释速度 + 脱水速度。

对脓毒症休克、多器官功能障碍或重症胰腺炎等应适当加大剂量。

在 CVVH 中前稀释与后稀释的比例可根据临床需要选择，如 1 : 1、1 : 2、0 : 1 和 1 : 0 等。CVVHDF 中"前稀释"（透析液）与后稀释的比例一般为 1 : 1。SCUF 无须前后稀释液。

2．脱水总量及速度　根据临床需要设定，一般为 1000 ~ 4000 ml/d，脱水速度为脱水总量 / 预计治疗时间所得。

3．血液流速即血泵速度　CVVH、CVVHD 及 CVVHDF 一般为 150 ~ 250 ml/min，缓慢连续性超滤（slow continuous ultra filtration），SCUF 为 100 ~ 200 ml/min。

4．碳酸氢钠泵速　CVVH、CVVHD 及 CVVHDF，需要设定；SCUF 不需要碳酸氢钠溶液。

四、治疗时间

CVVH、CVVHDF 及 CVVHD 一般采用 24 h 持续治疗，也可根据临床实际情况考虑采用日间治疗，一般为 10 ~ 14 h/d。

五、置换液的配制

1．不含碳酸氢钠置换液 4 L 装（若肝素 / 低分子肝素等抗凝方式）　0.9% NaCl 3000 ml+5% GS 1000 ml+ 25% $MgSO_4$ 3.2 ml+5% $CaCl_2$ 20 ml。

2．不含钙及不含碳酸氢钠置换液 4 L 装（若枸橼酸钠抗凝方式）　0.9% NaCl 3000 ml+5% GS 1000 ml + 25% $MgSO_4$ 3.2 ml。

注：中性胰岛素及 15%KCl 的剂量根据患者的糖尿病、血糖水平及电解质水平等个体化加入。

六、抗凝选择

1．凝血功能异常情况　基础疾病（肝衰竭或稀释性凝血病等）使凝血功能受损的情况（血小板减少，PT 或 APTT 延长等）。

2．基础疾病已行全身抗凝　基础疾病（心房颤动、人工心脏瓣膜及下肢静脉血栓形成等）须要全身抗凝。

对于以上 1、2 两种情况，原则上无须抗凝。然而，有时也须要根据具体情况具体分析决定。

3．出血风险增加的情况　最近（7 天内）或活动性出血、最近外伤或手术（特别是头部手术和神经外科手术）、最近卒中、颅内动静脉畸形或血管瘤、未控制的严重高血压、视网膜出血以及存在硬膜外导管。

4．枸橼酸盐抗凝禁忌　严重肝功能障碍（总胆红素＞正常值 2 倍）、组织严重低灌注（使用大剂量升压药物后血压仍＜ 80/40 mmHg）和严重低氧血症（PO_2 ＜ 60 mmHg）。

5．出现肝素诱导的血小板减少（heparin-induced thrombocytopenia，HIT）时，使用直接凝血酶抑制剂（如阿加曲班）或 Xa 因子抑制剂（如达那肝素或磺达肝素，图 60-2）。

七、抗凝剂及剂量

1．局部枸橼酸抗凝　初始 4% 枸橼酸钠泵入速度（ml/h）= 血泵速度（ml/min）×（0.8 ~ 1.2）。10% 葡萄糖酸钙泵入速度（ml/h）= 4% 枸橼酸钠泵入速度（ml/h）×

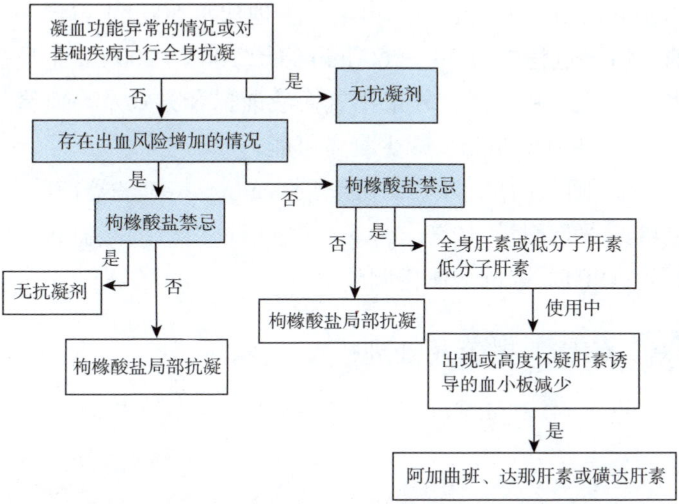

图 60-2　抗凝选择

10%。控制滤器后的游离钙离子浓度为 0.25 ~ 0.40 mmol/L，动脉端（体内）游离钙离子浓度为 1.0 ~ 1.2 mmol/L。定时（2 ~ 4 h）监测血游离钙离子浓度，根据滤器后及动脉端血游离钙离子浓度分别调整 4% 枸橼酸钠泵及 10% 葡萄糖酸钙泵的泵入速度。

2．全身普通肝素　首剂量 15 ~ 20 mg，追加剂量 5 ~ 10 mg/h，由肝素泵泵入。采用纯后稀释者，剂量稍增加。治疗结束前 30 min 停止泵入。须根据病情需要具体化调整，必要时监测 APTT。

3．全身低分子肝素　首剂量 60 ~ 80 IU/kg，治疗前 20 ~ 30 min 静脉注射。追加剂量 30 ~ 40 IU/kg，每 4 ~ 6 h 静脉注射。须根据病情需要具体化调整，必要时监测血浆抗凝血因子 Xa 活性。

4．无抗凝剂　治疗前给予 4 mg/dl 肝素生理盐水

1000 ml 预冲 20 min 后，再给予生理盐水 500 ml 再预冲冲洗。治疗过程中每 30 ～ 60 min 给予 100 ～ 200 ml 生理盐水冲洗管路和滤器，并采用置换液前稀释方式及高血流量（200 ～ 300 ml/min）减少凝血可能。

5．阿加曲班　1 ～ 2 μg/（kg · min）持续滤器前给药，也可给予首剂量（250 μg/kg ），应依据患者的凝血状态和监测 APPTT 进行个体化调整。

八、CRRT 报警及处理

见图 60-3 和图 60-4。

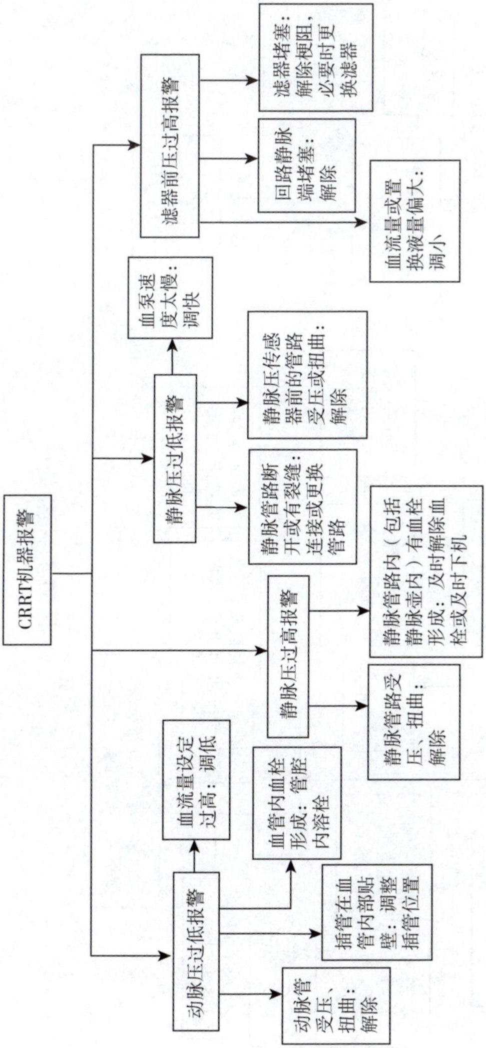
CRRT机器报警
动脉压过低报警
动脉管受压、扭曲：解除
插管在血管内部贴壁：调整插管位置
血管内血栓形成：管腔内溶栓
血流量设定过高：调低
静脉压过高报警
静脉管路受压、扭曲：解除
静脉管路内（包括静脉壶内）有血栓形成：及时解除血栓或及时下机
静脉压过低报警
静脉管路断开或有裂缝：连接或更换管路
静脉压传感器前的管路受压或扭曲：解除
血泵速度太慢：调快
滤器前压过高报警
血流量或置换液量偏大：调小
回路静脉端堵塞：解除
滤器堵塞：解除梗阻，必要时更换滤器

图 60-3 报警处理 1

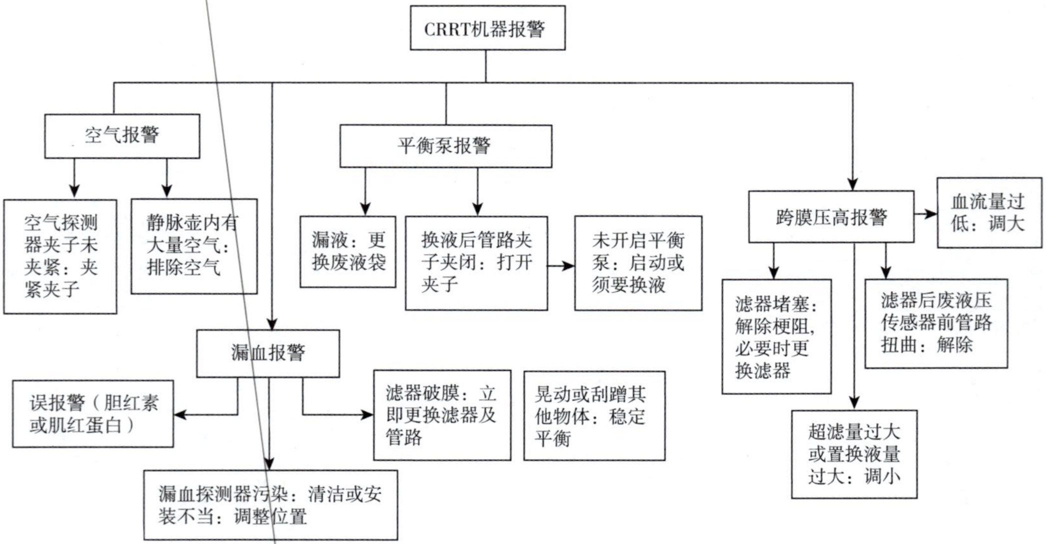

图 60-4　报警处理 2

（王　烨、郭治国）

第六十一章　肺栓塞静脉溶栓

肺栓塞静脉溶栓的流程见图 61-1。

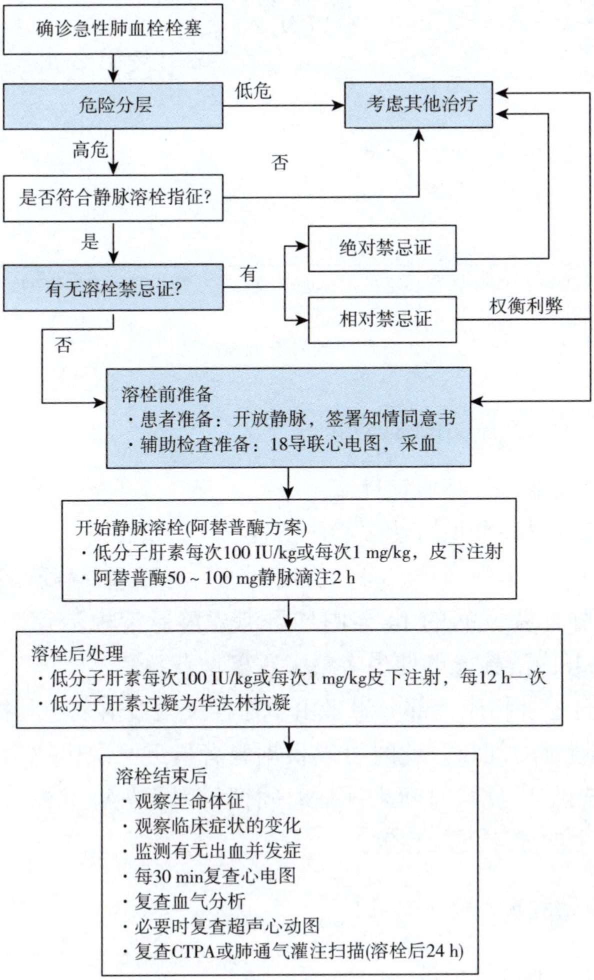

图 61-1　肺栓塞静脉溶栓流程

一、肺栓塞患者的危险分层

见表 61-1。

表61-1 肺栓塞患者的危险分层

早期死亡风险		危险因子			
		休克或低血压	PESI 分级Ⅲ～Ⅴ或 sPESI ＞Ⅰ	右心功能不全的影像学表现[a]	心脏标志物[b]
高危		+	+	+	+
中危	中高危	–	+	+	+
	中低危	–	+	+ 或 –	+ 或 –
低危		–	–	–	–

a．超声心动图检查见右心室扩张、运动减低或负荷过重表现，CT 检查见右心室扩张。

b．TnT 或 TnI 升高，BNP 或 NT-ProBNP 升高。

二、静脉溶栓的适应证

1．确诊的肺血栓栓塞。

2．对高危患者建议静脉溶栓。

3．对于中高危患者，权衡利弊后可以选择静脉溶栓。

肺栓塞发病的 14 天内均可考虑静脉溶栓治疗，在发病 48 h 内溶栓能够使患者最大程度地获益。

注意：临床上部分患者由于血栓反复脱落发生肺栓塞，病程迁延时间长。此时可以根据患者最近一次出现的栓塞相关的临床症状时间来评估时间窗，因为静脉溶栓对于新近发生的栓塞可能有效。

三、静脉溶栓的禁忌证

1．绝对禁忌证

（1）出血性脑卒中或任何时间发生的不明原因的脑

卒中。

（2）最近 6 个月发生缺血性脑卒中。

（3）中枢神经系统创伤或新生物。

（4）最近 3 周严重创伤、外科手术或颅脑外伤。

（5）最近 1 个月发生消化道出血。

（6）活动性出血。

2．相对禁忌证

（1）最近 6 个月发作短暂性脑缺血发作（transient ischemic attack，TIA）。

（2）口服抗凝药。

（3）妊娠或产后 1 周内。

（4）曾在不能压迫止血的部位进行穿刺。

（5）创伤性复苏。

（6）难以控制的高血压（收缩压＞180 mmHg）。

（7）肝病失代偿期。

（8）感染性心内膜炎。

（9）消化性溃疡活动期。

四、溶栓前准备

1．患者准备

（1）立即开放静脉通道。

（2）与患者本人及家属谈话，并签署知情同意书。

（3）在谈话过程中须要向患者及家属说明的问题包括（但不限于）：

①急性肺血栓栓塞实施静脉溶栓的必要性和可能的获益。

②开始溶栓的时间越早，则患者可能的获益越大。

③静脉溶栓可能导致出血，严重者可能因颅内出血（1%）危及生命。

④静脉溶栓存在溶栓失败的可能。

⑤部分患者静脉溶栓成功后，临床情况无改善或改善不明显。

⑥阿替普酶等特异性溶栓药物费用高（约 5000 元）。

2．辅助检查准备

（1）描记 18 导联心电图。

（2）血常规。

（3）肝、肾功能 + 心肌酶 + 电解质 + 血糖。

（4）凝血功能。

（5）肌钙蛋白、NT-proBNP 或 BNP。

（6）血气分析。

（7）血型、术前免疫八项及配血（必要时）。

五、开始静脉溶栓

1．初始抗凝治疗　低分子肝素每次 100 IU/kg 或 1 mg/kg，皮下注射。

2．静脉溶栓

（1）阿替普酶（rt-PA）方案：阿替普酶 50 ~ 100 mg 静脉滴注 2 h。

（2）尿激酶方案：尿激酶 20 000 IU/kg 加入氯化钠，静脉滴注 2 h。

3．后续的抗凝治疗

（1）继续低分子肝素抗凝，每次 100 IU/kg 或每次 1 mg/kg，皮下注射，每 12 h 一次。

低分子肝素抗凝治疗的疗程至少 5 天，如临床情况稳定或口服华法林达到抗凝目标至少 2 天时停药。对于大面积肺栓塞、髂静脉及（或）股静脉血栓患者，须用至 10 天或者更长时间。

（2）开始口服华法林：华法林的起始剂量为 2.5 ~

3.0 mg/d，3 ~ 4 天后开始测定国际标准化比值（INR）。当该比值稳定在 2.0 ~ 3.0 时停止使用低分子量肝素，继续予华法林治疗。

（3）监测 INR 达标后停用低分子肝素：华法林的抗肿瘤疗程见表 61-1。

表61-1 华法林的抗凝治疗疗程

临床情况	疗程
肺栓塞继发于短期内可逆转的危险因素	3 个月
不明原因的首次发病的肺栓塞	至少 6 个月
肺栓塞合并深静脉血栓形成	长期
特发性或合并深静脉血栓形成导致的肺栓塞	长期
复发性肺栓塞或合并慢性血栓栓塞性肺动脉高压	长期
肿瘤合并肺栓塞	至少 6 个月
其他须要长期抗凝的病例	长期

六、溶栓后处理

1．观察生命体征的变化。

2．观察临床症状的变化。

3．监测有无出血并发症。

4．复查心电图（每 30 min 一次）。

5．复查血气分析。

6．复查超声心动图（必要时）。

7．复查计算机断层摄影物血管造影术（computed tomographic pulmonary angiography，CTPA）或肺通气灌注扫描（溶栓后 24 h）。

七、溶栓出血并发症的处理

1．立即停用溶栓药物。

2．停用抗凝药物。

3．监测血常规和凝血功能。

4．查血型交叉配血，并做其他输血准备。

5．压迫止血（如果能）。

6．酌情给予止血药物。

（郑 康、尚 文）

第六十二章　临床常见危急值

临床常见危急值检查流程见图 62-1。

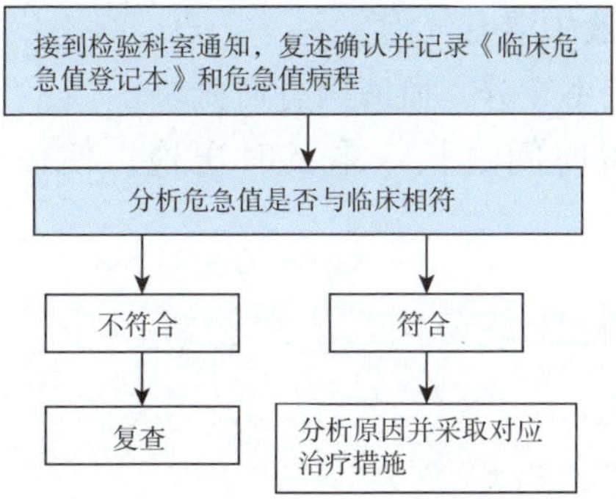

图 63-1　临床常见危急值检查流程

一、危急值的定义

危急值是指出现某种检验结果，表示患者正处于生命危险的边缘状态。临床医生须要及时得到相关信息后迅速给予患者有效的干预措施及治疗，及时抢救，避免出现严重后果。

二、危急值报告的目的和意义

1．为临床医生对病情危急的患者采取及时、有效的治疗，避免患者意外和严重后果的发生。

2．增强医疗技术人员主动参与临床诊断，促进临床、医技科室之间的有效沟通与合作。

3．为临床医生的诊断和治疗提供可靠依据，能更好地为患者提供安全、有效、及时的诊疗。

三、鉴别危急值的真假

假性危急值的产生原因：

1．机械性溶血　抽血时负压过大，剧烈震荡。

2．血液稀释　在输液侧抽取血液。

3．采血量过多或不足　采血管负压不足，血管充盈欠佳，或血液中混有气泡。

4．抗凝不充分　血液内有血凝块。

5．放置时间过长　未及时送检，使血液某些成分失活。

四、常见临床危急值

见表 62-1。

表62-1 临床常见危急值的意义及临床处理

正常值		危急值	意义	临床处理
血常规	白细胞 [(4～10)×10^9/L]	＞30×10^9/L	化脓性细菌感染、中毒及白血病等	①复查白细胞分类、血培养及痰培养等 ②调整抗生素
		＜2.5×10^9/L	病毒感染、伤寒、副伤寒及再生性障碍性贫血	①查肥达试验及骨髓穿刺等 ②调整抗生素
	血红蛋白 (男：120～160 g/L，女：110～150 g/L)	＞200 g/L	血液浓缩、缺氧、肺源性心脏病及高原人	①血气分析 ②补液，吸氧，纠正缺氧状态
		＜60 g/L	重度贫血	①查 BUN、大便潜血及肾功能，明确贫血原因 ②注意心率、血压和肠鸣音等 ③输血
	血小板 [(100～300)×10^9/L]	＞1000×10^9/L	慢性粒细胞白血病、骨髓增生性疾病、原发性血小板增多症、感染及肿瘤	①骨髓穿刺 ②查感染指标及肿瘤标志物
		＜50×10^9/L	再生性障碍性贫血、白血病及血小板减少性紫癜	①骨髓穿刺明确原因 ②输血小板

续表

正常值		危急值	意义	临床处理
凝血功能	APTT（20 ~ 40 s）	> 70 s	凝血因子异常	①查 3P 实验、肝炎、肝功能及血红蛋白等 ②注意皮肤、消化道及泌尿系统等出血情况 ③输血浆
	PT（9 ~ 13 s）	> 20 s	凝血因子缺乏、DIC、严重肝病及口服抗凝剂	①查 3P 实验、肝炎、肝功能及血红蛋白等 ②注意皮肤、消化道及泌尿系统等出血情况 ③输血浆
	纤维蛋白原 Fig（2 ~ 4 g/L）	< 1 g/L	DIC 及肝硬化等	①查 3P 实验、肝炎、肝功能及血红蛋白等 ②注意皮肤、消化道及泌尿系统等出血情况 ③补充纤维蛋白原
肾功能	血清肌酐 Scr（44 ~ 133 μmol/L）	> 654 μmol/L	肾小球滤过功能减退	①注意尿量及血钾 ②必要时透析或者血虑

续表

正常值		危急值	意义	临床处理
血清电解质	血钾（3.5 ~ 5.5 mmol/L）	> 6.0 mmol/L	肾衰竭少尿期、休克、组织挤压伤及输入大量库存血	①降钾（碳酸氢钠、葡萄糖酸钙、高糖 + 胰岛素及地西泮），注意心电图，警惕心律失常 ②必要透析
		< 2.8 mmol/L	禁食、呕吐、腹泻和肾衰竭多尿期	①口服或者静脉补钾 ②注意心电图，警惕心律失常
	血钠（135 ~ 145 mmol/L）	> 160 mmol/L	脱水、肾上腺皮质功能亢进、原发性醛固酮增多症、中枢性尿崩症及糖尿病高渗状态	①降钠（增加口服温开水量，静脉液体调整为葡萄糖） ②检测尿量、血糖、血浆渗透压、血压、血钾及血浆醛固酮水平
		< 120 mmol/L	呕吐、腹泻、严重肾盂肾炎及肾上腺皮质功能减退	①补钠（口服盐胶囊，静脉补充浓钠） ②查血浆皮质醇及血浆 ACTH 水平
	血氯（96 ~ 107 mmol/L）	> 125 mmol/L	高氯血症	降氯（增加口服温开水量，静脉液体调整为葡萄糖）
		< 80 mmol/L	低氯血症	补氯（口服盐胶囊，静脉补充浓钠）

续表

正常值		危急值	意义	临床处理
	血钙（2.1 ~ 2.55 mmol/L）	＞ 3.5 mmol/L	严重持续心律失常及血流动力学不稳定	①血气分析、肿瘤标记物、PTH 及心电图 ②补液扩容、利尿剂及二磷酸盐
		＜ 1.6 mmol/L	痉挛、手足抽搐、低血压、心律失常及心脏停止跳动	①血气分析、PTH、维生素 D、肾功能及心电图 ②补充葡萄糖酸钙
心肌损伤标记物	肌酸激酶同工酶 CK-MB（0 ~ 25 U/L）	＞ 75 U/L	心肌损害及心肌梗死	①注意患者是否有胸痛 ②每隔 4 ~ 6 h 复查并检测心电图改变 ③查肌酐蛋白和 NT-proBNP
	肌酸激酶 CK（10 ~ 170 U/L）	＞ 800 U/L	心肌损伤、横纹肌溶解、肌肉震颤及谵妄	①注意患者是否胸痛 ②每隔 4 ~ 6 h 复查并检测心电图改变 ③查肌酐蛋白和 NT-proBNP ④注意尿量及颜色改变
	肌钙蛋白 TnI（–0.01 μg/L）	＞ 0.5 μg/L	心肌梗死	①注意患者的胸痛情况 ②每隔 4 ~ 6 h 复查并检测心电图改变 ③积极联系导管室

续表

正常值		危急值	意义	临床处理
血糖	血糖（3.7～6.1 mmol/L）	＞27.8 mmol/L	糖尿病酮症	①尿常规和血气分析 ②补液、小剂量胰岛素降糖及抗感染
		＜2.6 mmol/L	进食少及胰岛素瘤	①补糖（口服或者静脉） ②查胰腺 CT
肝功能	丙氨酸氨基转移酶 ALT（5～40 U/L）	＞300 U/L	急性肝细胞损伤、病毒性肝炎及药物性肝损害	①术前免疫八项 ②给予保肝药物
	血红蛋白 Urea（3.6～7.1 mmol/L）	＞36 mmol/L	严重肾功能不全 消化道大出血	①注意尿量、呕血及黑便等 ②查肌酐及血红蛋白等

（沈林霞、廉宏伟、王军红）

参考文献

[1] Neumar RW，Shuster M，Callaway CW，et al. Part 1：Executive Summary：2015 American Heart Association Guidelines Update for Cardiopulmonary Resuscitation and Emergency Cardiovascular Care. Circulation，2015，132（18 Suppl 2）：S315-67.

[2] 中华医学会呼吸病学分会哮喘学组．咳嗽的诊断与治疗指南（2009 版）．中华结核和呼吸杂志，2009，32（6）：407-413.

[3] O'Driscoll BR，Howard LS，Davison AG. BTS guideline for emergency oxygen use in adult patients. Thorax，2008，63 S（6）：vi1-68.

[4] 呼吸困难诊断、评估与处理的专家共识组．呼吸困难诊断、评估与处理的专家共识．中华内科杂志，2014，53（4）：337-341.

[5] Maskell NA，Butland RJ. BTS guidelines for the investigation of a unilateral pleural effusion in adults. Thorax，2003，58 Suppl 2：ii8-17.

[6] Mac Duff A，Arnold A，Harvey J. Management of spontaneous pneumothorax：British Thoracic Society Pleural Disease Guideline 2010. Thorax，2010，65 Suppl 2：18-31.

[7] 中华心血管病杂志编辑委员会．胸痛规范化评估与诊断共识专家组．胸痛规范化评估与诊断共识．中华心血管病杂志，2014，42（08）：627-632.

[8] 急性非创伤性胸痛生物标志物联合检测专家共识

组 . 急性急性非创伤性胸痛生物标志物联合检测专家共识 . 中华急诊医学杂志，2015，24（09）：940-951.
[9] 成人支气管扩张症诊治专家共识编写组，成人支气管扩张症诊治专家共识（2012 版）. 中华危重医学杂志，2012，5（5）：26-27.
[10] 晕厥诊断与治疗中国专家共识（2014）. 中华内科杂志，2014，53（11）：916-925.
[11] 中国高血压防治指南修订委员会 . 中国高血压防治指南，2010. 中华心血管病杂志，2011，39：579-616.
[12] Mancia G，Fagard R，Narkiewicz K，et al. 2013 ESH/ESC Practice Guidelines for the Management of Arterial Hypertension. Blood Press，2014，23：3-16.
[13] Jauch EC，Saver JL，Adams HJ，et al. Guidelines for the early management of patients with acute ischemic stroke：a guideline for healthcare professionals from the American Heart Association/ American Stroke Association. Stroke，2013，44：870-947.
[14] Johnson W，Nguyen ML，Patel R. Hypertension crisis in the emergency department. Cardiol Clin，2012，30（4）：533 -543
[15] 中华医学会呼吸病学分会 . 社区获得性肺炎诊断和治疗指南 . 中华结核和呼吸杂志，2006，29（10）：651-655.
[16] Mandell LA，Wunderink RG，Anzueto A，et al. Infectious Diseases Society of America/American Thoracic Society consensus guidelines on the management of community-acquired pneumonia in adults. Clin Infect Dis，2007，44 Suppl 2：S27-72.
[17] Lim WS，Baudouin SV，George RC，et al. BTS

guidelines for the management of community acquired pneumonia in adults：update 2009. Thorax，2009，64 Suppl 3：iii1-55.

[18] 中华医学会呼吸病学分会慢性阻塞性肺疾病学组 . 慢性阻塞性肺疾病诊治指南（2007 年修订版）. 中华内科杂志，2007，46（3）：254-261.

[19] Global Initiative for Chronic Obstructive Lung Disease（GOLD）. Global Strategy for the Diagnosis，Management and Prevention of Chronic Obstructive Pulmonary Disease，2016. Available from：http：//www. goldcopd. org.

[20] Global Initiative for Asthma（GINA）.Global Strategy for Asthma Management and Prevention，2016 update. Available from：http：//www.ginasthma.org.

[21] Konstantinides SV，Torbicki A，Agnelli G，et al. 2014 ESC guidelines on the diagnosis and management of acute pulmonary embolism. Eur Heart J，2014，35（43）：3033-3069.

[22] .2016 ESC Guidelines for the diagnosis and treatment of acute and chronic heartfailure：The Task Force for the diagnosis and treatment of acute and chronicheart failure of the European Society of Cardiology（ESC）. Developed with thespecial contribution of the Heart Failure Association（HFA）of the ESC.LID - 10.1002/ejhf.592 [doi] . Eur J Heart Fail，2016 .

[23] Raviele A，Giada F，Bergfeldt L，et al. Management of patients with palpitations：a position paper from the European Heart Rhythm Association. European Heart Rhythm Association（EHRA），Europace，2011，13：

920-934.

[24] 中华医学会心血管病学分会，中国生物医学工程学会心律分会，中国医师协会循证医学专业委员会，中国老年学学会心脑血管病专业委员会，《心律失常紧急处理专家共识》专家工作组 . 2013 年心律失常紧急处理专家共识 . 中华心血管病杂志，2013，41（5）：363-376.

[25] 王辰，王建安 . 内科学 . 3 版 . 北京：人民卫生出版社，2015.

[26] 赵玉沛，陈孝平 . 外科学 . 3 版 . 北京：人民卫生出版社，2015.

[27] 沈铿，马丁 . 妇产科学 . 北京：人民卫生出版社，2015.

[28] 万学红，陈红 . 临床诊断学 . 3 版 . 北京：人民卫生出版社，2015.

[29] Longstreth GF，Thompson WG，Chey WD，et al. Functional bowel disorders.Gastroenterology，2006，130（5）：1480

[30] 张文武 . 急诊内科学 . 3 版 . 北京：人民卫生出版社，2012：69

[31] S Ooi et al. Guide to the essentials in emergency medicine. 422-430.

[32] Khwaja A et al. KDIGO clinical practice guidelines for acute kidney injury. Nephron Clin Pract，2012，120（4）：c179-84.

[33] 于学忠等 . 急诊医学 . 北京：人民卫生出版社，2015.213-217.

[34] 沈洪，刘中民 . 急诊与灾难医学，北京：人民卫生出版社，2013.

[35] 王振杰，石建华，方先业 . 实用急诊医学 . 北京：人民军医出版社，2012.
[36] 淹溺急救专家共识 . 中华急诊医学杂志，2016，25（12）：1230-1236.
[37] 中国重症患者转运指南（2010）（草案），中华医学会重症医学分会，中国危重病急救医学 . 2010，22（6）：328-330.
[38] Guidelines for the inter- and intrahospital transport of critically ill patients. American College of Critical Care Medicine. Critical Care Mdeicine，2004，32（1）：256-262.
[39] 中华医学分会糖尿病分会 . 中国 2 型糖尿病防治指南 . 北京：北京大学医学出版社，2010.
[40] 中华医学会呼吸病学分会呼吸生理与重症监护学组，《中华结核和呼吸杂志》编辑委员会 . 无创正压通气临床应用专家共识 . 中华结核和呼吸杂志，2009，32（2）：86-98.
[41] 中华医学会重症医学分会 . 机械通气临床应用指南（2006）. 中国危重病急救医学，2007，19（2）：65-72.
[42] 中华医学会重症医学分会 . 慢性阻塞性肺疾病急性加重患者机械通气指南（2007）. 中华急诊医学杂志，2007，16（4）：350-357.
[43] 中华医学会呼吸病学分会呼吸危重症医学学组 . 急性呼吸窘迫综合征患者机械通气指南（试行）. 中华医学杂志，2016，96（6）：404-424.
[44] 中华医学会心电生理和起搏分会起搏学组，植入性心脏起搏器治疗——目前认识和建议（2010 年修订版），中华心律失常杂志，2010，14（4）：245-259.

[45] 中华医学会心血管病学分会，中国生物医学工程学会心律分会，中国医师协会循证医学专业委员会，中国老年学学会心脑血管病专业委员会，《心律失常紧急处理专家共识》专家工作组 .2013 年心律失常紧急处理专家共识 . 中华心血管病杂志，2013，41（5）：363-376.

[46] Stephen McClave，Beth Taylor，Robert Martindale，et al. Guidelines for the provision and assessment of nutrition support therapy in the adult critically Ⅲ Patient：Society of Critical Care Medicine（SCCM）and American Society for Parenteral and Enteral Nutrition（A.S.P.E.N.）. Jo Parent Enter Nutri，2016，40（2）：159-211.

[47] McClave SA，Martindale RG，Vanek VW，et al. Guidelines for the provision and assessment of nutrition support therapy in the adult critically ill patient：Society of Critical Care Medicine（SCCM）and American Society for Parenteral and Enteral Nutrition（A.S.P.E.N.）. JPEN J Parenter Enteral Nutr，2009，33（3）：277-316.

[48] Enteral Nutrition Practice Recommendations Task Force. Enteral nutrition practice recommendations. J Parenter Enteral Nutr OnlineFirst.

[49] J. Kondrup，S. P. Allison，M. ELIA，et al. ESPEN Guidelines for Nutrition Screening 2002. Clini Nutri，2003，22（4）：415-421.

[50] Kreymann KG，Berger MM，Deutz NEP，et al. ESPEN guidelines on enteral nutrition：intensive care. Clinical Nutrition，2006，25，210-223.

[51] Singer P，Berger MM，Berghe GV，et al. ESPEN Guidelines on Parenteral Nutrition：Intensive care. Clinical Nutrition 2009，28：387-400.

[52] 中国重症加强治疗病房患者镇痛和镇静治疗指导意见（2006）. 中华医学会重症治疗分会 . 中华外科杂志，2006，9（44）：1158-1166.

[53] Clinical Practice Guidelines for the Management of Pain，Agitation，and Delirium in Adult Patients in the Intensive Care Unit.

[54] The American College of Critical Care Medicine. Critical Care Medicine，2013，41（1）：263-306.

[55] Clinical Policy：procedural sedation and analgesia in the emergency department. American College of Emergency Physicians. Ann Emerg Med，2014，63：247-258.

[56] 大量输血现状调研协作组 . 大量输血指导方案（推荐稿）. 中国输血杂志 2012，25（7）：617-621.

[57] 中国医师协会急诊医师分会 . 急诊临床紧急输血预案 . 中国急救医学，2013，33（8）：673-675.

[58] 中华医学会心血管病学分会，中华心血管病杂志编辑委员会 . 急性 ST 段抬高型心肌梗死诊断和治疗指南 . 中华心血管病杂志，2010，38（8）：675-690.

[59] 中华医学会心血管病学分会，中华心血管病杂志编辑委员会 . 抗血小板治疗中国专家共识 . 中华心血管病杂志，2013，41（3）：183-194.

[60] 中国医师协会心血管内科医师分会，中国老年学学会心脑血管病专业委员会，中国医师协会循证医学专业委员会等 . 依诺肝素在急性冠脉综合征抗凝治疗的中国专家共识 . 中华内科杂志，2010，49（1）：82-87.

[61] 陈香美主编．血液净化标准操作规程（2010 版）．北京：人民军医出版社，2010：101-107．

[62] Konstantinides SV，Torbicki A，Agnelli G，et al. 2014 ESC guidelines on the diagnosis and management of acute pulmonary embolism. Eur Heart J，2014，35（43）：3033-3169，3069a-3069k.

[63] 中华医学会心血管病学分会肺血管病学组，中国医师协会心血管内科医师分会 . 急性肺血栓栓塞症诊断治疗中国专家共识 . 中华内科杂志，2010，49（1）：74-81.